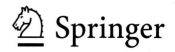

Indolent Lymphomas

惰性淋巴瘤

主编 ◎ [德] 马丁·德雷林（Martin Dreyling）

　　　 [意] 马可·拉德托（Marco Ladetto）

主审 ◎ 张薇

主译 ◎ 王亮　易树华

科学技术文献出版社
SCIENTIFIC AND TECHNICAL DOCUMENTATION PRESS
·北京·

图书在版编目（CIP）数据

惰性淋巴瘤 /（德）马丁·德雷林（Martin Dreyling），（意）马可·拉德托（Marco Ladetto）主编；王亮，易树华主译 . —北京：科学技术文献出版社，2024.4
书名原文：Indolent Lymphomas
ISBN 978-7-5235-1261-6

Ⅰ . ①惰… Ⅱ . ①马… ②马… ③王… ④易… Ⅲ . ①淋巴瘤—研究 Ⅳ . ① R733.4

中国国家版本馆 CIP 数据核字（2024）第 060660 号

著作权合同登记号 图字：01-2024-1261
中文简体字版权专有权归科学技术文献出版社所有
First published in English under the title
Indolent Lymphomas
edited by Martin Dreyling and Marco Ladetto
Copyright © Springer Nature Switzerland AG, 2021
This edition has been translated and published under licence from
Springer Nature Switzerland AG.

惰性淋巴瘤

策划编辑：张 蓉 责任编辑：张 蓉 史钰颖 责任校对：王瑞瑞 责任出版：张志平

出 版 者 科学技术文献出版社
地 址 北京市复兴路15号 邮编 100038
编 务 部 （010）58882938，58882087（传真）
发 行 部 （010）58882868，58882870（传真）
邮 购 部 （010）58882873
官 方 网 址 www.stdp.com.cn
发 行 者 科学技术文献出版社发行 全国各地新华书店经销
印 刷 者 北京地大彩印有限公司
版 次 2024 年 4 月第 1 版 2024 年 4 月第 1 次印刷
开 本 889×1194 1/16
字 数 348千
印 张 15.25
书 号 ISBN 978-7-5235-1261-6
定 价 126.00元

主审简介

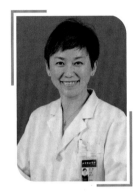

张 薇

· 北京协和医院
· 血液内科主任医师
· 硕士研究生导师

现任中国抗癌协会血液肿瘤专业委员，中国免疫学会血液免疫分会委员，中国临床肿瘤学会（CSCO）抗淋巴瘤联盟常务委员，北京医学奖励基金会血液疾病医学专家委员会秘书。

1995年毕业于广州中山医科大学临床医学专业，1995年8月进入北京协和医院内科，2000年开始进入血液内科专业，2002年获得中国协和医科大学硕士研究生学位。

擅长淋巴瘤诊疗及造血干细胞移植，参与、主持多项面上、首都特色、北京自然科学基金项目；以第一或通讯作者撰写SCI及核心期刊杂志收录论文60余篇；参与编写《淋巴瘤》《协和血液病学》等著作。

主译简介

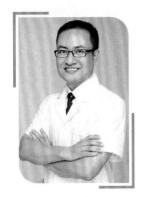

王 亮

· 首都医科大学附属北京同仁医院
· 血液科主任
· 主任医师
· 教授
· 博士研究生导师
· 医学博士

　　现任中国人体健康科技促进会细胞免疫治疗专业委员会主任委员，中国抗癌协会中西整合淋巴瘤专业委员会常务委员，北京健康促进会血液肿瘤精准诊疗专家委员会副主任委员，北京癌症防治学会淋巴瘤免疫治疗专业委员会副主任委员；担任 *Cancer Medicine* 杂志副主编、*European Journal of Haematology* 中国区总编辑；擅长淋巴瘤等血液系统恶性肿瘤的诊治；主持国家自然科学基金项目 4 项；发表 SCI 收录论文 50 余篇。

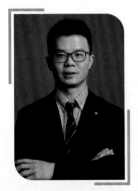

易树华

· 中国医学科学院血液病医院（中国医学科学院血液学研究所）
· 国家血液系统疾病临床医学研究中心主任医师
· 博士研究生导师
· 医学博士

　　现任中华医学会血液学分会第十一届委员会淋巴细胞疾病学组委员，中国抗癌协会血液肿瘤专业委员会第六届委员、学术秘书，中国华氏巨球蛋白血症工作组组长，中国滤泡性淋巴瘤工作组副组长，中国免疫学会血液免疫分会委员，天津市抗癌协会血液肿瘤专业委员会候任主任委员，天津市抗癌协会淋巴瘤专业委员会委员，天津市医疗健康学会血液病学专业委员会第一届委员，天津市血液与再生医学学会理事；执笔撰写多个淋巴瘤诊治指南与专家共识；担任国家自然科学基金评审专家；担任《中国肿瘤临床》《白血病·淋巴瘤》、*Blood and Genomics* 杂志编委。

译者名单

主　审：张　薇

主　译：王　亮　易树华

副主译：王赫男　彭　菲　梁晓杰　杨　晶

译　者：（按姓氏笔画排序）

王　亮：首都医科大学附属北京同仁医院

王赫男：首都医科大学附属北京同仁医院

杨　晶：首都医科大学附属北京同仁医院

张　薇：中国医学科学院北京协和医院

易树华：中国医学科学院血液病医院（中国医学科学院血液

　　　　学研究所）

梁晓杰：首都医科大学附属北京同仁医院

彭　菲：中国人民解放军总医院

中文版序言

从医三十余载，从开始成为实习医师起就有一种冲动，见到精美的参考书，就想第一时间收入囊中。*Indolent Lymphomas* 便是这样一本值得收藏的参考书。

在当前网络迅猛发展的时代，我们更容易获得各种信息，信息更占据了我们大部分时间。在快节奏的生活中，参考书地位似乎日渐趋弱，人们更多地接收了碎片化信息。然而，一部优秀的参考书是填补知识空白的工具。

恶性淋巴瘤已进入分子诊断、靶向治疗阶段，尤其是惰性淋巴瘤。近年来，在生物学特征的研究、转化医学领域，惰性淋巴瘤相对于侵袭性淋巴瘤，更强调规范性的诊断和鉴别诊断，尤其在靶向治疗应用于惰性淋巴瘤方面，已走在了全球肿瘤治疗的前沿。

本书的作者是国际上知名的淋巴瘤领域专家——来自德国慕尼黑大学医学院的 Martin Heinz Dreyling 教授，他主持过多项针对套细胞淋巴瘤的全球重磅级临床研究，均对指南的制定和临床工作的指导有着重大意义。

本书的精彩之处在于从整体的生物学特征到影像学评估和微小残留病变监测，再到每一个疾病亚型，从惰性 B 细胞淋巴瘤到皮肤 T 细胞淋巴瘤娓娓道来，每一个疾病深入浅出，既有基础病理知识，亦有新药和新治疗方法。

本书的译者均为国内淋巴瘤领域的青年才俊，首都医科大学附属北京同仁医院血液科主任王亮教授和中国医学科学院血液病医院易树华博士担任主译，他们有着丰富的临床经验和扎实的科研功底，由这两个团队翻译，更能准确把脉本书的精髓。

本书不仅适合淋巴瘤专科医师，也适合刚刚跨入内科的住院医师，以及病理科医师，相信它能成为中国淋巴瘤医师学习淋巴瘤不可多得的工具书。

然而，由于译者多为临床一线医师，时间仓促，不乏错误之处，恳请读者批评指正。

张 薇

2023 年 5 月 30 日

中文版前言

惰性淋巴瘤，顾名思义，其生物学行为惰性，进展缓慢，多数患者中位生存时间远超 10 年，使得现存淋巴瘤患者中超半数为惰性淋巴瘤患者。面对如此庞大的患者群体，临床医师该如何进行最优的全程化管理，极为重要。近些年来，随着淋巴瘤的分子诊断技术、影像评估技术、小分子靶向药物及免疫治疗的快速发展，使得我们能够更加精准地对惰性淋巴瘤患者进行风险分层、监测微小残留病变，以及优化各种治疗方案的排序。

尽管如此，我们在遇到惰性淋巴瘤患者时，仍然会面临着各种临床决策的挑战。如果能有一本专门针对惰性淋巴瘤的工具书，能够系统、全面且简单明了地将这 10 余种惰性淋巴瘤阐述清楚，相信对广大血液病学的临床工作者而言，无疑裨益良多。众里寻他千百度，蓦然回首，那人却在，灯火阑珊处。2021 年由 Springer 出版社出版，德国淋巴瘤联盟候任主席、德国慕尼黑大学医学院的 Martin Dreyling 教授和意大利 Ospedale SS Antonio e Biagio 血液病学系的 Marco Ladetto 教授作为主编的 Indolent Lymphomas 就是这样一本不可多得的工具书。本书邀请了数十位全球著名淋巴瘤领域的专家分别就滤泡性淋巴瘤、MALT 淋巴瘤、结内边缘区淋巴瘤、脾边缘区淋巴瘤、瓦尔登斯特伦巨球蛋白血症、毛细胞白血病、慢性淋巴细胞白血病、蕈样肉芽肿、大颗粒淋巴细胞白血病及套细胞淋巴瘤进行了综述。2022 年夏天，经过多方努力取得该书的翻译出版权后，我与中国医学科学院血液病医院（中国医学科学院血液学研究所）的青年才俊易树华博士（亦师亦友的好兄弟）沟通后，就开始紧锣密鼓地进行翻译。为了保证翻译质量，我们先后多次审校，并邀请我的博士研究生副导师、国内知名淋巴瘤专家、北京协和医院的张薇教授担任主审，最终原汁原味地将本书的精华呈献给读者。相信本书能够促进我国惰性淋巴瘤诊疗的规范化及研究的进步。2022 年 8 月，一次线上学术会议中，有幸与 Martin Dreyling 教授同台授课，并向他分享了我即将翻译出版该书的好消息，Martin Dreyling 教授非常高兴，希望我们第一时间赠送他中文版的《惰性淋巴瘤》。

作为该书的主译，我由衷感谢我的同事及学生在繁忙的临床、科研和教学工作之余精心翻译相应的章节，其中难免有不足之处，希望读者朋友们能够提出宝贵意见，在此表示衷心感谢！

王 亮

于北京亦庄北京同仁医院

2023 年 8 月

目 录

第 1 章

普通病理学

Giorgio Alberto Croci，Elias Campo 和 Wolfram Klapper

简介

1.1.1　什么是惰性淋巴瘤

目前，世界卫生组织（WHO）淋巴瘤分类基本包括霍奇金淋巴瘤（Hodgkin lymphoma，HL）、B 细胞淋巴瘤和 T 细胞淋巴瘤这 3 类，后两者又分为前体细胞肿瘤和成熟细胞肿瘤。将淋巴瘤分为惰性淋巴瘤和侵袭性淋巴瘤并不是目前 WHO 淋巴瘤分类的必要组成部分。从历史上来说，非霍奇金淋巴瘤（non-hodgkin lymphoma，NHL）主要是根据淋巴瘤细胞的细胞形态学进行分类，根据细胞形态将其与正常淋巴细胞的不同分化阶段相关联，最终发展出了恶性分级中病理学／形态学概念上的"低"（小成熟细胞）和"高"（原始细胞）级别，这在某种程度上又与每个特定亚型的临床行为相关："低"级别是惰性的，而"高"级别是具有侵袭性的临床行为。目前，WHO 淋巴瘤分类中没有诸如惰性／侵袭性和"低"／"高"级别等分类，这是基于一些观察和生物学特性的考虑。惰性行为意味着其临床病程发展缓慢、复发频繁，尽管对化疗敏感但不可治愈。这些临床特征与病理特征不完全相关，如小细胞形态和少量原始细胞。例如，滤泡性淋巴瘤（follicular lymphoma，FL）在 3A 级滤泡性淋巴瘤病理中可能发现相当数量的原始细胞，但其临床病程缓慢（肿瘤增生缓慢，复发频繁）。相比之下，套细胞淋巴瘤（mantle cell lymphoma，MCL）可能表现出快速进展的侵袭性临床行为，尽管其病理为非原始（小细胞）形态。此外，临床诊疗过程对临床病程的影响很大，而这在疾病分类中不会被体现出来。最后，淋巴瘤的分子和临床病理学亚组在一定程度上解释了肿瘤临床行为的可变性，但这也降低了将某种淋巴瘤确定归入惰性淋巴瘤范畴的可能性。然而，在日常临床实践中，将惰性淋巴瘤与侵袭性淋巴瘤区分开来仍然是一个可能有些武断但应用较为广泛的方法。

本书所认为的惰性 NHL 的诊断大致涉及两种基本的临床生物学情况。第一种最常见的情况是由一种类似于分化成熟阶段的淋巴细胞组成的淋巴样增殖结构，通常是小或中等大小的细胞。事实上，这些淋巴瘤大多数表现出惰性的临床病程（表 1-1）。这组淋巴瘤包括一些非常常见的疾病，如慢性淋巴细胞白血病（chronic lymphocytic leukemia，CLL）／小淋巴细胞淋巴瘤（small lymphocytic lymphoma，SLL）和滤泡性淋巴瘤，具有边缘区和淋巴浆细胞样分化的 NHL 在名单中紧随其后，还有 T 细胞淋巴瘤中的蕈样肉芽肿（mycosis fungoides，MF）。在临床实践中，MCL 通常仍被认为是一种惰性 NHL，尽管该病可能表现出侵袭性临床行为。事实上，一方面是对 MCL 独特的、惰性的"白血病样／非结内"亚型和侵袭性变异亚型的识别，在另一方面恰好体现了生物学上具有明确定义的同一种疾病内可能观察到惰性和侵袭性临床病程的异质性。

第二种不太常见的情况是局部且通常可治愈的 NHL。这些 NHL 可能是其他惰性淋巴瘤的一种亚型（如儿童型滤泡性淋巴瘤）或独立类型（如原发性皮肤 CD30 阳性 T 细胞淋巴增生性疾病）。后者也可以被认为是侵袭性淋巴瘤的相对良性变异型，因为它们经常表现为"高"级别的组织学特征（表 1-1）。

表 1-1　具有惰性病程的 NHL 亚型列表

B 细胞表型

组织学"低"级别，B 细胞
- 滤泡性淋巴瘤
- 慢性淋巴细胞白血病 / 小淋巴细胞淋巴瘤
- 套细胞淋巴瘤（白血病样 / 非结内型）
- 结外边缘区淋巴瘤
- 结内边缘区淋巴瘤
- 脾边缘区淋巴瘤
- 淋巴浆细胞性淋巴瘤
- 毛细胞白血病
- 脾 B 细胞白血病 / 淋巴瘤，无法分类（脾弥漫性红髓小 B 细胞淋巴瘤、毛细胞白血病变异型）

组织学"高"级别
- 淋巴瘤样肉芽肿病（组织学 1 ~ 2 级）
- EB 病毒阳性皮肤黏膜溃疡
- 纤维蛋白相关的弥漫大 B 细胞淋巴瘤

T/NK 细胞表型

组织学"低"级别
- 蕈样肉芽肿
- 原发性皮肤外周 T 细胞淋巴瘤，罕见亚型（原发性皮肤 CD4 阳性小 / 中 T 细胞淋巴增生性疾病，原发性皮肤肢端 CD8 阳性 T 细胞淋巴瘤）
- T 细胞大颗粒淋巴细胞白血病
- 慢性 NK 细胞淋巴增生性疾病

组织学"高"级别
- 原发性皮肤 CD30 阳性 T 细胞淋巴增生性疾病（淋巴瘤样丘疹病、原发性皮肤间变性大细胞淋巴瘤）
- 乳房植入物相关的间变性大细胞淋巴瘤
- 皮下脂膜炎样 T 细胞淋巴瘤

1.1.2　惰性非霍奇金淋巴瘤诊断的一般问题

1.1.2.1　技术问题

由于具体病例的"惰性"标签是基于适当的临床评估和随访形成的，因此病理学家和血液学家之间的交流对于达成临床病理学的一致性至关重要。惰性 NHL 多见于成年患者，因此，在儿科诊疗中应格外谨慎，因其非典型的反应过程可能会模仿肿瘤的发生过程。

在精准医疗时代，淋巴瘤细胞的细胞形态仍然是主要的鉴别手段，特别是在诊断侵袭性淋巴瘤亚型方面。因此，涂片和组织学切片（May-Grünwald-Giemsa、苏木精 - 伊红和 Giemsa 染色）的形态学评估与免疫组织化学（immunohistochemistry，IHC）相结合，构成了指导惰性 NHL 诊断的"金标准"，并且可指导预后分层和治疗靶点的检测。

这一任务需要有质量良好、大小合适的有代表性的组织标本，以呈现细胞的形态细节和病变的结构。分子遗传学分析可能有助于诊断疑难病例，但最有希望的是，它可以提供有价值的信息来预测疾病的临床行为和指导治疗策略。

1.1.2.2　解剖问题

没有专门与惰性 NHL 相关的解剖结构。然而应该强调的是，在一些亚型中，淋巴结外的病变占主导地位，而在另一些亚型中，非淋巴结内病变具有提示预后的意义。诊断基础的结果是病理学家经常需要处理来自外周血（peripheral blood，PB）和骨髓（bone marrow，BM）的样本，这可使我们收集和整合形态学、表型［通过流式细胞术（flow cytometry，FCM）或免疫组织化学］、组织学和分子遗传学的数据。

（译者　王赫男）

参考文献

第2章

惰性淋巴瘤的分子遗传学

Jude Fitzgibbon，Oliver Weigert

2.1　简介

最早的惰性淋巴瘤遗传图谱在今天看来相当简陋，并且大部分都完全依赖传统的细胞遗传学和阵列分析来记录染色体易位和拷贝数变异。这些结果已成为一个重要框架，二代测序（next-generation sequencing，NGS）在此基础上提供了恶性肿瘤基因组的更多信息。当然，我们已经不再简单地认为遗传病变是突变的存在，现在越来越重视这些惰性淋巴瘤的空间分布、淋巴瘤进化中早期和晚期的突变发生、淋巴瘤细胞与肿瘤微环境成分之间复杂的相互作用，以及意识到动态监测疾病的重要性。不断增长的知识让我们对惰性淋巴瘤的生物学有了前所未有的了解，但随着每一理解层次的递进，将这些新的知识转化为有意义的干预措施，从而造福淋巴瘤患者，仍然是永存的挑战。

2.2　惰性淋巴瘤的分子生物学：以滤泡性淋巴瘤为例

2.2.1　滤泡性淋巴瘤中 t（14；18）易位

FL 经典发病机制中的主要遗传事件是在约 90% 的患者中均可检测到 t（14；18）（q32；q21）相互易位。这一重排使得免疫球蛋白重链（immunoglobulin heavy chain，IGH）的增强子区域易位至抗凋亡的 Bcl-2 基因附近，导致 Bcl-2 过表达。FL 的发病机制中这一早期关键步骤发生在骨髓中，以回应 B 细胞成熟早期错误的 VDJ 重组，但 30% ~ 50% 的正常健康人群中也会发生该重排，因而仅有 Bcl-2 表达上调不足以发生 FL。这些 t（14；18）B 细胞是存活期较长的 IgD+ 或 IgM+CD27 记忆 B 细胞，它们进入过生发中心（germinal center，GC），同时绕过了无抗原刺激 B 细胞中的常规生理性细胞死亡信号传导，从而能够重复进入生发中心反应以获得必要的第二次打击。一项标志性研究证明了配对的诊断前血液样本与其随后相应的肿瘤样本之间存在克隆关系，这表明循环 t（14；18）阳性细胞确实是一种低风险的癌前细胞，它可以早于疾病好几年就存在。

关于为什么一些具有 t（14；18）阳性循环细胞的患者会继续发展为 FL，而大多数人则不会，这一点仍存在争议，而易感（表观）遗传因素可能提供了一种解释，似乎细胞内源性（遗传学二次打击）和外源性（免疫微环境）因素具有更大的意义。这些变量可能部分解释了 FL 相关疾病的多样性，包括原位滤泡性肿瘤（in situ follicular neoplasia，ISFN）、高度可治愈的儿童型 FL［通常为 t（14；18）阴性］和十二指肠型 FL，这些疾病虽然具有与经典 FL 相似的突变谱，但具有独特的肿瘤微环境，且临床病程为良性。

2.2.2 滤泡性淋巴瘤中的重现性遗传学改变

分子表达谱已成为记录基因突变的代名词。随着 DNA 测序领域的快速发展，成本效益良好的技术得以发展，能够更有效地分析大量恶性肿瘤样本，催生了癌症基因组图谱（the Cancer Genome Atlas，TCGA）和国际癌症基因组联盟等计划，以及 COSMIC 等数据库记录癌症体细胞突变。这些项目与单中心的独立研究，共同成功地创造了癌症基因编码领域百科全书般的知识，这其中也包括惰性淋巴瘤。

对超过 1000 例 FL 肿瘤标本进行全外显子组测序（whole exome sequencing，WES）、全基因组测序（whole genome sequencing，WGS）或靶向重测序，解码编码基因组和与 t（14；18）协同的突变工作即将完成（表 2-1）。在 NGS 之前，细胞遗传学研究证明几乎所有 FL 病例均有染色体改变，比如 *Bcl-2* 易位；1p36、6q 和 17p 的缺失；第 2、第 7、第 8、第 12、第 18 和第 X 号染色体的增加；16p、1p36 和 6p 的复制中性杂合性缺失（copyneutral loss of heterozygosity，cnLOH）。我们现在可以指出位于这些染色体区域和整个基因组中的许多靶基因（*CREBBP*、*TNFRSF14*、*TP53*），通过 NGS 和功能研究证实它们在淋巴瘤发病机制中的作用。

表 2-1　影响 > 10% 经典 FL 的基因突变

基因	影响	频率（%）	突变	功能	淋巴瘤生物学
KMT2D	↓	80 ~ 90	Pastore 等（2015），Karube 等（2018），Morin 等（2011），Green 等（2013）	组蛋白 K4me3 甲基转移酶	Zhang 等（2015），Ortega-Molina 等（2015）
CREBBP	↓	33 ~ 70	Pastore 等（2015），Pasqualucci 等（2011），Karube 等（2018），Morin 等（2011），Green 等（2013）	组蛋白乙酰化	Zhang 等（2017），Hashwah 等（2017），Ennishi 等（2019），Mondello 等（2020）
TNFRSF14	↓	18 ~ 50	Launay 等（2012），Cheung 等（2010），Karube 等（2018），Green 等（2013）	调节炎症和抑制 T 细胞免疫反应	Boice 等（2016）
Histone linkers	↓	40	Okosun 等（2014），Karube 等（2018）	染色质重塑	–
EZH2	↑	25	Pastore 等（2015），Karube 等（2018），Bodor 等（2013）	组蛋白 K27me3 甲基转移酶	Caganova 等（2013），Béguelin 等（2013，2016），Berg（2014）
EP300	↓	10 ~ 20	Pastore 等（2015），Okosun 等（2014），Pasqualucci 等（2011），Morin 等（2011）	组蛋白乙酰转移酶	Meyer 等（2019）
ARID1A	↓	15	Pastore 等（2015），Karube 等（2018），Morin 等（2011）	SWI/SNF 家族转录调控因子	–
RRAGC ATP6V1B2，ATP6AP1	↑	20	Okosun 等（2016），Green 等（2015）	mTORC1 调控因子	Ortega-Molina 等（2019）

基因	影响	频率（%）	突变	功能	淋巴瘤生物学
MEF2B	↓	10	Pastore等（2015）、Karube等（2018）、Morin等（2011）	转录因子	Brescia等（2018）
GNA13	↓	10	Pastore等（2015）、Karube等（2018）、Morin等（2011）、Green等（2013）	B细胞生长及淋巴瘤细胞播散	Muppidi等（2014）
FOXO1	↑	10	Karube等（2018）	转录因子	Szydlowski等（2016）、Kabrani等（2018）
CARD11	↑	10	Pastore等（2015）、Okosun等（2014）、Karube等（2018）、Morin等（2011）	NF-κB调控因子	Compagno等（2009）、Davis等（2010）
STAT6	↑	10	Pastore等（2015）、Yildiz等（2015）、Okosun等（2014）	JAK-STAT信号通路	Yildiz等（2015）

注：↑：功能获得；↓：功能丢失（该表改自Carbone等）。

FL中反复出现的突变基因与其他恶性淋巴肿瘤中发现的基因存在显著重叠，尤其是侵袭性弥漫大B细胞淋巴瘤（diffuse large B cell lymphoma，DLBCL）的生发中心B细胞（germinal centers B cell，GCB）亚型。FL突变谱最值得注意的是编码表观基因组成分的多个基因突变，而其他在癌症中反复被破坏的核心过程也受到了影响，包括B细胞受体（B cell receptor，BCR）-NF-κB（*CARD11*、*TNFAIP3*）、JAK-STAT（*STAT6*）和哺乳动物雷帕霉素靶蛋白（mammalian target of rapamycin，mTOR）信号传导。虽然mTORC1信号传导通常受到氨基酸缺乏的限制，但在约20%的FL中，这种对细胞代谢的自然制动被*RRAGC*突变和溶酶体相关成分*ATP6V1B2*和*ATP6AP1*突变所消除，这些突变显然是FL独有的。

2.2.3　表观遗传调控的突变

从最早的NGS研究中能很明显地看出，调节表观基因组的基因突变，特别是调节组蛋白修饰，是FL遗传学的特征性标志，也在较小程度上是许多其他惰性淋巴瘤的标志。"表观遗传学"这一术语是指参与调节基因表达的（可遗传的）机制，它不会改变DNA序列。这些突变通常涉及在组蛋白上或DNA中通过号称"写入器"或"擦除器"的酶动态增加或去除化学基团，从而改变转录因子状态，进而影响相应基因的表达水平。在FL中，最普遍的突变影响组蛋白甲基转移酶（*KMT2D*、*EZH2*）、乙酰转移酶（*CREBBP*、*EP300*）和染色质结构（*ARID1A*、连接组蛋白，例如*HIST1H1E*），高达80%的病例中会同时出现这些"表观遗传突变"。除*EZH2*外，这些体细胞突变主要是功能缺失，使得染色质变为浓缩的转录抑制的异染色质。在低级别FL中，这些改变已被确定为疾病早期的起始事件，并且它们促进淋巴瘤发展的功能性后果已经出现，例如由*KMT2D*缺失诱导的生发中心扩增和终末分化阻滞，以及*CREBBP*和*EZH2*突变中观察到的MHC Ⅰ/Ⅱ类下调

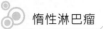

导致的免疫逃逸。至关重要的是，我们缺乏对为什么 FL（以及其他程度较轻的惰性淋巴瘤）会频繁发生影响表观遗传的突变，以及这些共存的表观遗传学突变是如何在淋巴瘤发生过程中协同作用的理解。

2.2.4　分子遗传学和肿瘤微环境的作用

FL 体外生长极具挑战性这一事实表明 FL 中免疫微环境十分重要。基于肿瘤样本基因表达谱的分子学研究在阐明肿瘤微环境特点方面发挥了重要作用，弥补了通过免疫组织化学或流式细胞术计算免疫细胞群的不足，研究开创性地描述了两个预后基因表达特征，这些基因特征不是由肿瘤细胞本身而是由微环境中的主要细胞决定的。尽管这些特征在接受含利妥昔单抗治疗的队列研究中似乎失去了提示预后的意义（因此提示了这些预后标志物会随着治疗的发展而发生变化），但免疫微环境的组成对临床结局至关重要，成了后续研究的核心理念。

一个重要的新研究领域是研究特定遗传损伤如何使 FL 细胞选择和指定适合自身生存的微环境，对此一些单独的例证已经出现。早期观察到非常多（80%）的 FL 病例具有新的免疫球蛋白 N- 糖基化位点，这是由于激活诱导的胞苷脱氨酶（activation-induced cytidine deaminase，AID）驱动的体细胞超突变影响了重链可变区（V_H）基因，功能研究表明，由此产生的糖基化免疫球蛋白能够结合树突状细胞（dendritic cell，DC）和巨噬细胞表达的凝集素，从而刺激 BCR 信号传导。TNFRSF14 是一种参与 T 细胞信号传导的细胞表面受体，在 20% ~ 40% 的 FL 病例中，通过突变、缺失（1p36）和 cnLOH 等方式使得 TNFRSF14 功能缺失，而这与形成基质激活细胞因子和 T 滤泡辅助细胞（T_{FH}）增加的肿瘤支持性微环境相关。有趣的是，在小鼠异种移植瘤模型中，通过专门设计的嵌合抗原受体 T 细胞途径予以可溶性 TNFRSF14 蛋白后，TNFRSF14 的功能可以恢复。

表观遗传突变对免疫微环境的影响可能通过多种机制进行。*CREBBP* 和 *EZH2* 突变可能通过下调 MHC Ⅰ / Ⅱ 类分子形成免疫逃逸，而最近的功能研究表明，激活的 *EZH2* 突变使生发中心 B 细胞从正常的需要依赖 T_{FH} 细胞信号支持转向依赖淋巴毒素 β 介导的树突状细胞信号支持，*EZH2* 突变的 FL 病理样本显示滤泡树突状细胞网络增加。这很可能是因为我们目前只了解了表观遗传突变对微环境影响的一些皮毛，而单细胞转录组学与优化的疾病模型相结合等新的研究方法将为进一步的研究与发现提供沃土。

2.2.5　滤泡性淋巴瘤的组织学转化

我们对理解惰性淋巴瘤向侵袭性亚型（通常是弥漫大 B 细胞淋巴瘤）组织学转化（histological transformation，HT）的生物学机制具有相当大的兴趣，因为 HT 是 FL 相关死亡的主要原因。虽然对 FL-HT 进行连续活体组织检查（简称活检）非常重要，但相关研究项目因缺乏可用的活检组织而受到阻碍，因此须将所有 HT 病例结合在一起，以充分推动遗传学分析。最好在独立的亚组中研究 HT 的遗传学，据此可以区分化疗后 HT 与治疗前 HT 的差异、不同时间 HT 的差异、FL 不同进展次数后 HT 的差异和先前行不同疗法后 HT 之间的差异。我们还须注意，大多数遗传学研究早于利妥昔单抗（抗 CD20）疗法的出现，而这一疗法又降低了 HT 率，并且影响了肿瘤进化，因此相关遗传学研究须重新验证。

在接受这些限制后，目前的研究描述了伴随 HT 而增加的基因组复杂性和突变负荷，而与 HT 相关的重现性事件包括 DNA 损伤反应受损、*CDKN2A/B* 功能缺失和 *TP53* 突变 / 缺失导致细胞周期调节受到破坏，以及通过易位、扩增和（或）突变增加生发中心细胞周期调节的关键分子 MYC 的活性。然而，HT 病例之间的分子异质性相当大，实际上大多数 HT 相关事件在 HT 前的样本中就已发生，只是发生率较低。这些都为描述 HT 遗传特征制造了障碍，因此更需要强调平行研究方法的重要性，包括基因表达谱研究和免疫微环境特点的研究。

2.2.6 突变分类

NGS 工具的应用使得我们可对每个独特的 DNA 位点进行成百上千次的测序，这提高了检测较低突变变异等位基因频率（variant allele frequency，VAF）的灵敏性，这些变异可能是活检样本中比例较低的肿瘤细胞或是仅存在于一小部分肿瘤细胞中的"亚克隆"变异体。值得强调的是，几个重要的变量，包括测序深度、肿瘤活检样本和测序伪影的出现，都会影响检测亚克隆变异的可信度。这些突变也可以通过计算模型或实验验证其致病潜力（表 2-1）。驱动突变是指在给定微环境下赋予肿瘤细胞适应性优势的突变，而乘客突变似乎没有致病作用。因此，重要的是要注意，驱动突变的定义通常是从一些替代因素中推断出来的，例如其克隆流行率和假定的生物学效应，而并不总是从实验证据中证实，尽管 FL 中的许多突变确实已被证明可以驱动淋巴瘤的发生（表 2-1）。令人惊讶的是，驱动突变可能同时发生在肿瘤克隆和罕见亚克隆中，其模式因肿瘤类型而异。例如，*TP53* 突变在 FL 中是主要克隆，但在慢性淋巴细胞白血病中可能是亚克隆性的，随着时间的推移会向主要克隆转变。引人注意的是，突变的影响可能会根据它在发育过程中出现的时间而有所不同，研究表明，在 B 细胞发育早期，而不是在生发中心反应开始后，有条件地删除 *KMT2D* 会导致生发中心 B 细胞增加并强化 B 细胞的增殖。

2.2.7 滤泡性淋巴瘤中的时空进化和共同祖细胞的证据

肿瘤进化的概念源于 20 世纪 70 年代 Peter Nowell 和 John Cairns 的开创性工作，早期理论侧重于突变的线性获得，每种突变都提供一种生长和增殖优势，从而驱动肿瘤恶性转化。近年来，连续时空活检组织的高通量测序及最近的游离 DNA 研究对肿瘤的克隆和亚克隆结构有了更深入的了解，揭示了以前被低估的遗传和进化的复杂性。包括慢性淋巴细胞白血病和 FL 在内的多种复发性惰性血液系统恶性肿瘤为研究肿瘤异质性和克隆进化提供了最早的模型，揭示了复发时早期和晚期分化的模式，并且给出了肿瘤微环境独特生态系统中克隆内竞争的证据。

在生发中心淋巴瘤中，针对时间克隆进化的最全面分析是在 FL 中开展的。对配对的 FL 和 HT 病例的初步研究分析了免疫球蛋白重链可变区（immunoglobulin heavy chain variable region，IGH-V）的体细胞超突变模式，这一模式可分别标记每个克隆。尽管线性进化模式（直接从诊断样本进化而来）和分支进化模式［从早期的共同祖细胞（common progenitor cell，CPC）单独进化而来］均有被发现，但主要机制是早期分支进化模式。此外，对供者来源的 FL 样本进行分子分析，进一步支持了临床在疾病发生的多年前就可检测到祖细胞群的观点，这让人想起之前讨论的针对配对的诊断前外周血和随后的 FL 肿瘤进行的比较工作。在已发表的两例供者来源的病例中，患者因为另一种血液系统恶性肿瘤接受了骨髓移植，之后供者和受者均在移植后 3 ~ 11 年发生了克隆相关的 FL。

在最近的研究中，NGS 已被用来更好地表征 CPC 和驱动 HT 及进展的基因变化。研究描述了包含主要分支进化模式的系统发育树，其中不同疾病之间共有的躯干突变富含表观遗传调节因子 *CREBBP* 和 *KMT2D*，并使得我们可以据此推断出这些遗传事件可能表征该 CPC 群。这些发现是建立在其他研究小组的基础上，尤其是他们在更大的 FL-HT 和 FL-FL 病例队列中进行了类似的时序研究，并对克隆动力学进行了详细分析。通过超深度测序，他们证明 HT 事件主要由那些在诊断时处于低水平或无法检测到的克隆组成，这表明 HT 是后期克隆的获得和选择造成的，而在复发或进展的 FL 病例中，表现为先前就已经存在的亚克隆的扩增，这两种过程有着明显不同的进化机制。事实上，现在很明确地认为几乎所有的肿瘤类型，如 FL，都包含多种亚克隆，每个亚克隆都有不同的突变谱，由其固有的遗传不稳定性驱动，并为达尔文自然选择提供了丰富的底物。肿瘤进展和治疗耐药性依赖于这种遗传可塑性，有证据表明，诊断时肿瘤内异质性越高预示着肿瘤更具侵袭性，预后更差。同时 FL 活检标本的空间分析表明，在同一时间点，同一患者体内可能存在显著的遗传异质性。

总之，这些模型可能对治疗产生重大影响，并提出了诸多问题，如针对单个活检组织的分子表达谱进行个体化治疗是否适当、是否需要靶向亚克隆突变、化疗在驱动选择更具侵袭性亚克隆中的可能作用，以及 CPC B 细胞可能作为随后疾病复发根源的关键特性。这些挑战并不是 FL 独有的，而是所有种类的惰性淋巴瘤均面临的问题，本书也对此进行了讨论。

2.3　惰性淋巴瘤的分子遗传学：临床展望

尽管我们对这些淋巴瘤的分子生物学有了越来越多的了解，但在临床实践方面的转化仍然滞后。最终，遗传学检测的最大挑战都是证明其临床实用性。修订后的 WHO 分类承认遗传学在淋巴恶性肿瘤分类中的作用不断提升，与临床、形态学和免疫表型特征相互补充。该领域正在迅速发展，遗传学在提高诊断的准确性、作为强有力的预后和预测性生物标志物，以及最终指导个性化治疗方面大有前途。

临床实践中使用的方法包括核型分析（常规和中期细胞遗传学）、荧光原位杂交（fluorescent in situ hybridization，FISH）、聚合酶链反应（基因组和逆转录 PCR）、阵列技术（比较基因组杂交、单核苷酸多态性和基因表达阵列）、DNA 和 RNA 的大规模并行测序（通常称为二代测序，NGS），以及循环肿瘤细胞和游离 DNA 分析（通常称为液体活检）。分子学检查最好在专门的中心或实验室进行，这些中心或实验室具有决定是否、何时及对哪些患者和样本进行何种分析的专业知识，可了解每项检查的好处和局限性，并且可以对数据进行解读。到今天，只有少数检查是强制性的，但有越来越多的检查可以选择或被推荐，许多有前途的检测方法正在被开发和进行临床评估。以下部分将简要介绍当前和不断发展的对不同亚型惰性淋巴瘤患者进行的遗传学检测标准。

2.3.1　滤泡性淋巴瘤

FL 的诊断通常不需要进行克隆性检查 [免疫球蛋白（immunoglobulin，IG）重排]，因此这一检查仅限于诊断困难的样本，如形态学不确定或尽管有反应性增生但疑似淋巴瘤。欧洲克隆联盟（BIOMED–2）开发了一种标准化的多重 PCR 检测方法，可以检测大多数克隆性 *IGH* 重排。假阴性结果可能是由罕见的重排（未涵盖）及在体细胞超突变影响的区域干扰引物结合的序列变异造成的。

分子遗传学可以帮助我们确认克隆性 *Bcl-2* 重排的存在，这是 FL 的标志（见之前章节）。核型分析能够检测典型的 t（14；18）（q32；q21）易位及其他不太常见的易位。在大多数情况下，FISH 可以采用 *Bcl-2* 分离或融合探针检测 18q21/*Bcl-2* 的重排，而无论其易位伙伴是什么。然而，在常规临床实践中很少需要做这些来诊断 FL。值得注意的是，大多数 *Bcl-2* 重排阴性的 FL 仍可通过免疫组织化学检测到异常表达的 Bcl–2 蛋白。此外，尽管它们的分子表达谱存在明显差异，但目前尚未有证据显示 *Bcl-2* 易位的缺失会影响接受标准治疗的 1 级、2 级和 3A 级 FL 患者的预后。一些罕见变异，如儿童型 FL（临床上高度惰性的亚型），通常没有 *Bcl-2* 重排。

FL 基因突变的临床影响是一个快速发展的研究领域。少数基因突变与 FL 患者的预后有关。最值得注意的是，*TP53* 突变（新诊断的 FL 中不足 5%）患者在前利妥昔单抗时代和利妥昔单抗时代均有较差的预后。在处于进展期、有症状的 FL 患者中开展的以统一接受一线 CHOP（环磷酰胺、阿霉素、长春新碱、泼尼松）和 COP（环磷酰胺、长春新碱、泼尼松）为基础的免疫化疗的研究中，均一致性地观察到存在 *EZH2* 功能获得性突变（在大约 25% 的新诊断 FL 中存在，见上一章）的患者具有更好的预后。因此，*EZH2* 突变有望成为生物标志物和治疗靶点。

整合基因突变、拷贝数改变和基因表达数据的预后风险模型已有可喜的结果，但需要在其他队列研究中进一步优化、标准化、验证和探索，然后才能用于常规临床实践。

最后，微小残留病变（minimal residual disease，MRD）评估有望在 FL 及其他淋巴瘤中帮助我们实现患者个性化管理。克隆标志，例如染色体重排和（或）体细胞突变，可以在许多（但并非全部）淋巴瘤中被检测到，并在循环肿瘤细胞和（或）外周血、骨髓样本（或其他患者材料）的游离 DNA 中通过各种技术手段进行量化，如基于 PCR 的方法和 NGS。MRD 结果可以提供有关肿瘤负荷和对治疗缓解情况、无创基因组分析和克隆动力学监测的实时信息。然而，MRD 评估（目前）还不是临床实践的标准流程，应在临床试验中进一步验证，以确定如何最好地将 MRD 检测纳入常规临床实践，以及 MRD 直接指导治疗能否改善治疗结果。

2.3.2　边缘区淋巴瘤

IgH 基因重排的检测（如通过 PCR）有助于区分边缘区淋巴瘤（marginal zone lymphoma，MZL）

中的黏膜相关淋巴组织（mucosal associate lymphoid tissue，MALT）淋巴瘤和反应性增生。虽然这不是诊断性的，但检测到的 *MALT1*［t（11；18）（q21；q21）］、*Bcl-10*［t（1；14）（p22；q32）］或 *FOXP1*［t（3；14）（p13；q32）］的重现性染色体易位强烈支持 MALT 淋巴瘤的诊断。此外，大约一半的病例具有 3/3q 或 18/18q 三体，或者 6q23 缺失。所有这些改变都可以通过核型分析或 FISH 来进行检测。染色体研究可能有助于确定不太可能从根治幽门螺杆菌（helicobacter pylori，HP）中获益的胃 MALT 淋巴瘤患者，包括存在 t（11；18）易位或 3/3q 三体的患者。此外，携带 t（3；14）易位的 MALT 淋巴瘤患者似乎具有更高的 HT 为高级别肿瘤的风险。

结内边缘区淋巴瘤（nodal marginal zone lymphoma，NMZL）通常缺乏染色体易位，但一般具有与 MALT 淋巴瘤相似的染色体数目异常，如 3/3q、18/18q 三体及 6q23 缺失。同样，脾边缘区淋巴瘤（splenic marginal zone lymphoma，SMZL）一般也不具有染色体易位，但通常具有异常核型，包括 7q31 或 8p 缺失或复杂的染色体改变。分子研究已经确定了 *NOTCH2* 和 *KLF2*（高达 40% 的 SMZL 病例）和 NF-κB 通路基因（包括 *MALT1*、*CARD11*、*TNFAIP3* 和 *MYD88*）存在突变，然而，关于其临床影响的数据仍然存在争议，并且这也是一个活跃的研究领域。

2.3.3　瓦尔登斯特伦巨球蛋白血症

瓦尔登斯特伦巨球蛋白血症（Waldenström macroglobulinemia，WM）或伴有 IgM 副蛋白的淋巴浆细胞性淋巴瘤（lymphoplasmacytic lymphoma，LPL）具有高度重现性的体细胞突变，包括 *MYD88*（超过 90% 的病例）和 *CXCR4*（约 30% 的病例）激活突变。由于这些突变几乎都聚集在热点区域（*MYD88*-L265P 点突变和 CXCR4 C 末端的无义突变或移码突变，"疣、低丙种球蛋白血症、感染、无效生成性慢性粒细胞缺乏综合征样"突变），它们可以很容易地通过基于 PCR 的方法被检测到。确定 *MYD88* 和 *CXCR4* 突变状态不仅有助于区分 WM 和其他具有惰性形态的 B 细胞淋巴瘤，还可提供重要的预后和预测信息。*MYD88*-L265P/*CXCR4* WHIM/NS 患者的疾病通常更具侵袭性且肿瘤负荷高。*CXCR4* WHIM/FS 突变状态与高 IgM 水平相关，如高黏滞危象。重要的是，肿瘤对 BTK 抑制剂的反应受到 *MYD88* 野生型和 *CXCR4* WHIM 的不利影响，因此，在开始伊布替尼（Ibrutinib）治疗之前确定这些基因的突变状态应是目前诊治的标准流程。BTK 或下游 *CARD11*、*PLCG2* 等其他基因的突变是否参与到介导治疗耐药性的过程中，这也是一个活跃的研究领域。在这一方面，WM 可以作为一个最好的例子，说明对分子靶向治疗的响应可以通过基因突变的状态来预测。随着该领域越来越多地转向无细胞毒性疗法，在不久的将来可能需要更广泛的突变来分析个性化的治疗方法。其他异常也已被证明与 WM 患者的不良预后相关，包括 6q 和 11q 及 17p/*TP53* 的缺失，但这些结果尚需要在现代疗法中进行验证。

2.3.4　套细胞淋巴瘤

几乎所有的 MCL 病例均有 t（11；14）易位的改变，这很容易被 FISH 或灵敏性较低的 PCR 检测到。然而，与 FL 类似，只有在常规形态学检查（包括 *CCND1* 的免疫组织化学）结果不明确时，才需要检测这种标志性易位以明确诊断。在 cyclin D1 阴性的 MCL 中，已有对 *CCND2* 和更为罕见的 *CCND3* 易位的报道。大多数 MCL 具有前生发中心表型、未突变的 *IGVH* 区域和侵袭性临床病程。然而，一部分 MCL 具有突变的 *IGVH* 基因及一个更惰性的临床病程，如非结内 / 白血病样表现和脾大。染色体异常，如四倍体或复杂核型，以及 17p13/*TP53* 和 9p21/*CDKN2A* 的缺失 / 丢失与治疗结果较差相关，即使在剂量较强的化疗方案下情况也是如此。同样，已有报道证明 *TP53*、*NOTCH1* 和 *NOTCH2* 的突变与母细胞样形态、高度侵袭性的临床病程及治疗结果较差有关。与 FL 类似，目前已经提出了整合基因突变、基因表达数据或 miRNA 谱的预后和预测模型，但需要在其他队列中进一步验证。

2.3.5　毛细胞白血病

超过 95% 的毛细胞白血病（hairy celll eukemia，HCL）病例具有 *BRAF*-V600E 的体细胞激活突变。由于 HCL 的克隆可能很小，因此需要更敏感的分子检测，例如等位基因特异性寡核苷酸（allele specific oligonucleotide，ASO）-PCR、数字液滴 PCR（droplet digital PCR，ddPCR）或 NGS，以检测外周血和（或）骨髓样本中的突变。虽然该突变不是特异性的，但是该突变的存在有助于将 HCL 与其他 B 细胞淋巴增生性疾病区分开来。HCL 的罕见变异体缺乏 *BRAF*-V600E 突变（HZL-v），这些病例中许多都具有 *MAP2K2* 的突变，特别是 IGHV4-34 免疫球蛋白重排的病例。随着 *BRAF* 抑制剂和其他分子靶向治疗药物的出现，这些突变的检测有望在临床实践中变得越来越重要。许多其他遗传和核型异常（如大约 40% 的病例中有 5 号染色体异常）也已有报道，然而，这些目前都没被纳入 HCL 的诊断标准。

2.3.6　慢性淋巴细胞白血病

了解 CLL 中特定细胞遗传学和分子学特征的预后和预测价值正越来越多地指导临床实践中的治疗决策（见第 13 章）。简而言之，间期 FISH［如 del（17p）、del（11q）和 del（13q）］及确定 *IGVH* 和 *TP53* 的突变状态被广泛认为是临床的标准检测之一。未突变的 *IGVH* 区域存在于大约一半的 CLL 中，并且通常与治疗结果较差相关，复发风险更高，总生存期（overall survival，OS）更短。超过 80% 的 CLL 患者存在细胞遗传学异常。最常见的单一改变是 13q 缺失（存在于 50% 左右的 CLL 患者中），既往一直认为这与预后较好相关。11q22 ～ 23 缺失发生在 20% 的 CLL 患者中，通常影响毛细血管扩张性共济失调突变基因（ataxia-telangiectasia mutant，ATM），有时涉及 *BIRC3*，并且这通常与化疗难治有关。17p 缺失和（或）*TP53* 失活突变的患者通常具有复杂的核型、侵袭性的临床病程，对标准化疗反应较差，这些患者应优先考虑不依赖 *TP53* 是否突变的治疗方案，例如伊布替尼、Idelalisib 和维奈克拉［欧洲肿瘤内科学会（ESMO）指南于 2017 年 6 月 27 日更新：慢性淋巴细胞白血病治疗建议］。有趣的是，*TP53* 的突变频率随着时间的推移而增加，从最初诊断时的约 5% 到难治疾病时的约 40%。因此，建议在开始任何新疗法之前对所有患者进行 *TP53* 突变检测。此外，建议采用深度测序（至少检测 9 个外显子）而不是使用 Sanger 测序，因为亚克隆

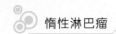

TP53 突变（比如概率＜1%）似乎与主要克隆中存在的 *TP53* 突变同样影响临床结局。越来越多的数据表明，其他重现性基因突变，如 *SF3B1* 和 *NOTCH1* 突变，与疾病更具侵袭性有关，但需要在其他队列中进一步验证，特别是在新疗法的背景下。此外，筛查基因治疗耐药性是一个快速发展的领域，如 *BTK* 中的 C481S 点突变或下游 *PLCG2* 中激活突变介导的伊布替尼耐药。

2.3.7　惰性 T 细胞淋巴瘤

惰性 T 细胞淋巴瘤（T-celllymphomas，TCL）不太常见，除皮肤 TCL（见第 14 章）和大颗粒淋巴细胞（large granular lymphocyte，LGL）淋巴瘤（见第 15 章）外，大多数 TCL 都有侵袭性临床病程。T 细胞受体（T cell receptor，TCR）基因的重排很常见，对诊断有一定帮助。上述 BIOMED-2 多重 PCR 测定可检测到最常见的 *TCR* 重排（主要是 *TCRγ* 和 *TCRβ*，*TCRα* 相对不常见）。然而，临床医师应注意到假阳性结果的存在，因为克隆性 T 细胞在老年受试者中越来越多地被检测到。与 B 细胞淋巴瘤相比，影响 *TCR* 基因的易位要少得多。在惰性 TCL 中通常不进行其他基因检测，但定义这些疾病的分子表达谱是目前一个高度活跃的研究领域。

2.4　展望

在撰写这篇文章时，遗传学已成为编码突变的代名词，我们对惰性淋巴瘤的编码基因组和易发生重现性基因突变的基因有着前所未有的理解。然而，迄今为止我们对单个基因突变如何一起协同工作、相同基因中的所有突变是否具有相同的生物学表现，以及特定突变的影响能否在整个疾病过程中保持不变等问题仍知之甚少。随着我们整合关于遗传易感性、非编码（表观）基因组的知识，我们对惰性淋巴瘤的认识将发生显著变化，并明确这些知识能否共同揭示淋巴瘤的个体特征，从而为改善患者的整体疾病和预后状况铺平道路。

（译者　王赫男）

参考文献

第 3 章

惰性淋巴瘤的微小残留病变

Marco Ladetto，Christiane Coll，Martina Ferrante，
Daniele Grimaldi 和 Pott Christiane

3.1　简介

大多数肿瘤治疗的主要目标是显著减少肿瘤负荷，特别是对那些有着许多高效治疗选择的肿瘤而言，这是确保长期控制疾病的重要初步步骤。这个概念并不新颖，它也是通过常规影像学和组织学进行治疗后临床响应评估的基础。"肿瘤负荷越少越好"这一直观的概念不应被简单化地低估。最近的研究确实强调了肿瘤克隆的异质性而并非同质性，这表明残留肿瘤细胞的质量可能比数量更重要。这是一个有趣的概念，未来可能会使我们对残留肿瘤克隆进行更精细的分子学分析。然而，目前对低于传统组织学和影像学检测阈值的残留肿瘤克隆的简单粗略量化分析（MRD 检测）已被证明在大多数血液肿瘤中具有价值，并且在惰性淋巴瘤领域，例如 FL（表 3-1）、慢性淋巴细胞白血病，以及套细胞淋巴瘤（表 3-2），人们对此非常感兴趣。本章将重点讨论这个主题。

惰性淋巴瘤中有几种方法已被证明可用于 MRD 监测，这些方法将在后续章节中有所讨论。不同的方法被应用于不同的疾病，主要是因其在适用性、准确性、敏感性和特异性方面的不同表现。目前尚未有任何单一的工具被认为在所有疾病和临床情景下都是最佳的。然而，目前实时定量 PCR（RQ-PCR）被认为是检测 FL 和 MCL 的"金标准"，而流式细胞术则是检测 CLL 的"金标准"。

疾病复发的早期发现在惰性非霍奇金淋巴瘤（indolentnon-Hodgkin lymphomas，iNHL）领域尤为重要。临床上这些疾病的特点是病程缓慢，对治疗反应良好。然而这些疾病经常会复发，一部分患者甚至会因此死亡。因此，识别具有高复发风险的患者是 iNHL 领域临床和转化研究的主要目标。MRD 是预测临床结局最有效的工具之一。针对 MRD 检测存在一个淋巴瘤特异性的批判性观点，即假定大多数淋巴瘤具有"局灶性"，这可能会妨碍检测"液体"组织中的残留肿瘤，例如外周血和（或）骨髓。尽管这具有一定的合理性，但这一假设已被来自 MCL 和 FL 的大量数据所否定。许多报告表明，即使是明显的局部复发，也常常预先在外周血或骨髓中检测到疾病活动的信号（表 3-1、表 3-2）。当然，整合影像学工具，例如正电子发射断层显像（positron emission tomography，PET）与基于实验室的 MRD 检测，可以更完整地表征这些复杂疾病，这是目前一个主要的关注领域。

从历史的角度来看，应该注意的是，该领域的早期研究可以追溯到 20 世纪 90 年代。过去的二三十年见证了治疗策略的巨大进步，检测方法也得到了细致的改进，由于内在的技术进步及协调和标准化的协同努力，这些方法更具稳健性、准确性、适用性和标准化。

本章将从描述惰性淋巴瘤和 CLL 中可用的 MRD 监测方法开始；然后，将陈述各种具体疾病的临床预后价值，特别是针对 FL、MCL 和 CLL 这几种研究比较充分的疾病；最后，我们将讨论 MRD 与其他预后工具的整合及应用前景。

表 3-1　FL 中 MRD 检测相关文献

研究	疾病	患者例数	疗法	所分析的组织	方法	标志物	MRD 的临床影响
Gribben J.G., Freedman A.S., Neuberg D., et al. NEJM. N. Engl J. Med. 1991	FL	114	TBI+ASCT	采集的造血干细胞	PCR	Bcl-2	24 个月复发率：39% *vs.* 5%（*P* < 0.0001）
Lopez G.A., Cabanillas F., McLaughlin P., et al. Blood 1998	FL	194	ATT、FND、CHOP+ 放疗	BM、PB	PCR	Bcl-2、IGH	48 个月 FFS 率：76% *vs.* 38%（*P* < 0.001）
Mandingers C.M., Meijerink J.P., Mensink E.J., et al. Blood 2001	FL	34	CVP+INFa	PB	qPCR	Bcl-2	分子数据对比临床反应
Ladetto M., Corradini P., Vallet S., et al. Blood 2002	FL	37	HDC-ASCT	BM、PB	N-PCR	Bcl-2、IGH	36 个月 DFS 率：85% *vs.* 35%（*P* < 0.001）
Rambaldi A., Lazzari M., Manzoni C., et al. Blood 2002	FL	87	R-CHOP	BM、PB	N-PCR	Bcl-2	36 个月 FFR 率：64% *vs.* 32%（*P*=0.006）
Corradini P., Ladetto M., Zallio F., et al. J Clin Oncol. 2004	FL、MCL	35	R-HD+ASCT	BM、PB 采集的造血干细胞	N-PCR	Bcl-2、IGH	75 个月复发率：88% *vs.* 8%（*P* < 0.005）
Rambaldi A., Carlotti E., Oldani E., et al. Blood 2005	FL	86	R-CHOP	BM、PB	qPCR	Bcl-2、IGH	60 个月 FFR 率：64% *vs.* 32%（*P* = 0.006）
Ladetto M., Valet S., Benedetti F., et al. Leukemia 2006	FL	42	TBI-HDC-ASCT	BM、PB	PCR	Bcl-2、IGH	24 个月中位 PFS 率：NR *vs.* 24 m（*P* < 0.001）
Brown J.R., Feng Y., Gribben J.G., et al. Biol Blood Marrow Transplant. 2007	FL	96	CHOP+TBI/ABMT	BM	N-PCR	Bcl-2	144 个月 PFS 率：66.7% *vs.* 26.3%
Ladetto M., De Marco F., Benedetti F., et al. Blood 2008	FL	60	R-HDS+ASCT *vs.* R-CHOP	BM	N-PCR	Bcl-2	48 个月 PFS 率：78% *vs* .25%（*P* < 0.001）
Hirt C., Schuler F., Kiefer Thomas, et al. B. Journal Haemat 2008	FL	43	R-MCP *vs.* MCP	PB	qPCR	Bcl-2、IGH	PFS 率：NR *vs.* 27 个月（*P* < 0.02）
Paszkiewicz K.E., Kulik J., Fabisiewicz A., et al. Med Oncol.2009	FL	75	未明确	BM、PB	N-PCR	Bcl-2、IGH	PCR 状态不影响 PFS

续表

研究	疾病	患者例数	疗法	所分析的组织	方法	标志物	MRD 的临床影响
Van Oers M.H.，Tonnissen E.，Van Glabbeke M.，et al. J. Clin Oncol 2010	R/R FL	238	R-CHOP	BM、PB	qPCR	Bcl-2、IGH	PCR 状态不影响 PFS
Morschhauser F.，Recher C.，Milpied N.，et al. Ann Onc 2012	FL	40	ASCT 后 4 周美罗华	BM、PB	PCR	Bcl-2、IGH	中位 PFS 率：NR vs. 1.6 年（P = 0.0095）
Ladetto M.，Lobetti B.C.，Mantoan B.，et al. Blood 2013	FL	51	R-FND+R 维持或巩固	BM	N-PCR、qPCR	Bcl-2、IGH	3 年 PFS 率：72% vs. 39%（P < 0.007）
Galimberti S.，Luminari S.，Ciabatti E.，et al. Clin Cancer Res.2014	FL	415	R-CHOP vs. R-FC vs. R-CVP	BM、PB	N-PCR、qPCR	Bcl-2、IGH	24 个月 PFS 率：84% vs. 50%（P < 0.014）
Zohren F.，Bruns I.，Pechtel S.，et al. Blood，2015	FL	173	R-CHOP vs. B-R	PB	qPCR	Bcl-2	PFS: NR vs. 8.7 个月（P < 0.002）
Pott C.，Belada D.，Danesi N.，et al. ASH 2015	R/R FL	93	G-B vs. B	BM、PB	qPCR	Bcl-2、IGH	2 年 PFS 率：NR vs. 74%
Pott C.，Hoster E.，Kehden B.，et al. Blood 2016	FL	696	G 化疗 vs. R 化疗	BM、PB	qPCR	Bcl-2、IGH	EOI MRD 与更长的 PFS 相关，HR = 0.35（P ≤ 0.0001）

注：FL：滤泡性淋巴瘤；MCL：套细胞淋巴瘤；R/R：复发难治；TBI：全身照射；HDC：大剂量化疗；ASCT：自体干细胞移植；R-CHOP：利妥昔单抗、环磷酰胺、阿霉素、长春新碱、泼尼松；R（RTX）：利妥昔单抗；HDS：高剂量方案；MCP：米托蒽醌、苯丁酸氮芥、泼尼松龙；FND：氟达拉滨、米托蒽醌、地塞米松；FC：氟达拉滨、环磷酰胺；CVP：环磷酰胺、长春新碱、泼尼松；B-R：苯达莫司汀、利妥昔单抗；G：奥妥珠单抗；BM：骨髓；PB：外周血；qPCR：定量聚合酶链反应；N-PCR：巢式 PCR；FFR：无失败生存期；PFS：无进展生存期；CR：完全缓解；NR：未达到；EOI：诱导结束；FFS：无衰竭生存期；DFS：无病生存期。

表 3-2　MCL 中 MRD 检测相关文献

研究	疾病	患者例数	疗法	所分析的组织	方法	标志物	MRD 的临床影响
Howard O.M.，Gribben J.G.，Neuberg D.，et al. J. Clin Oncol 2002	MCL	40	R-CHOP	BM、PB	N-PCR	Bcl-1、IGH	MRD 状态不影响 PFS: 16.5 个月 vs. 18.8 个月（P = 0.51）

续表

研究	疾病	患者例数	疗法	所分析的组织	方法	标志物	MRD 的临床影响
Corradini P., Ladetto M., Zallio F., et al. J. Clin Oncol. 2004	FL、MCL	35	R–HD+ASCT	BM、PB、采集的造血干细胞	N–PCR	Bcl–2、IGH	75 个月复发率：88%MRD$^+$ vs. 8%MRD$^-$
Pott C., Schrader C., Gesk S., et al. Blood 2006	MCL	29	R–HD+TBI+ASCT	BM、PB、采集的造血干细胞	qPCR	IGH	中位 PFS：92 个月 vs. 21 个月（$P < 0.001$）
Geisler C.H., Kolstad A., Laurell A., et al. Blood 2008	MCL	79	RmaxiCHOP/R–HDAraC + ASCT	BM、PB	N–PCR	Bcl–1、IGH	中位 PFS：NR vs. 18 个月（$P < 0.001$）
Andersen N.S., Pedersen L.B., Laurell A., et al. J Clin Oncol. 2009	MCL	78	RmaxiCHOP/R–HDAraC + ASCT+MRD 转阳时抢先应用利妥昔单抗	BM、PB	N–PCR、qPCR	Bcl–1、IGH	在利妥昔单抗抢先治疗后的中位无复发生存时间：43 个月
Pott C., Hoster E., Delfau–Larue M.H., et al. Blood 2010（younger/elderly）	MCL	190	R–CHOP+TBI+ASCT vs. R–CHOP/R–DHAP+ R–HDAraC+TBI+ASCT（青年）；R–CHOP vs. R–FC（老年）	BM、PB、采集的造血干细胞	qPCR	Bcl–1、IGH	24 个月 PFS 率：77%MRD$^-$ vs. 34% MRD$^+$（$P < 0.021$）
Liu H., Johnson J.L., Koval G., et al. Haematologica 2012	MCL	39	R–HD–MTX+maxi–CHOP+ASCT+R 维持	BM、PB	qPCR	Bcl–1、IGH	36 个月 TTP 率：82%MRD$^+$ vs. 48% MRD$^-$（诱导结束时 MRD）
Pott C., Macintyre E., Dalfau Laure MH., et al. Abstr. ASH 2014	MCL	406	R–CHOP+TBI+ASCT vs. R–CHOP/R–DHAP+ R–HDAraC+TBI+ASCT（青年）；R–CHOP vs. R–FC（老年）	PB	qPCR	Bcl–1、IGH	中位 PFS：12 个月；5.8 年 MRD$^-$ vs. 3 年 MRD$^+$；24 个月：NRMRD$^-$ vs. 3.4 年 MRD$^+$；36 个月：NRMRD$^-$ vs. 3.8 年 MRD$^+$（$P < 0.0001$）
Visco C., Chiappella A., Franceschetti S., ICML 2015	MCL	46	R–BAC500	BM、PB	N–PCR	Bcl–1、IGH	MRD 阴性患者中位 PFS：2 年

续表

研究	疾病	患者例数	疗法	所分析的组织	方法	标志物	MRD 的临床影响
Callanan M.，Delfau M.H.，Macintyre E.，et al. ASH 2015	MCL	178	R-DHAP+ R-BEAM+ASCT + R 维持	BM、PB	qPCR	Bcl-1、IGH	36 个月 PFS 率：不用美罗华维持 61.6%MRD$^+$ vs. 83.9MRD$^-$（P=0.01）；美罗华维持 86.2% MRD$^+$ vs.91.8% MRD$^-$（P=0.01）
Kolstad A.，Pedersen LB2，Eskelund C.W.，et al. Biol Blood Marrow Transplant. 2017	MCL	183	RmaxiCHOP+HDAraC+/-Zevalin+ASCT	BM、PB	qPCR、N-PCR	Bcl-1、IGH	中位 PFS：20 个月 MRD$^+$ vs. 142 个月 MRD$^-$ ASCT 后（P=0.0001）
Kaplan L.D.，Maurer M.J.，Stock W.，et al. Abstr ASH 2018	MCL	42	CHOP+MTX+EAR+CBV-ASCT+ 硼替佐米巩固 vs. 维持	BM	PCR	Bcl-1、IGH	8 个月 PFS 率：80%MRD$^-$ vs. 43.2%MRD$^+$（诱导后，P=0.009）
Ferrero，Barbero D.，Lo Schirico M.，et al. Abstr. ASH 2018	MCL	163	3RCHOP+HDC+ASCT+/- 来那度胺维持	BM、PB	N-PCR、qPCR	Bcl-1、IGH	36 个月 PFS 率：25%MRD$^+$ vs. 66%MRD$^-$（ASCT 后，P=0.037）
Klener P.，Fronkova E.，Kalinova M.，et al. Hematol Oncol. 2018	MCL	67	R-CHOP/R-ARAC+R 维持	BM、PB	qPCR	Bcl-1、IGH	MRD 状态不影响 PFS/OS

注：R-HDAraC：利妥昔单抗、高剂量阿糖胞苷；DHAP：地塞米松、高剂量阿糖胞苷、顺铂；MTX：甲氨蝶呤；EAR：依托泊苷、阿糖胞苷、利妥昔单抗；CBV：环磷酰胺、卡莫司汀、依托泊苷；BEAM：卡莫司汀、依托泊苷、阿糖胞苷、马法兰。

3.2　微小残留病变的检测方法

目前已经开发了不同的工具来检测和量化低于传统诊断技术灵敏性阈值的残留淋巴瘤细胞。这些方法在灵敏性、特异性、目标量化的准确性、潜在的技术偏差和不同实验室之间的标准化水平方

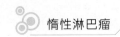

面各不相同。在本章中，我们将讨论目前使用最广泛的方法，即流式细胞术和基于分子的方法，包括 PCR 及最近开发的 NGS。在过去的 10 年中，流式细胞术和基于分子的方法都经历了巨大的发展，它们的功能有了很大的提高。值得注意的是，虽然在 CLL 中，流式细胞术是一种完全成熟的方法，但在惰性淋巴瘤（如 MCL 和 FL）中，大多数临床试验都采用了 RQ-PCR 技术，这是目前在这种情境下最"广泛采用"的方法。然而，比较研究正在进行，随着新型 PCR 工具、下一代流式细胞术和 NGS 在大型多中心试验中的逐步应用，未来 5 年内诊疗范式可能会有所变化。

3.2.1　流式细胞术进行微小残留病变检测

多参数流式细胞术（multiparameter flow cytometry，MFC）是临床常规诊断血液系统恶性肿瘤的成熟方法。免疫表型异常和免疫球蛋白轻链限制的检测是识别恶性 B 细胞群的主要手段。与 PCR 或测序相比，不到一天的检测时间和较少的实验室工作量使其成为检测极具吸引力 MRD 的方法。

MFC 对大约 95% 的 CLL 患者检测 MRD 均适用，因此在临床实践中非常有用。与反义寡核苷酸（antisense oligonucleotide，ASO）引物 RQ-PCR 的比较分析证实了 1E-4 的敏感性及该技术的高度特异性。

敏感的 MRD 流式的临床意义已在 CLL 中得到证实，包括前瞻性随机试验。

此外，已有关于应用流式细胞术评估 CLL 中 MRD 的国际共识论文发表［也在多发性骨髓瘤（multiple myeloma，MM）中有相关共识，但这超出了本章的讨论范围］，目的是对抗体组合和数据解读标准化。

与 CLL 不同，目前在 FL 和 MCL 中尚未建立用于 MRD 量化的 MFC 组合。一个主要障碍是疾病的高度免疫表型异质性，这需要更广泛的标记组合来实现高敏的 MRD 检测。

使用双色流式细胞术分析可以实现 10^{-2} 的灵敏性，然而，这对于高敏的 MRD 检测来说是不够的。MCL 中的四色 MFC 检测可以可靠地检测出外周血或骨髓中的 MCL 细胞，但不超过 8×10^{-4} 的检测限。在 MCL 中，最近的研究显示，单个八色十抗体 MFC 管可对所有患者进行特定的 MRD 评估，灵敏度为 0.01%，然而，即使是八色 MFC 也很少超过这个灵敏度限制。此外，在临床试验中，需要仔细评估基于 MFC 的 MRD 检测与基于 RQ-PCR 的方法之间的可比性需要经过仔细评估，当采用 0.01% 的截断水平时，MFC 仅在 80% 的 RQ-PCR 检测 MRD 阳性的病例中检测到 MRD。而在 FL 中，基于 MFC 的 MRD 检测数据完全缺乏。

因此，需要优化 MFC 策略，发现新的有用抗原可以构建优化的多色抗体组合，并与自动门控策略结合，可显著提高 MFC 的灵敏性和标准化评估。

EuroFlow 联盟目前正在制定仪器设置、抗体的组合和数据解读的标准，以及针对各种血液系统恶性肿瘤的基于 MFC 的 MRD 检测质控程序。这些检测方法必须在未来的临床试验中应用，从而明确它们的适用性和对预后的影响。

3.2.2　基于 PCR 的微小残留病变检测方法

基于 PCR 的 MRD 分析通过扩增一种或多种肿瘤特异性分子标志物来完成（DNA 序列），理想情况下，这些序列在正常细胞中始终不存在，而在肿瘤细胞中始终可检测到。这些序列被用于设计适用于 MRD 检测分析的引物和探针。成熟淋巴瘤中使用的肿瘤标志物属于两个不同的类别，即肿瘤特异性易位和抗原受体重排（图 3-1a ~ 图 3-1c），两者都可用于设计患者特异性引物和探针。如果存在染色体易位，那将是 MRD 检测的极好目标。使用最为广泛的是 FL 中的 t（14；18）和 MCL 中的 t（11；14）易位。t（14；18）起源于 18 号染色体和 14 号染色体之间的毗连位置，涉及免疫球蛋白重链基因和 *Bcl-2* 基因（图 3-1a）。它最常发生在 4 个不同的集群中，包括主要断点区域（major breakpoint region，MBR），在至少 50% 的 FL 患者中均有发现，以及 3 个不太常见的区域，即次要集群区域（minor cluster region，MCR），除此之外，还有 2 个是最近确定的集群，定义为 3′MBR 和 5′MCR。总体而言，70% ~ 85% 的患者可以从宏观可见的浸润样本中获得源自 t（14；18）的分子标志。涉及 *Bcl-1* 基因座和 *IgH* 基因的 t（11；14）易位是 MCL 的相关性易位（图 3-1b）。只有在主要易位簇（major translocation cluster，MTC）上的断点聚类才能被常规扩增，以用于 MRD 检测（图 3-1b）。这些是少数 t（11；14）阳性病例，约占所有 MCL 患者的 30%。*IgH* 重排理论上是成熟 B 细胞肿瘤中 MRD 检测的通用标志（图 3-1c）。然而，一方面，在没有体细胞超突变或具有适度体细胞超突变负荷的情况下，该靶标的扩增和测序相对简单，如在 MCL 中就是这种情况；另一方面，在体细胞超突变肿瘤中扩增失败很常见，如 FL。因此，IGHV 测序可用于 80% ~ 90% 的 MCL 患者，但仅在大约 50% 的 FL 患者中可实现。此外，与重排稳定的 MCL 相比，FL 中持续存在的体细胞超突变可能会引起人们对该肿瘤中 IGHV MRD 预测价值的担忧。由于这个原因及 *IgH* 重排较低的实用性，t（14；18）是 FL 中的首选扩增目标，而 MCL 中最常用的 MRD 靶标则是 *IgH* 重排（图 3-1a、图 3-1c）。

第一个基于 PCR 检测 MRD 的方法是基于定性末端扩增的方法，特别是巢式 PCR。在淋巴肿瘤 MRD 检测中，主要技术进步之一是 RQ-PCR 的开发和标准化，RQ-PCR 稳健、准确且可重复，并显著降低了污染风险。RQ-PCR 的价值随着多实验室标准化的发展而进一步提高，这使得不同 MRD 实验室之间的可重复性达到了非常高的水平。这项工作最初是在 EuroMRD 联盟为急性淋巴细胞白血病患者进行的。在过去 10 年中，EuroMRD 的标准化进程也逐渐应用于 MCL 和 FL。目前，一些多中心试验在不同实验室进行 MRD 检测，所有实验室都在 FL 和 MCL 中使用相同的标准化 MRD 工具进行分析。

虽然 RQ-PCR 具有优点，但也存在一些局限性。它不是一个绝对量化的工具，因为它依赖于具有已知目标 DNA 量的样品标准曲线。一些样本无法完全量化，被定义为"阳性不可量化"（positive not quantifiable，PNQ）。此外，它们对 PCR 抑制剂很敏感，这可能会影响扩增动力学和目标定量。新推出的 ddPCR 测定克服了其中一些限制。ddPCR 是一种基于泊松统计的绝对定量方法，由于它是基于末端扩增的，因此对 PCR 抑制剂的敏感性较低。ddPCR 敏感性水平与 qPCR 相当，并且可能通过 RQ-PCR 量化大部分被归类为 PNQ 的病例。尽管从技术角度来看这一方法非常有前景，但在 FL 和 MCL 的大型多中心试验中，仍需要证明 ddPCR 与 RQ-PCR 一样具有预测性。

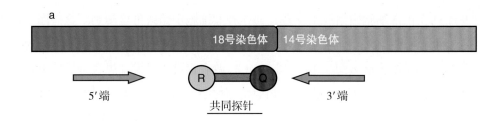

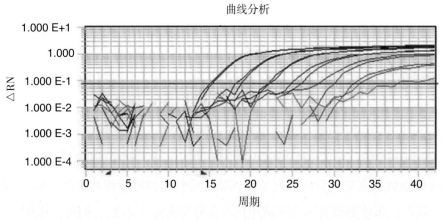

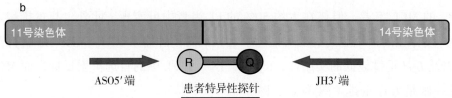

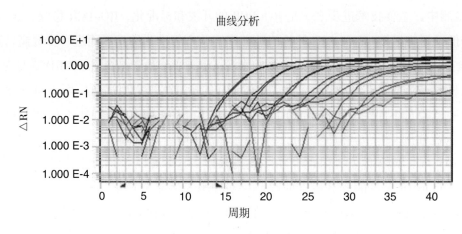

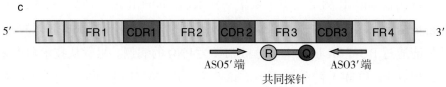

a.*Bcl-2/IgH* 易位；b.*Bcl-1/IgH* 易位；c.*IgH* 重排（此重排验证试验的 NB 在反义寡核苷酸引物选择和定位方面可能会有所不同，即 5′或 3′，或两者兼有）。L：前导区；FR：框架区；CDR：互补决定区。

图 3-1　通过 RQ-PCR 检测 MRD 的示意

3.2.3 二代测序进行微小残留病变检测

免疫球蛋白或 T 细胞受体基因重排的高通量测序（high-throughput sequencing，HTS）已成功用于量化恶性淋巴瘤中的 MRD。我们的研究小组对 NGS 在克服 ASO-RQ-PCR 的一些限制方面的潜力进行了比较分析，结果表明这两种方法具有相当的灵敏性，并进一步提高了灵敏性和特异性。

该方法的第一步是多重 PCR，用于扩增 IG 或 TCR 基因的 V–D–J 重排；第二步是第二轮 PCR，采用带有条形码引物，用于文库制备和随后的高通量测序；随后，关键步骤是正确识别肿瘤特异性 IG/TCR 重排的索引序列。与 RQ-PCR 相比，这种方法避免了患者特异性测试的实验室设计和检测，通过将相同的多重方法应用于后续样本，可以重新识别索引序列，实现 MRD 量化。然而，这需要成熟的生物信息学方法来处理。

在大多数已发表的研究中，用于识别索引克隆的截断值是所有序列的 5%。这在使用骨髓或外周血标本进行 MRD 检测的患者中可能相当困难，因为这取决于淋巴瘤对外周血或骨髓的浸润程度，外周血或骨髓中不相关的 B 细胞和 T 细胞克隆占据了扩增序列相当大的背景。

基于扩增子测序策略的另一个问题是引物结合位点的体细胞突变阻碍了正确的引物结合，这在成熟 B 细胞恶性肿瘤中尤为重要，其中克隆性 IG 识别序列可能具有相当高的体细胞超突变率（例如，多发性骨髓瘤或 FL、弥漫大 B 细胞淋巴瘤）。这在 Martinez-Lopez 及其同事的一系列多发性骨髓瘤患者中得到证实，其中 NGS 仅在 63% 已诊断的骨髓样本中鉴定出克隆 *IGH* 基因重排，这很可能是由于 *IGH* 基因位点的体细胞突变导致引物结合位点的错配。在这种情况下，增加 IGK 和 IGH DH–JH 作为索引标记可将总体识别率提高到 93%。此外，IG 基因座的持续体细胞超突变可能导致 IGH 克隆异质性，从而导致扩增效率降低，以及假阴性 / 低 MRD 的结果。

最近的研究中尚未充分解决的另一个问题是正确的 MRD 量化，特别是在多克隆背景 B 细胞数量较少的情况下。通过计算索引序列的数量，并将它们除以测序扩增子的总数进行 MRD 量化容易出错，因为 *IG/TCR* 多重 PCR 仅扩增重排的 *IG/TCR* 基因，也就是说，在胚系构型中具有相应基因的细胞没有被靶向检测，这可能会导致错误的结果，特别是在多克隆背景 B 细胞数量较少的情况下，因为 *IGH* 重排 B 细胞的优先测序可能会导致对 MRD 的严重高估。因此，每个测序反应中必须包含标准化的内部控制，以实现正确的 MRD 量化。目前提出了不同的方法，比如包含已知 *IGH* 基因重排的不同质粒，或针对每个样本通过有限稀释来合成控制模板，并计算出每个测序的稀释合成模板的平均读取数。

为了解决上述所有问题，EuroClonality-NGS 联盟在 ESHLO 的倡导下成立，其主要目标是开发、标准化和验证 IG/TCR NGS 检测的整个工作流程，包括：a. 克隆性评估；b.MRD 检测；c.*IG/TCR* 基因库分析。该联盟的一个重要组成部分是开发生物信息学平台，用于标准化输入处理、数据选择和过滤、序列免疫遗传学注释，以及比较、计算和可视化。该联盟最近发布了一条生物信息学管线（ARReST/Interrogate 管线），并被高通量测序用于标准化 MRD 的评估。

与其他所有 MRD 的检测方法一样，高通量测序的灵敏性取决于分析细胞的数量和相应的 DNA 量。因此，10^{-6} 的灵敏度需要每个反应的 DNA 量适当（例如，$10\mu g$ DNA 对应 150 万个细胞当量）。这十

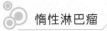

分具有挑战性，并且需要对多个重复样本进行测序，因为每个反应的 DNA 量 > 1μg 会妨碍正确的 PCR 扩增。

验证方法学、标准化应用、定期质量控制和用于结果解释的指南是 MRD 指导治疗淋巴恶性肿瘤的先决条件。虽然多年来 Euro-MRD 联盟已经建立了基于 RQ-PCR 的 MRD 检测标准，但基于 NGS 的 MRD 量化仍缺乏标准。因此，除非随机试验的数据显示其与标准方法具有可比性，否则目前不应将 NGS 应用于临床决策。

任何 MRD 评估最重要的方面都是快速、可靠和可重复的检测方法，该检测方法需要足够灵敏，可以在临床复发之前检测到疾病。高通量测序在这方面有很大的希望。

3.3 滤泡性淋巴瘤和其他惰性淋巴瘤中的微小残留病变检测

在本综述讨论的不同疾病类型中，FL 是第一个应用 MRD 的 NHL 类型，FL 与 MCL 是 NHL 亚型中 MRD 检测最常用且预测价值最明确的（表 3-1）。Dana-Farber 癌症研究所使用非标准化定性方法的最新经验可以追溯到 20 世纪 90 年代，结果表明，在自体移植环境中，骨髓输注时和移植后的 MRD 状态对 FL 的自然病程有着长期的影响。从那时开始，几项使用类似或更准确方法（如 RQ-PCR）的研究证实了 FL 中 MRD 检测的主要预测价值（表 3-1）。当采用多变量分析时，缺乏分子缓解（molecularremission，MR）成为一个独立的预测因子（表 3-1）。尽管少数研究未能证明基于 PCR 的 MRD 检测的预测价值，但在几乎所有这些研究中，由于患者样本数量较少、组织来源异质性强，或存在关键的技术和解释偏差，这些因素解释了为什么没有观察到 MRD 对结果的影响。

从方法论的角度来说，早期大多数的经验都是基于非标准化的定性方法。然而，自 2012 年以来，大多数高质量的研究都使用了基于标准化 RQ-PCR 的分析。当这两种方法均被应用时，RQ-PCR 通常在 FL 和 MCL 的结果预测方面有更好的表现。在组织来源方面，不同的研究分析了外周血和骨髓组织。与外周血相比，在诊断和缓解阶段，FL 中骨髓的浸润程度更高，然而，两种组织的 MRD 都被证明可以预测临床结局。

迄今为止积累的经验使我们有如下几个相关的思考。

（1）在利妥昔单抗之前的时代，基于自体干细胞移植（autologous stemcell transplantations，ASCT）的疗法可让大部分 FL 患者（高达 70%）达到分子缓解，这与 MCL 患者几乎持续缺乏分子反应形成了鲜明对比。另外，在少数患者中，常规化疗也可实现这一目标，MRD 检测仅在诊断时使用。

（2）利妥昔单抗显著增加了 FL 患者达到 MR 的比例。现代化学免疫疗法达到的 MR 率与在前利妥昔单抗时代使用 ASCT 观察到的 MR 率相似（50% ~ 80%，取决于不同的研究和方案）。

（3）即使在引入利妥昔单抗之后，与常规化疗相比，基于 ASCT 的疗法也能诱导更多的 MR

（在比较两种治疗的Ⅲ期研究中，MR 率分别为 70% ~ 80% *vs.* 0.50% ~ 60%）。然而，对于那些已达到 MR 的患者，无论接受何种治疗，临床结局都是相似的。

（4）常规化疗后未达到 MR 的患者无论是否进行移植，在维持巩固治疗后均有可能达到 PCR 阴性。

（5）使用更有效的单克隆抗体，如奥妥珠单抗，可确保实现更高的 MR 率。有趣的是，当与 CVP 等强度较低的方案相结合时，奥妥珠单抗的这种益处尤其突出，这表明，就达到 MR 而言，更有效的抗体可能会补偿强度较低的化疗。

（6）尽管 MRD 具有预测价值，但首个 MRD 指导下的临床试验结果是阴性的，这项研究旨在探索 MRD 阴性和 PET 阴性的患者是否可以跳过利妥昔单抗维持治疗。这表明即使在最大限度消灭恶性细胞的前提下，利妥昔单抗维持治疗仍然是有益的，但这并不意味着在其他情况下，基于 MRD 决定治疗强度是不成功的。这一结果表明，基于 MRD 的最佳治疗调整可能需要考虑多个时间点，以检测 MRD 是否再次出现，而不是依赖于单个时间点分析。

如前所述，大量真正关于惰性 NHL 亚型的 MRD 数据是在 FL 中获得的。最近，MRD 检测也被应用于一些不太常见的亚型。淋巴浆细胞性淋巴瘤（或瓦尔登斯特伦巨球蛋白血症）是较少见的亚型，其中 > 90% 的病例具有 *MYD88*-L265P 点突变。该突变已被用于开发通过 ddPCR 检测 MRD 的方法，其灵敏性和特异性均适用于 MRD 检测。此外，在苯达莫司汀和利妥昔单抗治疗后的脾边缘区淋巴瘤中，基于 IGHV 重排的 MRD 检测及达到分子缓解的适用性已得到证实。这些发现使得 MRD 应用前景充满希望，但其对临床结局的影响仍有待证明。

3.4 套细胞淋巴瘤中的微小残留病变检测

在 MCL 中，只有在联合免疫化疗诱导高临床缓解率和进行 ASCT 强化治疗方案的时代，才能记录 MRD 反应与临床的相关性。

与 FL 相比，评估 MRD 对 MCL 临床影响的临床试验数量要少得多（表 3-2）。即使在那些达到临床缓解的患者中，CHOP 样化学疗法在不联用利妥昔单抗的情况下，也不会诱导 MCL 患者的肿瘤负荷降低，这表明 CHOP 单一疗法不是 MCL 的最佳治疗方法。

第一个随机临床试验结果是在欧洲年轻和老年患者 MCL 试验中获得的，年轻患者采用免疫 – 化疗联合或不联合 ASCT 方案，不适合移植的患者采用抗 CD20 维持。该研究首次表明，在 R-CHOP 治疗后，MRD 的相关缓解率可以达到 40%。

治疗对 MCL 肿瘤负荷的影响可以通过诱导治疗中每个疗程后的 MRD 反应直接来衡量。在欧洲的 MCL 研究中，对 MRD 反应的系统分析已成功证明了这一点，其中包括前瞻性 MRD 监测研究。

关于 MCL 中 MRD 监测的影响可总结如下。

（1）在欧洲年轻患者的 MCL 研究中，采用 R-CHOP/R-DHAP 组联合高剂量阿糖胞苷强化诱导治疗方案，结果表明与采用 R-CHOP 相比，MRD 的缓解率增加了 66%，其中 39% 在中期诱导治疗

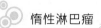

过程中就已发生，这为年轻和适合的患者制定了新标准。兆欧 MCL3 研究为欧洲年轻患者的 MCL 研究提供了确证结果。

（2）大剂量化疗（high-dose chemotherapy，HDC）和随后的 ASCT 提高了 MCL 的临床缓解率和长期生存率，目前是年轻 MCL 患者的标准治疗。ASCT 对分子学缓解仍有影响，欧洲的 MCL 研究可以揭示这一结果。ASCT 将在 R-CHOP 治疗后，外周血中的分子缓解率从 47% 提高到 68%，骨髓中的分子缓解率从 26% 提高到 59%。在 R-CHOP/R-DHAP 治疗之后，影响主要发生在骨髓中，MRD 阴性率从移植前的 61% 增加到移植后的 79%。

（3）ASCT 后的 MRD 状态对无进展生存期（progression free survival，PFS）具有很强的预后意义，4 年 PFS 率约为 38%（中位 PFS 约为 3 年），在调整 MCL 国际预后指数（MCL international prognostic index，MIPI）、Ki-67 指数、ASCT 前 CT 状态和 ASCT 前 PET 状态等参数后这一结果也有意义。LYSA 的 LYMA 研究和意大利 MCL0208 研究针对类似的肿瘤人群也报道了类似的结果。在这项研究中，一些 ASCT 前时间点和所有 ASCT 后时间点的 MRD 检测结果，对临床结局都具有高度预测性。

（4）由 ASCT 前的 MRD 状态可以衡量 ASCT 前诱导治疗的效果对预后的影响。对临床缓解患者进行长期随访监测 MRD 状态具有重要的临床意义，因为欧洲 MCL 网络的数据表明，临床缓解患者中 MRD 的再次出现与临床复发有关。

（5）对于长期疾病控制来说，实现并维持 MRD 缓解是其先决条件。欧洲 MCL 研究的结果证明了这一点，其中老年患者在 ASCT 维持后第一年的 MRD 状态强烈预示随后的 PFS。

总体而言，有充分证据表明，在接受目前推荐的标准治疗后，若 MRD 阳性或 MRD 再次出现，强烈预示着 1～2 年内将发生临床复发，而持续分子学缓解的 MCL 患者临床结局更好。这一研究结果引出了根据 MRD 反应进行后续治疗的概念，并且可能包括使用新型药物进行抢先治疗的方法。

3.5 慢性淋巴细胞白血病中的微小残留病变检测

在 CLL 中，流式细胞术是 MRD 检测的标准方法。CLL 中的 MRD 阴性定义为每 10 000 个白细胞可检测到的 CLL 细胞少于 1 个（0.01%）。在 CLL 中检测 MRD 最简单的方法包括 CD19/CD5 共表达分析、通过流式细胞术评估轻链限制，以及克隆 IGHV 重排的共有引物 PCR 分析。然而，这些方法在多克隆 B 细胞中达不到 < 1% 的灵敏度，因此不适合进行敏感 MRD 的监测。

目前已有报道，主要基于 CD5、CD20 和 CD79b 表达的四色流式细胞术方法，都显示出比基于 CD19/CD5 和 κ/λ 组合的流式细胞术方法高 10 倍的灵敏度。高灵敏度定量 PCR 方法也有应用，其针对 IGHV 重排，即克隆性 CLL 细胞的标志。等位基因特异性定量 PCR（ASO-RQ-PCR）已被认为是目前检测残留病变最灵敏的方法，灵敏度达到 0.001%。当 CLL 细胞超过白细胞的 0.01% 时，ASO-RQ-PCR 可以准确计数 CLL 细胞，但只能提供低于此水平的定性结果。

与 RQ-PCR 相比，基于 NGS 的方法也实现了可重复的高灵敏度，该方法可量化的关键阈值小于 0.01%。然而，目前尚不清楚 CLL 的预后预测是否需要高于 0.01% 的灵敏度。

与 ASO-RQ-PCR 相比，流式细胞术的主要优势在于所有患者使用相同的标记，并且使用标准标记可实时快速生成所有结果。

在大多数评估 MRD 反应对临床结果影响的临床研究中，四色流式细胞术已被广泛使用，并将 0.01% 的临界值定义为具有临床相关性。

外周血和骨髓中的疾病水平之间存在良好的相关性，并且这两个部位都可用于评估 MRD，但若治疗方案中包括利妥昔单抗或阿仑单抗则除外。在有效抗体治疗的情况下，骨髓对 MRD 评估来说可能更加准确。治疗性抗体优先清除外周血中的淋巴瘤细胞，因此，治疗期间的外周血评估可能会低估残余肿瘤负荷，但仍可提供预后信息。

MRD 完全缓解（CR）通常与 PFS 改善相关。在大多数研究中，这种改善非常显著，并且也可改善总体生存率。MRD 的临床相关性在 CLL 中得到了很好的证实，并且是临床结局的重要预测因子。新的治疗策略，比如使用 *Bcl-2* 或 B 细胞受体信号抑制剂的无化疗方案，旨在采用更个性化的方法，并根据骨髓中的 MRD 反应指导治疗持续时间，在保证效率的前提下降低毒性。标准化 MRD 检测可能引起目前治疗范式的变化。现今的治疗模式中，目前正在探索通过个体化治疗，至少在具有早期和深度 MRD 缓解及良好预后因素的患者亚组中根除 CLL 的可能性。

3.6　整合微小残留病变和影像学工具

通过 18F- 氟代脱氧葡萄糖（18F-fluorode-oxyglucose，18F-FDG）PET-CT 测量的代谢反应评估大大改善了疗效评估。FL 中非常可信的数据表明，18F-FDG PET-CT 已成为评估治疗成功或失败的替代指标。最近，有研究报道 PET 是需要治疗的 FL 患者预后的可靠预测指标，预计将进行前瞻性试验来研究 PET 指导的治疗在该疾病中的作用。

因此，我们有理由猜测，结合 PET 和 MRD 反应是否可以确定对治疗有反应的患者中的预后亚组。这些患者可能在 PET 和 MRD 均完全缓解的情况下达到功能性治愈，或 PET 和（或）MRD 持续阳性的情况下，根据治疗反应选择下一步治疗，包括治疗升级和降级。

Gallium 研究中对未经治疗的原发性 FL 进行的亚组分析数据表明，将这两种方法结合起来可改善疗效评估的预后价值。在诱导治疗结束时达到完全代谢缓解（complete metabolic response，CMR）或 MRD 预示着 PFS 和 OS 延长。在免疫化疗诱导治疗结束时，对 298 名患者的 PET 和 MRD 反应进行了联合分析。在 298 名可评估患者中，266 名（89%）获得了 CMR，275 名（92%）获得了 MRD 缓解。CMR 的 266 名患者中，250 名（94%）同时为 MRD 阴性。可评估组的中位随访时间为 44 个月。在 CMR 和 MRD 均呈阴性的患者中，2.5 年 PFS 率（从诱导治疗结束开始）为 85%（95%CI：80 ~ 89），而 CMR 和 MRD 阳性的患者中为 69%（95%CI：40 ~ 86）。与同时实现两者的患者相比，仅实现 CMR 或 MRD 阴性的患者疾病进展或死亡风险更高（> 2.1 倍）。

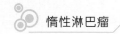

这表明对于根据治疗反应决定的治疗策略来说，两种反应评估方法都是必需的。

然而，如果 MRD 反应被理解为治疗效果的替代参数并且与临床结局相关，那么降低治疗强度可能对根据疗效来调整治疗的策略来说不是一个正确概念。这得到了 Fondazione Italiana Linfomi 对 FOLL12 研究中期分析结果的支持。该研究在Ⅲ期随机临床试验中根据治疗反应来指导维持治疗的策略，其由一个标准维持组和一个实验治疗组构成，其中 PET 和 MRD 均为阴性的患者不接受利妥昔单抗维持治疗，而 PET/MRD 阳性患者接受放射免疫治疗和标准利妥昔单抗维持治疗的强化治疗。实验治疗组的 3 年 PFS 明显更差，为 69 个月，而标准维持组为 84 个月。我们需要更多的研究来挑战目前 FL 的维持治疗概念。

3.7 未来展望

MRD 诊断学在衡量临床试验中的治疗效率和评估成熟 B 细胞恶性肿瘤的预后方面变得越来越重要。

这同时也包括对新治疗方式的评估，MRD 检测可以证明新治疗方法的有效性，也可以用作临床试验中的替代终点。

因此，标准化的 MRD 诊断学应当可用于评估个体患者的治疗反应、个性化医疗和准确的风险分层。

目前，MRD 检测方法的一个主要缺点是，由于技术原因，它们仅可在一小部分患者中使用。NGS 可能会弥补这一差距，并可能增加临床试验中具有敏感 MRD 标志物的患者数量。然而，目前缺乏将 NGS 作为所有主要 B 细胞恶性肿瘤临床终点的验证。

此外，必须为多中心应用建立标准化的技术流程，包括敏感性的定义、不同风险分层的 MRD 截断水平、实际应用条件及结果报告。

这需要国际间的共同努力，将当前使用的方法及常规质量控制与之进行比较，而这对于体外诊断是非常必要的。

鉴于目前有大量新的治疗选择，在临床试验中作为一个早期可获得的参数及研究终点，MRD 的评估意义重大。此外，MRD 和代谢反应将是风险分层和个体化治疗的最佳工具。

（译者 王赫男）

参考文献

第 4 章

PET 影像

Stefano Luminari 和 Judith Trotman

4.1　简介

18F-FDG PET 是一种功能成像技术，与 CT 相结合，可为淋巴瘤的分期和再分期增加有用的细节。总体而言，与传统 CT 扫描相比，FDG-PET-CT 已被证明可以提高分期的准确性，并且自 2014 年以来已被推荐为所有 FDG 代谢亲和的淋巴瘤的标准成像方式。大多数 PET 数据来自霍奇金淋巴瘤和侵袭性非霍奇金淋巴瘤，据此定义完全代谢缓解，以验证在不同时间点实现 CMR 的预后作用。此外，这些数据还为评估根据治疗反应决定的治疗策略提供平台，而这些主要用于霍奇金淋巴瘤。惰性淋巴瘤多年来一直被排除在 PET 研究之外，这主要是由于其异质性强、FDG 亲和力普遍降低，以及临床上针对 PET 在"无法治愈"的淋巴瘤类型中的作用存在矛盾心理。最近，在 PET 技术改进的帮助下，积累的证据有利于使用 PET 对低级别淋巴瘤进行分期和反应评估，并且 FL 的数据尤其可靠。除通常基于识别淋巴结内或结外部位的局灶性摄取 FDG 升高的 PET 视觉评估外，功能成像还可以量化 FDG 摄取的程度。最常用的定量参数是标准摄取值（standard uptake values，SUV），即图像衍生的放射性浓度与注射放射性的全身浓度之比。SUV 和 SUV 衍生参数（SUVmax、SUVmean、SUVpeak 等）提供了更多详细信息，以更好地表征播散性淋巴瘤受累部位（骨髓、脾脏、结外部位）。

惰性淋巴瘤是利用 PET 进行分期的独特疾病模型。低级别淋巴瘤的特点是患者体内肿瘤异质性高，主要表现在器官受累的异质性（淋巴结、结外、骨髓），而在肿瘤生物学方面，主要表现为克隆机制的异质性和导致肿瘤扩散及侵袭性行为的微环境异质性。本章概述了使用 PET 对惰性淋巴瘤进行分期和再分期的主要研究。大多数数据是在 FL（最常见的亚型）中获得的，与其他惰性亚型相比，FL 通常显示出最高的 FDG 亲和力。在其他惰性亚型，包括小淋巴细胞淋巴瘤、边缘区淋巴瘤和淋巴浆细胞性淋巴瘤中应用 PET 的数据仍然有限，这主要是由于其典型的白血病样表现和这些疾病的低增殖指数。

4.2　PET 在分期中的作用

2014 年，临床中应用 PET 对淋巴瘤进行基线分期成为标准的诊疗方法。与增强 CT（Ce/CT）相比，使用 PET/CT 获得的分期更准确，这主要是因为 PET 在检测结外和结节疾病方面的检出率更高，具有更高的灵敏性。在意大利 FOLL05 临床研究的一个前瞻性纳入 142 名 FL 患者的大型队列中，相比于 CT，PET 在 32% 的患者中可发现更多的淋巴结受累区域，在 47% 的患者中可发现更多的结外受累部位。同样，在 PRIMA 研究中对可用 PET-CT 数据的集中统计表明，52.5%（31/59）的患者有结外受累。最常发现的新结外受累部位是骨 / 骨髓、脾脏、皮肤和胃肠道。

由于 PET 的敏感性更高，很大一部分患者完善 PET 后会有疾病的升期，总体范围为

18% ~ 31%。在 FOLL05 研究中，62% 由 CT 定义的早期患者（Ⅰ期和Ⅱ期）在 PET 成像中被升期。PET 在播散性疾病患者分期中的实际影响通过对骨髓的组织学评估而降低，骨髓活检经常发现阳性（40% ~ 70% 的病例）。PET 在识别少数只有局灶性疾病的患者中具有特殊的临床意义，这些患者在骨髓活检中也没有发现疾病证据。这一概念主要适用于 FL 患者，与历史数据相比，已发表的数据证实只有局灶性疾病的患者接受放射治疗（radiationtherapy，RT；简称放疗）后生存率提高，但这一概念也可能与其他惰性亚型患者（如边缘区淋巴瘤）相关，这些患者有资格接受潜在治愈性局部放疗。淋巴结评估的更高灵敏性也可以修改 FL 国际预后指数（follicular lymphoma international prognostic index，FLIPI）评分，尽管目前没有基于 CT 的 FLIPI 与基于 PET 的 FLIPI 评分之间的患者临床结果对比研究。

在对惰性淋巴瘤进行分期时，用 FDG-PET 评估骨髓受累情况是有争议的。尽管最初报道表明 PET/CT 检测骨髓受累的敏感性较低，但骨髓是 FL 基线 PET 分期中最常检测到的结外受累部位。在一项研究的 45 名 FL 患者队列中比较了骨髓活检和 PET 的初始分期，PET 检测到 13 例（29%）患者骨髓受累：5 例为弥漫性 FDG 摄取，8 例为局灶性 FDG 摄取。骨髓活检在所有弥漫性 FDG 摄取的患者中呈阳性，而 8 名局灶性 FDG 摄取患者中只有 3 名患者呈阳性。在另一项对 64 名 FL 患者的回顾性研究中，24 名骨髓受累患者中有 13 名（54%）的 FDG 摄取模式提示骨髓受累，9 人存在弥漫性 FDG 摄取增高（均为骨髓活检阳性），4 人存在局灶性 FDG 摄取增高（均为骨髓活检阴性）。总体而言，FDG-PET 检测骨髓受累的灵敏度为 54%。在这项研究中，可以在假阴性 PET 扫描的患者中观察到某种程度的弥漫性 FDG 摄取，这表明应用更敏感的阈值来检测骨髓中弥漫性异常的 FDG 摄取可能更好地预测骨髓活检证实的骨髓受累。Perry 等已经对此进行了研究，在一项对 68 名 FL 患者的回顾性研究中，16 名患者（23.5%）的 PET 评估与骨髓受累一致；13 名患者的骨髓活检呈阳性：8 名局灶性患者和 8 名弥漫性 FDG 摄取患者中的 5 名骨髓活检呈阳性。另外，在骨髓活检呈阴性的 17 名患者（32.7%）中观察到弥漫性"非特异性"FDG 摄取。使用 SUV 对 PET 进行定量评估，SUV_{mean} 值 < 1.7 或 > 2.7 时，能够区分骨髓无受累的患者和具有"真实"骨髓受累的患者，在这两种情况下均显示 100% 的敏感度和特异度。在 SUV_{mean} 值为 1.7 ~ 2.7 的 20 次扫描中，只有 5 名患者的骨髓受累经活检证实。

值得特别关注的是，在惰性淋巴瘤的基线分期中采用功能成像可早期检测转化为大 B 细胞淋巴瘤的潜力。目前已有一些尝试将组织学 FL 分级和 FL 转化与 PET/CT 中 FDG 摄取的强度相关联。SUV 与组织学分级的相关性尚未有确切的结论，而最近提出 SUV 与增殖指数相关。在 Schoder 等的一项回顾性单中心研究中，比较了 28 名惰性淋巴瘤患者和 63 名侵袭性淋巴瘤患者的 FDG 摄取情况，81% 的惰性淋巴瘤患者的 SUV 值 < 10，而大多数 SUV 值 > 13 的患者患有侵袭性淋巴瘤。另外，低 FDG 摄取并不总提示惰性疾病，在 63 名有侵袭性疾病的患者中，22 名患者（35%）的病灶 SUV 值 < 13；8 名淋巴瘤转化的患者，SUV 值范围在 4.8 ~ 29.8；8 名患者中有 3 名患者的 SUV 值 < 10。根据类似的研究结果，建议把 SUV 值在 13 ~ 14 作为临界值，以识别低级别组织学时在灵敏性和特异性之间实现最佳平衡。据报道，较高的 SUV 值（17 ~ 21）可实现更高的特异性。所有这些早期研究病例数均较少，在初治 FL 的患者中，还没有关于 SUV_{max} 与经活检证实的组织学转化之间关联的前瞻性研究。除考虑 SUV 绝对值之外，$SUV_{gradient}$ 被定义为患者体内具有最高和最

低 SUV_{max} 值部位之间的差异。在一项研究中，转化的淋巴瘤的 $SUV_{gradient}$ 在 10 ~ 15，比非转化病例高 2.6 ~ 4.8。相反，来自 GALLIUM 研究中进行的 522 次基线 PET 扫描数据表明，基线 SUV_{max} 或 $SUV_{gradient}$ 在预测组织学转化方面没有相关性，在 5 年的随访中，组织学转化仅发生在 2.5% 的患者中。组织学转化患者的中位（范围）基线 SUV_{max} 为 12.4（8.14，27.95），而无组织学转化患者为 11.8（3.05，64.43）。中位（范围）基线 $SUV_{gradient}$ 定义为最多和最少的 FDG 亲和淋巴瘤部位 SUV_{max} 之间的差异，分别为 6.6（1.08，23.91）和 7.14（0，59.81）。总之，虽然 PET 可能有助于增加对惰性淋巴瘤向侵袭性淋巴瘤转化的怀疑，但功能成像不能被视为转化的唯一替代指标。转化的诊断需要组织学确认，并且在缺乏提示转化临床特征的情况下，须仔细考虑由 PET 带来的经济学成本、不便和重复活检的风险。

两项大型前瞻性研究也研究了从基线 PET/CT 获得定量参数的预后价值。数据表明，高 SUV 值与较差的预后无关，一项研究表明 SUV_{max} < 9.4 的患者 5 年 PFS 较差。

从 FDG 亲和力的半定量指标（如 SUV_{max}）开始，专用软件已经能够量化代谢活跃的肿瘤体积（metabolically active tumor volume，MTV）。根据基线 FDG-PET 扫描计算，后者被证明是霍奇金淋巴瘤、弥漫大 B 细胞淋巴瘤、原发性纵隔大 B 细胞淋巴瘤和外周 T 细胞淋巴瘤治疗结果的强预测因子。在 Meignan 等的最近一项研究中，基线总的代谢活跃肿瘤体积（TMTV）作为一个二分变量，是主要接受 R-CHOP 免疫化疗的高肿瘤负荷 FL 患者中，治疗前预测临床结局的最强预测因子。29% 的 TMTV > 510 cm^3 患者的 5 年 PFS 较差，中位 PFS < 3 年，死亡风险增加。相反，其余 71% 的患者代谢体积低于该临界值，预示中位 PFS > 6 年。重要的是，TMTV 是开始治疗后最初 1 ~ 2 年内早期进展的有力预测因子。与最初的 FLIPI 不同，在本研究中 FLIPI2 也是 PFS 的独立预测因子，并且 TMTV > 510 cm^3 与中高风险 FLIPI2 结合，根据这两个不利因素中的任何一个存在与否，将人群分为 3 个风险类别。14% 的患者同时具有高 TMTV 和中高危 FLIPI2，其两年的 PFS 非常差，仅为 46%，总生存率为 86%。相反，来自 GALLIUM 研究的未发表数据表明，基线 PET 指标（TMTV、总病灶糖酵解或 SUV_{max}）对需要治疗的高肿瘤负荷 FL 患者的 PFS 或 OS 没有预后影响。在这项研究中，所有患者都接受了抗体维持治疗，大多数患者接受了苯达莫司汀治疗。这提出了基线 PET 指标的回顾性研究在现代免疫化疗时代的适用性问题。

总之，PET 是目前公认的惰性淋巴瘤分期的成像方式，与标准 CT 相比，其检测疾病的敏感性更高。由于很大一部分处于早期阶段的患者因 PET 被"升级"，因此在 PET 分期后，局灶疾病患者的局部放疗结果和治愈潜力可能高于在 PET 分期前的早期患者结果。对于需要治疗的晚期 FL 患者，虽然 SUV_{max} 非常高者可以考虑重新活检，但没有可靠的前瞻性数据支持这一点。在没有其他临床指标的情况下，活检证实的惰性淋巴瘤患者的新发组织学转化率很低。此外，虽然直觉上认为 SUV_{max} 和 TMTV 较高的患者预后较差，但前瞻性数据并不支持这一点。惰性淋巴瘤，特别是 FL 中的 FDG 摄取可能与微环境细胞（包括 T 细胞）及 B 细胞成分相关。目前迫切需要在该领域进行进一步的前瞻性研究。

4.3 PET 疗效评估

4.3.1 中期 PET

关于治疗中期 PET 对惰性淋巴瘤的预后预测能力的数据很少，唯一的论文是 LYSA PET Folliculaire 研究中 R-CHOP 4 个周期后的 PET。4 个周期后 PET 阴性患者的两年 PFS 率预计为 86%，而 PET 阳性患者为 61%（$P < 0.0046$），治疗结束时 PET 阴性患者的两年 PFS 率预计为 87%，而 PET 阳性患者为 51%（$P < 0.001$，图 4-2）。重要的是，虽然根据最终 PET 结果两年 OS 也存在显著差异，但 4 个周期后的 PET 状态对 OS 没有显著影响。

与在其他淋巴瘤亚型中的评估方法不一样的是，在 FL 患者中未进行过 4 个周期治疗前的 PET 评估，该数据不支持在 FL 的常规治疗中使用中期 PET 评估。此外，必须注意的是，对 FL（中位 OS 接近 20 年）进行中期 PET 的临床必要性不如侵袭性淋巴瘤大。

4.3.2 诱导治疗结束评估

数十年来，基于 CT 的评估及对多达 6 个目标病灶直径之和的烦琐测量一直是 FL 反应评估的基石。然而，大约 95% 的患者对利妥昔单抗化疗有反应。1999 年国际工作组标准（international working group criteria，IWC）对增强 CT 的反应评估的鉴别能力较差，使大多数缓解患者（未经证实的 CR 或 PR）只有在密切的临床随访下才能确定早期复发性患者。

PET 缓解

在前瞻性 PRIMA 研究中进行的诱导结束（end-of-induction，EOI）时，PET 扫描的初步假设生成的回顾性分析表明，在诱导免疫化疗结束时进行的 122 次 PET-CT 扫描中，32 次（26%）为阳性。PET 持续阳性的患者在 42 个月时的 PFS 率显著降低，为 32.9%（95%CI：17.2 ~ 49.5，$P < 0.0001$），而 PET 阴性患者的 PFS 率为 70.7%（95%CI：59.3 ~ 79.4）。虽然 PET 状态与常规缓解标准相关（$P=0.0006$），但根据 1999 年 IWC 表明，PET 状态是一个淋巴瘤进展的独立预测因素，而不是常规缓解。PET 阳性患者的死亡风险也增加（HR=7.0，$P=0.0011$）。在根据 Deauville 五分量表对可用 PET 数据进行的独立中心审查中，截断值＞4，PET 阳性患者的 42 个月 PFS 率显著较差，为 25.0%（95%CI：3.7 ~ 55.8），而 PET 阴性的患者为 61.4%（95%CI：45.4 ~ 74.1，$P=0.01$，HR=3.1，95%CI：1.2 ~ 7.8）。

在意大利前瞻性 FOLL05 研究中，对 PET 进行的另一项回顾性分析得出了类似的结论。同样，通过当地研究者评估，24%（49/202）的患者在利妥昔单抗化疗诱导后仍保持 PET 阳性。中位随访 34 个月，对于 EOI PET 阴性和阳性的患者，3 年 PFS 率分别为 66%（95%CI：57 ~ 74）和 35%（95%CI：18 ~ 52，HR=2.6，95%CI：1.6 ~ 4.2，$P < 0.001$）。在多变量分析中，诱导治疗后 PET（HR=2.6，95%CI：1.5 ~ 4.3，$P < 0.001$）独立于常规缓解情况、FLIPI 和治疗组别。此外，EOI

PET 的预后作用在每个 FLIPI 风险组中均有体现。

针对 R-CHOP（无利妥昔单抗维持）后 EOI PET 的第一项前瞻性观察性研究是法国 PET Folliculaire 研究。PET 扫描的中心审查由 3 位经验丰富的核医学医师使用 Deauville 五分量表进行。当肝脏作为定义阳性的阈值时，评估者之间有很好的一致性（K 系数为 0.7），当指定纵隔血池作为参考时，一致性较低（K 系数为 0.57）。因此，肝阈值（≥4）须再次用于评估临床结果。治疗结束时，PET 阴性患者的两年 PFS 率估计为 87%，而 PET 阳性患者的两年 PFS 率为 51%（$P < 0.001$）。根据最终 PET 结果显示，两年 OS 也存在显著差异：100% 与 88%（$P < 0.0128$）。这是第一个确认在 FL 治疗后应用 Deauville 评分及 2014 年 Lugano 分期和缓解标准进行 EOI PET 重要性评估的前瞻性研究。

截断值 ≥4 可以更好地提高报告者的一致性，而且应用该截断值能更好地分离 PFS 曲线，基于此，由 3 位 PET 医师对来自上述 PET Folliculaire 研究、PRIMA 研究和 FOLL05 研究的 246 次中心审查 PET 扫描的汇总分析中应用了这一标准。41 次（16.7%）扫描呈阳性，截止值 ≥4（淋巴瘤 FDG 摄取中度 > 肝脏摄取），报告者的一致性很高。中位随访 55 个月，EOI PET 阳性与 PET 阴性患者 PFS 和 OS 的 HR 分别为 3.9（95%CI：2.5 ~ 5.9，$P < 0.0001$）和 6.7（95%CI：2.4 ~ 18.5，$P=0.0002$）。对于 PET 持续阳性的患者，4 年 PFS 率为 23.2%（95%CI：11.1 ~ 37.9），而 PET 阴性患者的 4 年 PFS 率为 63.4%（95%CI：55.9 ~ 70.0，$P < 0.0001$，图 4-1a）。4 年 OS 率为 87.2%（95%CI：71.9 ~ 94.5）vs. 97.1%（95%CI：93.2 ~ 98.8，$P < 0.0001$），这提供了第一个关于诱导后 PET 状态对 OS 影响的证据（图 4-1、图 4-2）。相反，基于 CT 扫描评估得出的缓解情况［完全缓解（CR）/未经证实的完全缓解（CRu）/部分缓解（PR）］对 PFS 的预测能力较弱（HR=1.7，$P=0.02$），对 OS 没有预测作用。这些结果表明，单独进行的传统缓解评估可能会产生误导，对 CRu 中的少数 PET 阳性患者盲目乐观，但更重要的是，对于许多 PET 阴性但在传统 CT 为基础的评估中，为 PR 的患者盲目悲观。

最近，来自 GALLIUM 研究的数据证实了 FL 中利妥昔单抗或奥妥珠单抗及化疗（苯达莫司汀、CHOP 或 CVP）后诱导结束时 PET 状态的高度预测能力。在纳入 PET 意向治疗人群的 595 名患者中，分别有 508 名和 519 名患者被纳入 OS 和 PFS 标志性分析，应用 2014 年 Lugano 分期和缓解标准，其中包含五分量表。诱导治疗后，76.3% 的患者（454/595）获得完全代谢缓解。中位随访 43.3 个月，诱导后 PET-CT 对 PFS 和 OS 具有高度预测价值（CMR vs. 非 CMR：HR=0.2，95%CI：0.1 ~ 0.3，$P < 0.0001$；HR=0.2，95%CI：0.1 ~ 0.5，$P < 0.0001$）。CMR 患者从 EOI 起两年半的 PFS 率 87.4%（95%CI：83.8 ~ 90.2），而非 CMR 患者为 54.9%（95%CI：40.5 ~ 67.3）；2.5 年的 OS 率为 96.6%（95%CI：94.4 ~ 97.9）vs. 84.0%（95%CI：72.9 ~ 90.8，图 4-1b）。由独立审查委员会（independent review committee，IRC）评估的基于 CT 的 CR（完全缓解）在 EOI 中仅对 PFS 具有显著预后意义（CR vs. 非 CR：HR=0.5，95%CI：0.3 ~ 0.7，$P=0.001$）；OS（CR vs. 非 CR：HR=0.5，95%CI：0.3 ~ 1.2，$P=0.124$）。由于未能获得 CMR 的患者早期进展和死亡率增加了 5 倍，该数据验证了 PET 的预后价值，证实 PET 而不是增强 CT 应被视为临床实践中疗效评估的新 "金标准" 和研究临床反应适应疗法的平台。两项大型研究正在进行（意大利 FOLL12 研究和英国主导的 PETReA 研究），它们根据代谢缓解的风险分层为诱导

后患者制定个体化治疗方案。两项研究均针对需要全身治疗且符合 FL 研究组（Groupe d'Etude des Lymphomes Folliculaires，GELF）标准的晚期 FL 初治患者。意大利 FOLL12 研究旨在证明相比标准方法，实验方案就 PFS 而言的非劣效性。标准治疗是免疫化疗之后，无论患者是否达到代谢和分子缓解，对所有患者进行利妥昔单抗维持治疗，实验组是诱导后根据代谢和分子缓解情况调整治疗。在实验组中，达到完全代谢缓解的患者未接受利妥昔单抗维持治疗，但在分子残留的情况下接受 4 周利妥昔单抗治疗；没有完全代谢缓解的患者［诱导结束时 PET Deauville（DS）评分为 4 ~ 5］必须在开始利妥昔单抗维持治疗之前接受一剂替伊莫单抗（ibritumomab tiuxetan）行放射免疫治疗。该试验已招募 810 名患者，最近公布了初步结果（REF FEDERICO ICML 2019）。该研究无法证明与标准治疗相比，根据缓解程度调整治疗的方法在 PFS 方面具有非劣效性。在目前招募的 PETReA（根据 PET 缓解调整治疗）试验（EUDRACT 2016-004010-10）中，获得完全代谢缓解的患者被随机分配到利妥昔单抗维持组与观察组。这将量化利妥昔单抗维持治疗对 PFS 的益处，并评估在这一高风险人群中与药物毒性的权衡。同样，一项适用于 12% 未能获得完全代谢缓解的患者的治疗性升级试验（比较来那度胺联合利妥昔单抗维持治疗与单用利妥昔单抗维持治疗），GALLIUM 研究显示在诱导后仅 30 个月，疾病进展的风险为 45%，早期死亡风险为 16%。通过整合 FOLL12 和 PETReA 研究的疗效和安全性数据的最终结果，将使得我们更明确地评估 FL 缓解调整治疗方案的风险 / 收益比。

因中位 OS 现已延长至 20 年，PFS 是目前广泛接受的 FL 一线治疗后的临床终点。几项研究表明，下一次治疗的时间通常紧随疾病进展之后。无论是 PFS 还是 OS，确定这些已发表的诱导后 PET 研究可否用于正式的研究替代分析，是 Mayo Clinic 领导的 FL 替代假说联盟的当前任务。

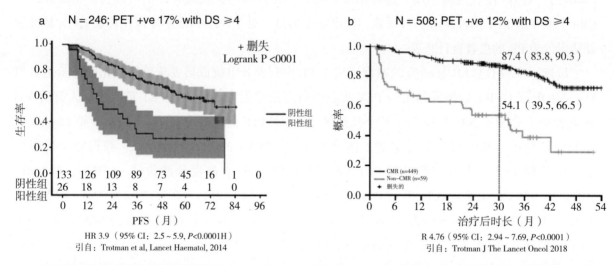

a. 来自 3 项回顾性研究的无进展生存（PFS）数据；b. 来自 GALLIUM 研究的 PFS 数据。DS：多维尔评分；R：风险比；CI：置信区间。（经许可转载）。

图 4-1　FL 中诱导治疗后 PET 的价值

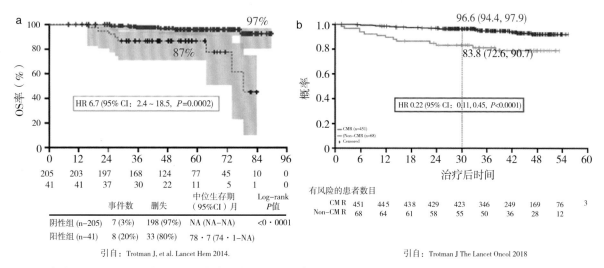

a. 来自 3 项回顾性研究的总生存（OS）数据；b. 来自 GALLIUM 研究的 OS 数据。CMR：完全代谢缓解；HR：风险比；CI：置信区间。（经许可转载）

图 4-2　FL 中诱导治疗后 PET 的价值

4.4　其他惰性 B 细胞淋巴瘤中 PET 的应用

惰性非滤泡性淋巴瘤（indolent non-follicular lymphomas，INFL）包括边缘区淋巴瘤、淋巴浆细胞性淋巴瘤和小淋巴细胞性淋巴瘤。鉴于 FDG 亲和力及其在 INFL 中预后意义的数据稀缺且相互矛盾，不推荐在分期和缓解评估中将 PET 作为标准（REF Cheson 2014，Barrington）。尽管如此，边缘区淋巴瘤的 FDG 亲和力已有研究，并且其亲和力与组织学特征相关。最近一项对 69 例胃黏膜相关淋巴组织淋巴瘤患者的研究表明，52% 的患者具有 FDG 亲和力，这与形态特征、肿瘤分期和 Ki-67 增殖指数相关。在另一项对 72 例胃外黏膜相关淋巴组织淋巴瘤患者的研究中，75% 的患者具有 FDG 亲和力，并且 FDG 亲和力与 Ki-67 增殖指数显著相关。有研究对 110 名边缘区淋巴瘤患者的基线 PET 进行了回顾性评估，显示 FDG 亲和力为 70%，黏膜相关淋巴组织淋巴瘤为 62.5%，边缘区淋巴瘤为 76.4%，脾边缘区淋巴瘤为 76.4%。

总之，INFL 的 FDG 亲和特点是 SUV_{max} 中位值较低，范围为 5 ~ 7。INFL 中的 PET 解读因为经常检测不到骨髓受累而变得更加复杂，并且在初始患者评估中并不能排除对骨髓活检的需要。关于 EOI PET/CT 在边缘区淋巴瘤中的预后作用，一项对 32 名患者的回顾性研究表明，CMR 与更好的 PFS 相关。

4.5 总结

来自几项前瞻性试验的可靠数据表明，可以利用 2014 年 Lugano 分期和缓解标准来评估 FL，并且 EOI PET 状态是预测和研究缓解调整治疗方法的合适平台。须进一步研究基线定量测量，如 SUV_{max} 和 TMTV，以确定在惰性淋巴瘤中使用这些测量的适当性。PET 在其他惰性淋巴瘤中的作用需要额外的前瞻性研究。

（译者　王赫男）

参考文献

第 5 章
放射疗法的作用

Lena Specht，Mario Levis 和 Umberto Ricardi

第 5 章

故損行為的作用

5.1　简介

惰性淋巴瘤对放疗高度敏感，首批接受放疗的患者中有一些就是惰性淋巴瘤患者。20 世纪 30 年代就已经有关于持久缓解甚至放疗治愈的报道。随着技术的进步，可以进行照射治疗的区域得到扩展。在第一项报道中，与更有限的累及野放疗（limited involved-field RT，IFRT）相比，扩大野放疗（extended-field RT，EFRT）的无复发生存期更长，但 OS 没有差异。

CT、MR 和 PET 等现代影像学技术使患者的分期更加准确。最重要的是，对那些具有真正局灶性疾病的患者，目前选择放疗可以治愈疾病，并且准确划定受疾病影响的区域，可更好地接受靶向治疗和使用更小的放疗剂量。现代先进的治疗计划和技术实现了最大限度地减少对正常组织的放射剂量的同时，可以非常准确地照射受累组织。

5.2　现代淋巴瘤放疗的演变

现代放疗技术已经使得放射野大幅缩小，从旧的 EFRT 和 IFRT 概念转变为现代先进的受累部位放疗（involved-site radiotherapy，ISRT）概念。在下文中，我们简要介绍了引入 ISRT 的历史过程。

EFRT 是在放疗为唯一的治愈性治疗方式的时代背景下创建的。放射线照射到大量组织，包括在没有淋巴结受累证据时，因怀疑存在微观疾病而对淋巴结进行的预防性放疗。在最极端的 EFRT 例子中，身体的所有主要淋巴结区域都被照射，即所谓的全淋巴结放疗。这种方法取得了优异的缓解率（100%）和 PFS 率（80%），特别是在霍奇金淋巴瘤患者中（因其为可预测的、持续播散的疾病）。然而，由于不可避免的、无意的和广泛的健康器官照射，许多患者出现了长期并发症，其中最严重的是继发性癌症和心血管疾病。

当针对多种淋巴瘤类型的有效化疗出现时，人们逐渐意识到接受联合治疗的患者不再需要非常广泛的 EFRT。此外，人们意识到许多类型的淋巴瘤不会出现持续播散，因此，对邻近淋巴结区域进行预防性放疗是没有用的，即使在以放疗为主要治疗方式的患者中也是如此。因此，放疗靶区被缩减到 IFRT，仅包括已知淋巴结受累的区域。EFRT 和 IFRT 都基于淋巴结区域，这些区域通常是 Ann Arbor 分期系统中使用的区域，尽管事实上这些区域设定关非为了在放疗中被使用。EFRT 和 IFRT 源于使用二维放疗计划且只有 X 射线可用的时代，无法明确病灶的精确位置和范围。因此，放疗野的定义是基于解剖标志，通常是骨结构，这导致放疗野中包含了大量的正常组织。

近几十年来，影像学、治疗计划和治疗仪器的发展彻底改变了放疗技术，这些显著的改进目前也应用于淋巴瘤的治疗中，这使得淋巴瘤放疗的范式得到了真正转变。事实上，结合三维规划、现代成像和先进技术，如三维适形放疗、调强放疗（intensity modulated RT，IMRT）、容积旋转调强技术（volumetric arc therapy，VMAT）和质子治疗，可以实现完全和高精度的病灶放疗。现代淋巴瘤放疗中使用的概念是 ISRT。ISRT 的目标是根据国际辐射单位和测量委员会（International Commission on Radiation Units and Measurements，ICRU）制定的国际公认指南确定的，该指南已在实体瘤中应用多年。ICRU 系统中的临床靶区是指包含肉眼可见的恶性疾病和（或）具有一定发生概率、与治疗相关的亚临床恶性疾病的组织。淋巴瘤的治疗主要采用联合治疗，通常包含有效的全身治疗因为全身治疗能够处理最初的微观疾病，放疗靶区只是最初宏观受累的淋巴瘤组织。然而，在惰性淋巴瘤中，将放疗作为主要治愈性治疗而没有任何有效的全身治疗时，放疗靶区是肉眼可见的淋巴瘤组织及附近的淋巴结组织，因为这些淋巴结虽然大小正常，但可能包含微观疾病。这意味着，当放疗是唯一的治疗方式时，靶区范围会稍微大一些，还要包含受累部位的相邻淋巴结，由临床情况决定范围的大小。在原发性结外疾病中，受累器官内通常存在多灶性病变，因此在许多病例中这里的靶区包含整个器官。即使靶区略有扩大，ISRT 的照射范围也明显小于 IFRT，因为 ISRT 不针对整个解剖区域。

5.3 惰性淋巴瘤的放疗

5.3.1 早期淋巴结内惰性淋巴瘤

5.3.1.1 滤泡性淋巴瘤

FL1 级、2 级和 3A 级被认为是惰性的，而 FL3B 级在生物学上更接近于弥漫大 B 细胞淋巴瘤。大多数患者在诊断时就已出现疾病的广泛播散，但约 20% 的患者处于 I 期或 II 期。局部病变，即邻近区域的 I 期或 II 期，可通过局部放疗治愈。已有大量患者接受放疗的文章被发表，数据显示其长期无复发生存率大约为 40%。与更有限的放疗野相比，尽管使用 EFRT 可有更高的无复发生存期，但总体生存率没有差异。增加化疗或利妥昔单抗治疗可提高无复发生存期，但对 OS 没有影响。

对大型患者数据库的分析表明，放疗提高了早期 FL 的总体生存率，尽管如此，放疗的应用似乎正在变少。由于这种不适当的治疗管理，放疗在目前治疗早期 FL 患者中正变成一种应用越来越少的治疗方法。

PET 提高了分期的准确性，即提高了对可从仅接受放疗中获益的早期 FL 患者的正确识别率，使得仅接受放疗的早期 FL 患者的临床结局有所改善，在两项大型回顾性队列中，5 年 PFS 率从 70% 提高至 75%。一些预后因素可能仍会影响临床结局，例如，在 ILROG 队列中，分期 II 期和 *Bcl-2* 表达与 5 年 PFS 率较低相关（分别为 49.5% 和 62.5%），因此这些患者需要接受额外治疗。过去，FL 根治性治疗的辐射剂量是 30 ~ 40 Gy，然而，一项英国大型随机试验表明，与目前推荐的辐射剂量 24 Gy 相比，40 Gy 没有优势。

在没有进行治愈性全身治疗时，局部 FL 的现代治疗放疗野为肉眼可见的淋巴瘤组织和该部位附近的淋巴结，其边缘足以覆盖可疑的亚临床疾病。尽管迄今为止还没有进行随机临床试验来比较放疗野大小的临床结局，Campbell 等的研究表明，在放疗野为 IFRT 和接近 ISRT 时，二者之间的 PFS 率没有显著差异（48% *vs.* 50%，*P*=0.5）。与过去相比，放疗野和辐射剂量都显著减少，并且在大多数病例中，治疗的副作用很小。图 5-1 为位于右侧腹股沟的 FL 放疗计划。

最近的一项英国前瞻性随机试验在 FL 或边缘区淋巴瘤患者中比较了极低剂量放疗（low-dose RT，LDRT；4 Gy，分 2 次）与现代标准方案（24 Gy，12 次）的疗效：24 Gy 组具有更高的缓解率［总缓解率（ORR）：91% *vs.* 81%；完全缓解率（CRR）：67% *vs.* 49%］。此外，接受 4 Gy 治疗的患者疾病进展时间更短（HR=3.42），而在 OS 方面没有差异。鉴于这些结果，24 Gy 仍然是 FL 患者的治疗标准，LDRT 对脆弱型患者或姑息治疗来说是一个有效的替代方案。

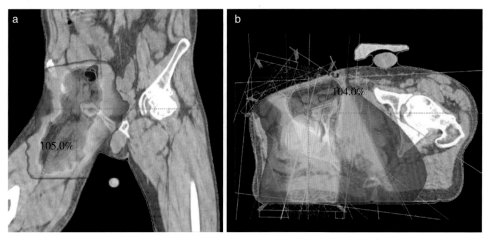

a. 冠状位；b. 轴位。

图 5-1　右侧腹股沟区域局部 FL 的放疗计划（调强放疗）

5.3.1.2　套细胞淋巴瘤

套细胞淋巴瘤在诊断时最常见到远处播散，然而，仍有 10%～15% 的患者处于疾病早期。尽管套细胞淋巴瘤的全身治疗反应不佳，但套细胞淋巴瘤对放疗非常敏感，如果是真正的局部疾病，可能通过放疗得到治愈。ILROG 的大型队列研究中，无论放疗患者是否接受全身化疗，10 年生存率都超过 70%。很明显，无论治疗方案如何，相比于远处播散的套细胞淋巴瘤，局限性套细胞淋巴瘤是一个独特且预后更好的亚组。这些患者通常年龄较大，似乎适合通过缩减化疗、利妥昔单抗和放疗进行强度较低的治疗，以在毒性较低的情况下实现疾病控制。

5.3.1.3　结内边缘区淋巴瘤、淋巴浆细胞性淋巴瘤、小淋巴细胞淋巴瘤

这些惰性淋巴瘤类型的局部病例很少见，并且很少有关于治疗结果的报告。这些淋巴瘤似乎对放疗非常敏感，并且这种特定情况下的放疗似乎可以改善临床结局。事实上，最近对国家癌症数据库的一项分析表明，忽略放疗对早期边缘区淋巴瘤是有害的，放疗组的 5 年和 10 年 OS 率分别为 86.7% 和 68.8%，而未接受放疗组的 5 年和 10 年 OS 率分别为 78% 和 54.3%（*P* < 0.001）。因此，这些患者应根据 FL 章节概述过的原则进行局部放疗。

5.3.2　早期结外惰性淋巴瘤

　　原发性结外淋巴瘤完全或主要局限于淋巴结区域外，伴/不伴邻近或引流区淋巴结受累。原发性结外淋巴瘤必须与结外扩散的播散性淋巴瘤相区别，后者不认为是原发性结外淋巴瘤，并且通常二者具有不同的生物学行为。因此，术语"原发性结外淋巴瘤"仅指早期疾病。一般来说，淋巴瘤的治疗取决于组织病理学类型和疾病的解剖范围。然而，对于结外淋巴瘤，还必须考虑特定的器官受累情况。

5.3.2.1　黏膜相关淋巴组织淋巴瘤

　　MALT 淋巴瘤是结外边缘区淋巴瘤（extranodal marginal zone lymphoma，ENMZL）。它们最常见于胃部，较少见于胃肠道的其他部位，其次常见于眼附属器，然后依次见于肺、皮肤、唾液腺、女性乳房、软组织、甲状腺，在其他器官中很少见（图 5-2）。这些淋巴瘤几乎总是局限于相关器官，有时会累及区域淋巴结。在某些地区，这种淋巴瘤与感染有关，特别是胃部的幽门螺杆菌和某些地区的眶内鹦鹉热衣原体（Chlamydia psittaci，Cp）。有时，针对感染病原体的抗生素治疗可能会使淋巴瘤得到缓解。然而在大多数情况下，放疗是首选的治疗方法。放疗对大多数患者来说具有治愈作用。纪念斯隆－凯特琳癌症中心最近的一项回顾性分析显示，244 名早期 MALT 淋巴瘤患者接受了以治愈为目的的单独放疗，5 年的 PFS 率和 OS 率较高（分别为 60% 和 89%）。此外，5 年疾病特异性死亡的累积发生率仅为 1.3%。尽管惰性淋巴瘤对全身治疗高度敏感，但标准剂量全身治疗的治愈潜力尚未得到证实。

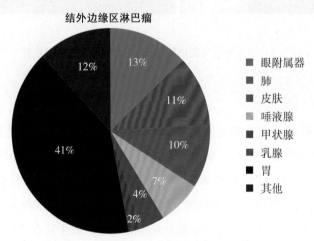

图 5-2　结外边缘区淋巴瘤受累部位的发生率

　　结外边缘区淋巴瘤的现代放疗，原则上遵循结内惰性淋巴瘤受累部位放疗的指南。然而，在许多器官中，例如胃、眼眶、唾液腺、甲状腺和乳腺，淋巴瘤往往是多灶性的。因此，受累器官经常进行整体放疗。如果累及相邻结构，则部分或全部累及结构均可能被包括在放疗野中，未累及的淋巴结通常不包括在放疗野中。然而，靠近主要受累器官的不确定是否受累的第一梯队淋巴结也可能被包括在放疗野内，比如胃淋巴瘤中的胃周淋巴结。关于放射剂量，上述英国随机临床研究也入组了 MALT 淋巴瘤患者，并证明 12 次照射 24 Gy 与 40 ~ 45 Gy 的剂量一样有效。因此，推荐剂量为 24 Gy。正如上述前瞻性随机试验所证明的，4 Gy 的 LDRT 也是 MALT 淋巴瘤的可行选择，其缓解率和维持时间几乎与 24 Gy 一样好。事实上，仔细研究试验结果，与其他惰性类型相比，MALT 淋巴瘤患者对 LDRT 的缓解率更高，24 Gy 和 4 Gy 的 ORR 相似（92% *vs.* 87%）。一些回顾性研究证实了 MALT 淋巴瘤对 LDRT 具有较高的 ORR（表 5-1），目前，MD 安德森癌症中心对此进行了进一步的前瞻性研究（临床试验编号为 NCT02494700 和 NCT03680586）。

　　MALT 淋巴瘤放疗技术因受累器官的不同而不同。不同部位的放疗技术和剂量见表 5-2。尽管放疗方法会根据所累及的结外器官而略有不同，放疗的治疗结果非常好。累及不同器官的 MALT 淋巴瘤的 PFS 见图 5-3。对于胃 MALT，深吸气屏气（deep inspiration breath hold，DIBH）法可能在减少对位于胃正上方的心脏的放射剂量方面具有优势（图 5-4）。此外，DIBH 与高度适形技术（如 IMRT）相结合可以进一步减少肾脏接受的放疗剂量，肾脏通常位于治疗靶标附近，而不会影响目标放疗野的覆盖。眼眶及眼附属器部位受累约占所有 MALT 淋巴瘤的 13%。标准剂量放疗（24 ~ 30 Gy）具有出色的疾病控制率（85% ~ 100%），这在一定程度上抵消了治疗相关的毒性和治疗 10 年后远处复发的重大风险（10% ~ 25%）。对于结膜受累，采用前部电子场治疗，同时用安装在接触晶状体上的铅圆柱体屏蔽晶状体，可以在副作用最小的前提下实现高度的淋巴瘤控制。低剂量放疗（2 Gy×2）是一种有价值的策略，可以减少放疗相关的副作用，尤其是减少白内障，同时可以保持较好和持久的 ORR（90% ~ 95%，图 5-5）。唾液腺受累不太常见（占 MALT 淋巴瘤的 7%），并且通常与自身免疫性疾病［如干燥综合征（Sjögren syndrome，SS）］有关。这种疾病预后通常非常好，接受根治性三维适形放疗的患者 5 年 OS 率至少为 90%（图 5-6）。对于肺受累患者，仅在肿瘤边缘有显微延伸和呼吸运动时进行放疗，DIBH 的治疗可以通过肺部膨胀来减少正常肺组织的照射量（图 5-7）。LDRT 的疗效也在肺部受累的小队列患者中得到证实，其 5 年 PFS 率和 OS 率分别为 87.5% 和 100%。

表 5-1　探讨低剂量放疗在边缘区淋巴瘤中作用的研究

第一作者（年份）	患者例数	疾病部位	疗法	结果
	MALT 患者 / 总数			
Ganem（1994）	7/27	结内和结外	3 天内 2 Gy×2	CRR：37%
Sawyer（1997）	5/11	结内和结外	3 天内 2 Gy×2	CRR：38%，PRR：56%
Haas（2003）	9/109	结内和结外	2 Gy×2/4 Gy×1	CRR：61%，PRR：31%，8% 没反应
Haas（2005）	25/71	结内和结外	2 Gy×2/4 Gy×1	中位 OS：67 个月
Ng（2006）	2/10	结内和结外	2 Gy×2	CRR：90%
Luthy（2008）	2/23	结内和结外	2 Gy×2	CRR：88%，PRR：12%
Rossier（2011）	13/43	结内和结外	2 Gy×2	CRR：28%，PRR：15%，SD 率：26%，PD 率：11%，中位 OS：41 个月
Chan（2011）	5/54	结内和结外	2 Gy×2	CRR：71%，PRR：17%，SD 率：8%，PD 率：2%，中位 TTLP：1.62 年
Girinsky（2012）	10/10	肺	2 Gy×2	5 年 OS 率：100%，5 年 PFS 率：87.5%

续表

第一作者 （年份）	患者例数	疾病部位	疗法	结果
	MALT 患者 / 总数			
Russo（2013）	18/187	结内和结外	2 Gy×2	TTFT-L，HR：2.82
Fasola（2013）	20/20	眼眶	2 Gy×2	CRR：85%，PRR：11%，2 年 FFLR 率：100%
Hoskin（2014）	72/548	结内和结外	2 Gy×2 vs. 24 Gy×12	CRR：55%
Pinnix（2017）	14/22	眼附属器	2 Gy×2	CRR：86%，PRR：14%，ORR： 100%
Konig（2018）	20/47	结内和结外	2 Gy×2	CRR：90%，PRR：3%，ORR：93%
Goyal（2018）	34/54	皮肤	2 Gy×2/4 Gy×2	CRR：94%，1 年失败率：6.7%
Ludmir（2019）	11/11	乳腺	2 Gy×2 vs. 30 Gy×15	从初始治疗到进展时间：45.6 个月， 5 年 PFS 率：100%
总计	267/1247			

注：CRR：完全缓解率；PRR：部分缓解率；SD：疾病稳定；PD：疾病进展；OS：总生存期；PFS：无进展生存期；TTLP：局部进展时间；TTFT-L：进一步治疗至局部失败的时间；FFLR：无局部复发；HR：风险比；ORR：总体缓解率。

表 5-2 边缘区淋巴瘤不同部位的放疗技术及剂量

	%	影像学	准备	CTV	GTV	剂量	技术 方式	其他可能 治疗选择
淋巴结	2	CT	根据部位决定	活检前病变范围	GTV+ 周围受累淋巴结	24 Gy/12 fx	3DCRT/ IMRT	
胃 / 十二指肠	38	CT+EGDS	仰卧，双臂举过头顶，4DCT，口服造影剂	活检前病变范围 + 受累淋巴结	整个器官	24 Gy/12 fx	IMRT	HP 根治
眼附属器 / 眶腔	14	CT/MRI	仰卧，头罩	活检前病变范围	整个眼眶	24 Gy/12 fx 或 4 Gy/2 fx	3DCRT	鹦鹉热衣原体根治
唾液腺	9	CT/MRI	仰卧，头罩	活检前病变范围	整个唾液腺	24 Gy/12 fx 或 4 Gy/2 fx	3DCRT	
肺	10	CT/HRCT	仰卧，双臂举过头顶，4DCT	活检前病变范围	GTV+ 因呼吸变化而产生的余量	24 Gy/12 fx 或 4 Gy/2 fx	IMRT	
头颈部	12	CT/MRI	仰卧，头罩	活检前病变范围	整个受累结构	24 Gy/12 fx 或 4 Gy/2 fx	IMRT	

注：GTV：大体肿瘤靶区；CTV：临床靶区；EGDS：食管胃十二指肠镜检查；MRI：磁共振成像；HRCT：高分辨率 CT；4DCT：四维 CT；Gy：Gray；fx：分次；3DCRT：三维适形放疗；IMRT：调强放疗；HP：幽门螺杆菌。

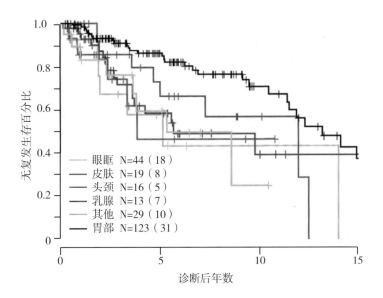

纪念斯隆 – 凯特琳癌症中心的 244 例不同受累器官 MALT 淋巴瘤患者，采用局部放疗，无复发生存期（经许可转载）。

图 5-3

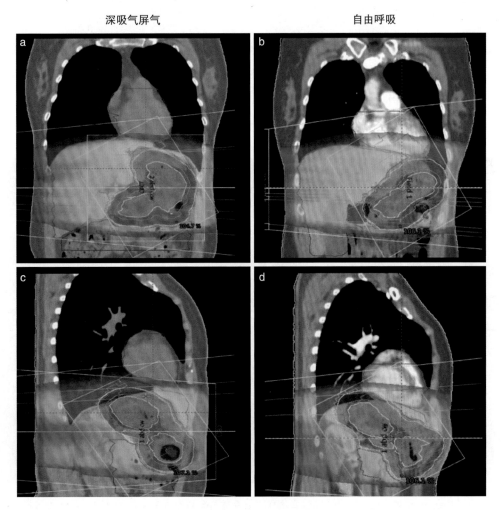

a、c.DIBH 剂量分布；b、d. 自由呼吸时剂量分布。a、b. 冠状位；c、d. 矢状位。注意深呼吸方案对心脏的保护。

图 5-4　胃 MALT 淋巴瘤放疗计划

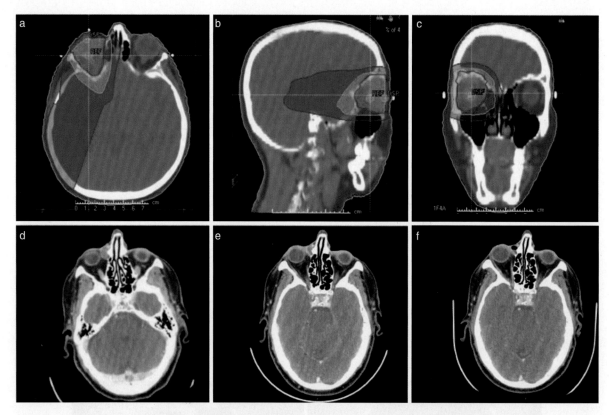

a~c.轴位、矢状位、冠状位的剂量分布；d.基线时的疾病表现，在接受 LDRT 后；e、f.3 个月和 6 个月的演变，在 CT 提示完全缓解并持续维持缓解。

图 5-5 68 岁女性，患有右侧眼眶期 MALT 淋巴瘤，接受 LDRT（4 Gy，分 2 次）根治性治疗

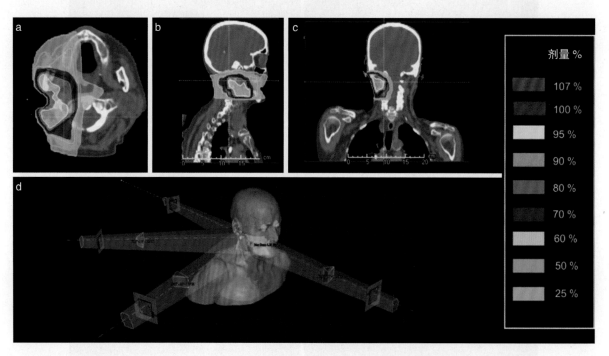

第一行：a.轴位；b.冠状位；c.矢状位的剂量分布。第二行：d.该患者生成的 3DCRT 计划的波束方向。

图 5-6 75 岁女性，患有 IE 期腮腺 MALT 淋巴瘤，仅接受了根治性放疗（24 Gy，12 次）

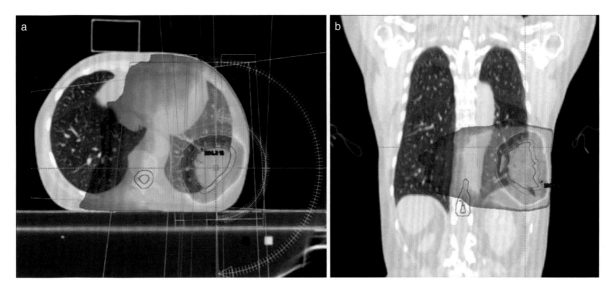

a. 轴向位；b. 冠状位。

图 5-7 DIBH 和高度适形 VMAT 治疗肺 MALT 淋巴瘤

5.3.2.2 皮肤淋巴瘤

大约 1/3 的非霍奇金淋巴瘤表现为结外淋巴瘤。最常见的部位是胃肠道，其次是皮肤。原发性皮肤淋巴瘤倾向于长期局限于皮肤，与其他部位组织学亚型类似的淋巴瘤相比，它们的病程更具惰性，预后也更好。因此，在最近的淋巴瘤分类中，原发性皮肤淋巴瘤成为一个单独的类别。

蕈样肉芽肿和 Sézary 综合征是西方国家最常见的原发性皮肤淋巴瘤。除了非常局部的蕈样肉芽肿浸润外，这些疾病一般无法治愈，但它们通常具有非常惰性的多年病程。其主要采用皮肤直接疗法来进行治疗，当浸润变厚时，放疗是最有效的姑息治疗方法。局部 X 射线治疗仍然是治疗原发性皮肤淋巴瘤非常有效的方法。然而，如果进行大面积治疗，所覆盖的内脏器官所承受的剂量会超过其耐受范围。相比之下，电子穿透范围有限，可将其总能量局限在治疗范围内，故电子仅可影响表层组织，其影响深度取决于电子的能量。因此，电子可用于治疗病变更大的区域，并且由于可以保护深层组织，它们更适合治疗皮肤淋巴瘤。对于蕈样肉芽肿，放疗可以治愈早期局部病变患者，推荐剂量为 20 ~ 24 Gy。对于疾病远处播散的患者来说，局部姑息治疗推荐剂量为 8 ~ 12 Gy，8 Gy 可以一次给予，但通常患者需要再次放疗，目前可能更推荐分次 3 ~ 5 Gy。

目前已有在整个皮肤表面产生均匀电子剂量的技术，并且全皮肤电子束疗法是治疗远处播散的皮肤蕈样肉芽肿的一种高效方法。既往用于全皮肤电子束治疗的剂量是 30 ~ 36 Gy，但全皮肤电子束治疗是一种姑息疗法，并且总是复发，10 ~ 12 Gy 的低剂量目前更受欢迎，因为它们具有持续时间更短、副作用更少和拥有再治疗机会的优点，最终可能为患者提供更好和更长的整体缓解。图 5-8 为全皮肤电子束治疗前后蕈样真菌病浸润皮肤病变。

原发性皮肤间变性大细胞淋巴瘤、原发性皮肤滤泡中心细胞性淋巴瘤和原发性皮肤边缘区淋巴瘤是惰性淋巴瘤。对于皮肤的局部疾病，局部放疗是首选治疗方法，通常使用电子；对于多灶性疾病，局部放疗是一种极好的姑息疗法。对于原发性皮肤间变性大细胞淋巴瘤，建议使用 24 ~ 30 Gy

的剂量，但最近的数据表明，20 Gy甚至更低的剂量可能有效。对于非常惰性的原发性边缘区和滤泡中心细胞性淋巴瘤，推荐的治愈辐射剂量为24～30 Gy。然而，惰性B细胞淋巴瘤对放疗非常敏感，在姑息治疗中，2 Gy×2就很有效且非常方便。

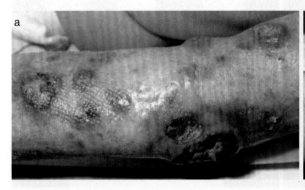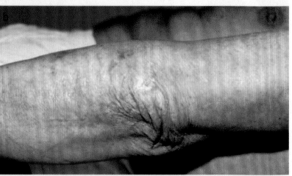

图5-8　全皮肤电子束治疗前（a）和治疗后6个月（b）蕈样肉芽肿侵袭皮肤病变

5.3.3　结内惰性淋巴瘤，晚期疾病

惰性淋巴瘤对放疗非常敏感，LDRT的局部放疗在晚期疾病患者中可以实现出色的缓解（表5–1）。分两次给予总剂量仅为4 Gy的放疗即可实现约90%的缓解率，其中大多数为完全缓解，缓解持续时间超过两年。重要的是，这种治疗几乎没有副作用，即使是在需要治疗范围相对较大，如全腹照射的情况下也是如此，并且可以根据需要重复治疗。这种极端放射敏感的生物学基础似乎涉及 *p53* 诱导和细胞凋亡。

5.4　总结

惰性淋巴瘤对放疗高度敏感。在疾病早期，无论是淋巴结还是结外病灶，原发性受累部位接受中等剂量（24～30 Gy）放疗对于许多患者具有治愈的潜力。在晚期疾病中，可以通过极低剂量（4 Gy）的放疗实现局部缓解，副作用风险极低。

（译者　王赫男）

参考文献

第 6 章

滤泡性淋巴瘤

Alden A.Moccia，Martin Dreyling 和 Michele Ghielmini

滤泡性淋巴瘤

临床大纲

FL 是一种通常发生在成年患者中广泛累及淋巴结的疾病，但它也可累及结外部位。不同的临床特征（如儿童或解剖学原发性部位）可提示具有不同生物学行为的 FL 亚型。

细胞学	中心细胞和中心母细胞的关系可变，梭形细胞形态少见。每个高倍镜视野下的中心母细胞数量定义了组织学分级。	FL，细胞学
组织学	FL 显示出了生发中心的细胞结构和表型特征，但缺乏区室化，可能弥散生长。常见具有 GC 表型的细胞在滤泡外生长，可观察到伴随的硬化。在骨髓中，浸润的淋巴瘤细胞紧密附着在骨小梁上。	FL，组织学

	CD20	CD5	CD23[1]	CD10[2]	Bcl-6[3]	cyclin D1	CD103	FMC7	IgM	轻链
注	[1] 典型树突细胞中也可发现；[2] 较高级别中少见；[3] 滤泡外细胞中较少表达。										
其他标志物	Ki-67 可变；Bcl-2 通常过表达（可能因突变而无法检测到或在高级别 FL 中不存在）。 生发中心来源的其他标志物：LMO2、HGAL、GCET。 少数病例 MUM1 阳性，通常为高级别细胞学。										

▨ = 大多数病例中阳性　　　□ = 病例阳性比例不同　　　□ = 阴性

主要鉴别诊断	良性滤泡增生、弥漫大 B 细胞淋巴瘤（应已经失去滤泡特征并具有母细胞）。

关键分子特征

IGH 基因重排；正在进行的体细胞超突变。Bcl-2 的频繁过表达和 *TNFRSF14* 改变；频繁易位：t（14；18）（q32；q21）约占 85%（高级别较少发生）；*Bcl-6* 易位（5% ~ 10%）。存在 *IRF4* 重排的淋巴瘤尽管也有滤泡生长，但与 FL 相区分，是一个单独的疾病。高频拷贝数改变：1p（*TNFRSF14*）、6q、10q、17p 的功能丢失，1、6p、7、8、12q、X、18q 的功能获得。高频突变：*Bcl-2*、*KMT2D*、*TNFRSF14*、*EZH2*、*EPHA7*、*CREBBP*、*Bcl-6*、*MEF2B*、*EP200*、*TNFAIP2*。

前体病变

健康供体中的良性 t（14；18）阳性细胞，ISFN。

疾病进展

组织学转化为弥漫大 B 细胞淋巴瘤，不太常见的转化为高级别 B 细胞淋巴瘤或 B 淋巴细胞淋巴瘤 / 白血病。最常见的是无组织学进展 / 转化的 FL 复发。

临床相关病理特征	相关性	证据级别
组织学级别	预后：FL Ⅰ~Ⅲa 级预后没有差异。 预后：组织学分级，作为预后标志物，仅在较旧的研究中观察到，在最近的研究中未能重现。然而，FL Ⅲb 通常被视为侵袭性淋巴瘤。	A B
FL 临床病理亚型（由受累部位、组织学和遗传学共同定义）	预后（有利）： 睾丸 FL［局限于睾丸，通常是年轻患者，无 t（14；18）（q32；q21）］；十二指肠型 FL［t（14；18）（q32；q21）阳性，局限于十二指肠或胃肠道，低或无播散或转化倾向］；ISFN 形成［偶然发现少数生发中心中 t（14；18）（q32；q21）阳性的细胞或其他原因导致淋巴结肿大］。	
相关疾病	预后（有利）： 原发性皮肤滤泡中心淋巴瘤（局限于皮肤，大部分 *Bcl-2* 易位阴性，很少有 CD10 表达）。 儿童型 FL（淋巴结受侵，局限期，颈部好发，见于儿童、青少年和年轻成人，无 *Bcl-2* 和 *Bcl-6* 易位）。	
Bcl-2 重排	易位作为唯一的不是预后或预测性的生物标志物。易位在临床病理亚型背景下的预后价值（见上文）。	B
突变（*EZH2*、*ARID1A*、*MEF2B*、*EP300*、*FOXO1*、*CREBBP*、*CARD11*）	预后：基因组靶向测序整合完善了临床分层（m7–FLIPI）。	B
说明：A= 已在多项研究、随机试验和（或）指南中得到验证；B= 研究之间的变量 / 需要明确的验证；C= 初步 / 不一致的结果。		

6.1　简介

　　FL 是西方国家最常见的惰性淋巴瘤。诊断基于组织学上特殊的淋巴结形态，并且在组织遗传学上起源于生发中心 B 细胞。通常认为同一淋巴结中存在弥漫的中心母细胞使肿瘤进展为弥漫大 B 细胞淋巴瘤。

　　FL 的特点是疾病反复发作和缓解，以及具有组织学转化为侵袭性疾病的风险。FL 的生物学行为具有广泛的异质性。在一些病例中，疾病可以得到有效控制并维持很多年，而在另一些病例中，它会呈现出一个有侵袭性的、有时是化疗难治性的病程。迄今为止，晚期 FL 仍然是一种可治疗但不可治愈的疾病。尽管近年来 FL 患者的治疗效果有所改善，但仍有一些问题尚未解决。在过去的

30 年中，新的治疗方法部分改变了 FL 患者的治疗方案，从而使得临床结局得到改善。化疗联合抗 CD20 单克隆抗体是目前需要治疗的晚期 FL 患者的标准治疗。中位 OS 已显著提高，特别是自利妥昔单抗出现以来。基于抗 CD20 单抗（特别是利妥昔单抗）的无化疗疗法也成为了许多患者的选择。幸运的是，对于一线治疗后复发的患者，从靶向治疗到干细胞移植（stem cell transplantation，SCT），我们有各种各样的治疗策略以供选择。在本章中，我们将回顾当前 FL 的病理学和流行病学知识，以及在治疗 FL 患者时临床实践中遇到的关键问题。

6.2　流行病学

FL 是西方国家第二位常见的淋巴瘤，约占所有 NHL 的 20%，占惰性淋巴瘤的 70%。诊断时患者的中位年龄为 50 ~ 60 岁。欧洲的发病率为每年每 10 万人 2.18 例，并且发病率保持稳定。发病率存在很大差异，尤其是种族因素引起的差异：白色人种的发病率往往高于黑色人种和黄色人种。许多潜在的危险因素与 NHL 相关，但对于 FL 发病的特定危险因素缺乏共识。传统上，与 NHL 相关的因素包括特殊化学药品（农业杀虫剂、染发剂）、感染 [人类免疫缺陷病毒（human immunodeficiency virus，HIV）、人类嗜 T 淋巴细胞病毒 –1、EB 病毒、丙型肝炎病毒（hepatitis C virus，HCV）、伯氏疏螺旋体]、自身免疫性疾病 [红斑狼疮、类风湿关节炎（rheumatoid arthritis，RA）、干燥综合征、桥本甲状腺炎]、多中心 Castleman 病和炎性胃肠病。值得注意的是，FL 患者的亲属患 FL 的风险往往会略有增加。

6.3　病理学

FL 是根据 2017 年更新的第四版 WTO 分类标准诊断的。FL 是一种由生发中心 B 细胞组成的肿瘤，细胞通常具有部分滤泡生长模式，倾向于复制次级卵泡的正常生发中心结构。肿瘤性卵泡通常界限不清，套细胞区减少。FL 由中心细胞（分裂的滤泡中心细胞）和中心母细胞（大的、未分裂的滤泡中心细胞）混合构成，周围环绕着非恶性细胞，包括巨噬细胞、T 细胞和滤泡树突细胞。中心母细胞通常较少，如存在由中心母细胞组成的弥漫性区域，则被认为等同于弥漫大 B 细胞淋巴瘤。FL 的分级主要基于每高倍视野（high-power field，HPF）的中心母细胞数量：1 级（0 ~ 5 个中心母细胞 / HPF）、2 级（6 ~ 15 个中心母细胞 /HPF）往往具有相似的临床特征，被认为是低级别，3 级 FL 被认为是高级别，进一步分为 3A 级和 3B 级肿瘤，3 级 FL 每 HPF > 15 个中心母细胞，中心母细胞汇合成片定义为 3B 级。3B 级病例往往具有更具侵袭性的临床病程，并且在生物学上与其他 FL 不同，其临床行为和对治疗的反应类似于弥漫大 B 细胞淋巴瘤。表 6-1 总结了区分 1 ~ 3A 级和 3B 级的主要特征。

发生转化时 FL 的组织学一般与弥漫大 B 细胞淋巴瘤一致（80%）；极少数患者可能表现为复合淋巴瘤（14%）或形态学上与高级别 B 细胞淋巴瘤相似的淋巴瘤（6%）。

表 6-1　FL 组织学分级

1 ~ 2 级	0 ~ 15 个中心母细胞 /HPF
1 级	0 ~ 5 个中心母细胞 /HPF
2 级	6 ~ 15 个中心母细胞 /HPF
3 级	> 15 个中心母细胞 /HPF
3A 级	存在中心细胞
3B 级	中心母细胞汇合成片

注：HPF：高倍镜（40 倍，0.159 mm^2）。

6.4　免疫表型和分子标志

FL 的免疫表型通常通过免疫组织化学或流式细胞术来证实。免疫表型研究表明，FL 细胞来源于正常的生发中心 B 细胞。肿瘤细胞通常表达单克隆表面免疫球蛋白和泛 B 细胞抗原（CD19、CD20、CD79a）、补体受体（CD21 和 CD35）、CD10（60%）和核内 Bcl-6。CD10 在滤泡中通常比在滤泡间细胞中存在更多表达；某些病例中，特别是 3B 级，往往缺乏 CD10 的表达，但仍有 Bcl-6 表达。与小淋巴细胞淋巴瘤和套细胞淋巴瘤不同，FL 缺乏 CD5 和 CD43 的表达（大多数病例），并且没有 MUM1 染色阳性。Bcl-2 蛋白的细胞质染色在几乎所有 1 级或 2 级肿瘤中都呈强阳性。

FL 的特征是 t（14；18）（q32；q21）易位，存在于 85% ~ 90% 的病例中。这种易位导致 *Bcl-2* 基因在与 IGH 相关的转录增强子的诱导影响下，使抗凋亡 Bcl-2 蛋白过表达，进而使得细胞存活率增加。这种体细胞重排被认为是淋巴瘤发生的第一步。然而，目前认为仅有 t（14；18）易位不足以导致 FL 的发生。FL 的发生需要控制正常生发中心 B 细胞发育的基因进一步突变。该疾病的复杂性还表现在其与显著影响疾病发展的微环境的重要相互作用有关。此外，正常肿瘤浸润性免疫细胞和基质细胞也起着至关重要的作用。在 Scott 等提出的模型中，FL 的肿瘤细胞倾向于"定植"在促进其增殖和存活的反应性生发中心，并且它们"再教育"了肿瘤微环境以使其受益，从而逃避免疫监视。*TNFRSF14* 和 *STAT6* 突变诱导与微环境相互作用就很好地证明了这一点。在疾病发展的早期阶段，肿瘤细胞通过减少一系列基因的调控（*KMT2D*、*MLL2*、*CREBBP*、*TNFRSF14*、*EZH2*、*RRAGC*），获得抑制细胞凋亡和增加 BCR 信号的特定突变。发生能够促进增殖的额外突变（如 MYC p53 通路、FOXO1）会改变肿瘤的性质，从而导致组织学转化。

6.5　病理变体

在修订的 2017 年 WHO 分类中，包括了几种 FL 的变体。

ISFN 的形成是一种病理学诊断，用于描述在淋巴结中具有大量 Bcl-2 重排阳性 B 细胞但缺乏 FL 诊断特征的滤泡。ISFN 有可能进展为明显的 FL，即使通常认为这种风险很低。

儿童型 FL 很少见，主要在儿童时期诊断，具有独特的临床和病理特征。往往局部疾病更为常见，并且在切除后患者通常不会复发。病理学上其特征是大滤泡，有大量的中心母细胞，通常类似于 FL2 级或 3 级，但缺乏 t（14；18）。儿童型 FL 的预后良好。

十二指肠型 FL 是与其他胃肠道 FL 不同的亚型，通常表现为单发或多发息肉样变，局限于十二指肠第二部分的黏膜和黏膜下层。这种 FL 亚型往往具有惰性病程，很少发展为明显的 FL。通常预后极好，甚至可能自行消退。

尽管大多数 FL 病例具有 t（14；18）易位，但仍有一小部分不存在这种遗传改变。这部分称为 t（14；18）阴性 FL。这些患者与携带易位的 FL 患者具有相似的预后，但他们有独特的分子特征，不存在 CD10 表达，存在 Bcl-6 改变、IRF4 表达和增殖特征。

6.6　分期

仔细地询问病史和查体对于评估初治 FL 患者以确定疾病的程度至关重要。治疗选择取决于是早期疾病还是晚期疾病。大多数 FL 患者表现为无痛性淋巴结肿大。最常受累的部位有颈部、腹股沟和腋窝淋巴结。确定是否存在全身症状（也称为"B 症状"）也很重要，包括是否发热（体温 > 38 ℃）、盗汗和不明原因的体重减轻（过去 6 个月体重下降 > 10%）。B 症状是不良预后因素，治疗后通常可以好转。腹膜后淋巴结肿大虽然也可能出现腹部不适和尿路梗阻，但通常无症状。肠系膜或盆腔淋巴结肿大可能导致肠梗阻或穿孔。

诊断 FL 需要淋巴结活检，细针穿刺不能为准确诊断和肿瘤分级提供足够的材料。

实验室检查应包括血常规、外周血涂片，明确有无循环肿瘤细胞。乳酸脱氢酶（lactate dehydrogenase，LDH）和 β_2- 微球蛋白是具有独立预后价值的肿瘤负荷的间接参数；血清肌酐和尿酸对于明确肿瘤溶解综合征的风险至关重要；肾功能受损也可能与输尿管梗阻有关；单独碱性磷酸酶升高应对骨骼系统进行评估；血清蛋白电泳可能提示单克隆丙球蛋白病。建议完善病毒血清学检查，特别是 HIV、乙型肝炎病毒（hepatitis B virus，HBV）和 HCV。尽管 HBV 与任何 NHL 类型均无明显相关性，但在接受细胞毒性化疗或免疫治疗的患者中，慢性肝炎的再激活是一种明确的并发症。当乙型肝炎表面抗原和乙型肝炎核心抗体阳性时，应通过检测 HBV 的 DNA 进行病毒载量评估，并开始特定的抗病毒治疗，尤其是治疗包括利妥昔单抗时。

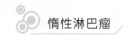

影像学是分期评估的关键部分。此外，影像学有助于选择活检部位。对 NHL 患者进行分期的影像学检查的选择取决于组织学亚型的 18F-FDG 亲和力。惰性淋巴瘤 FDG 亲和力通常差异较大。越来越多的证据支持 FDG-PET 在 FDG 亲和的惰性 NHL 中的作用，特别是在 FL 中。最近，FDG-PET 已被正式推荐用于 FL 初始分期、评估和一线治疗后的疗效评估。

与传统 CT 相比，FDG-PET 具有一些优势，特别是对大细胞转化的潜在评估和在治疗结束时识别高复发风险的患者。尽管如此，FDG-PET 对 FL 预后的确切影响仍有待确定，该方法在临床中的应用主要基于回顾性观察数据。

FL 经常累及骨髓。骨髓评估应包括穿刺和活检，骨髓穿刺可用于形态分析、流式细胞术和细胞遗传学检测。

6.7 临床表现

大多数 FL 患者表现为颈部、腋窝、腹股沟和股骨区无痛性淋巴结肿大，而大的纵隔肿块很少见。淋巴结肿大有时会自发消退，但很少完全消失。只有少数患者（占 15%～20%）为局限期疾病，即 I 期或 II 期。尽管在诊断时已有疾病在远处扩散，但大多数患者在诊断时没有症状。与侵袭性淋巴瘤相比，全身症状（B 症状）很少见，约占所有病例的 20%。只有少数患者有外周血 LDH 升高或全血细胞减少，并且 FL 没有特定的实验室检查异常。尽管有时可能会出现周围神经受压和硬膜外肿块导致脊髓受压，但中枢神经系统受累很少见。

6.8 风险分层和预后

FL 的预后在过去几十年中发生了变化，早期（20 世纪 60 年代至 90 年代，中位生存期在 10 年左右）与近期相比，FL 患者的预后已显著改善，中位生存期为 18 年。生存率的显著提高主要归功于一线治疗的进步，即单克隆抗体的使用、诊断方法和支持治疗的进步，以及对转化的 FL 患者进行更积极的治疗。

一些临床预后因素被认为是 FL 患者在确诊时提示预后生存的指标。

历史上，组织学分级一直是诊断时确定患者风险的重要因素。组织学低级别，即 1 级、2 级和 3A 级，往往极具惰性特征，具有相似的预后。然而，FL 3B 级往往更具侵袭性，患者可能通过蒽环类药物的化疗被治愈。

FLIPI 是 FL 中最有效的提示预后的工具之一。FLIPI 是在利妥昔单抗时代之前被提出的，包括 5

个主要的预后因素：受累淋巴结区域数量＞ 4、LDH（正常 *vs.* 升高）、年龄（≤ 60 岁 *vs.* ＞ 60 岁）、分期（Ⅰ、Ⅱ *vs.* Ⅲ、Ⅳ）和血红蛋白水平（正常 *vs.* ＜ 120 g/L）。根据预后结局将患者分为以下预后组：低风险（0 ~ 1 个危险因素），5 年 OS 率为 90%；中等风险（2 个危险因素），5 年 OS 率为 78%；高风险（3 个或更多危险因素），5 年 OS 率为 52%。在利妥昔单抗时代，FLIPI 由德国低级别研究组在 362 名接受利妥昔单抗、环磷酰胺、阿霉素、长春新碱和泼尼松治疗的患者队列中得到验证。

FLIPI-2 评分来自一项大型多中心研究，该研究包括 1000 多名需要治疗并接受利妥昔单抗治疗的 FL 患者。FLIPI-2 包含 5 个参数，其中一些参数与最初的 FLIPI 一致：年龄＞ 60 岁、血清 β_2- 微球蛋白水平高于正常上限、血红蛋白水平＜ 120 g/L、骨髓受累和最大受累淋巴结直径＞ 6cm 作为无进展生存期的独立危险因素。FLIPI-2 评分中，低危（0 个因素）、中危（1 ~ 2 个因素）或高危（3 ~ 5 个因素）患者的 3 年 PFS 率分别为 91%、69% 和 51%，而 3 年生存率分别为 99%、96% 和 84%。表 6-2 总结了预后评分系统。研究人员使用 PRIMA 研究的数据提出了基于血清 β_2- 微球蛋白水平和骨髓受累评估的 FLIPI-2 简化版本，并在单独的队列中得到验证。

最近提出的 m7-FLIPI 将 7 个临床相关基因（即 *EZH2*、*ARID1A*、*MEF2B*、*EP300*、*FOXO1*、*CREBBP* 和 *CARD11*）的突变状态与 FLIPI 评分和 ECOG 体力状况评分相结合。该模型是根据两项研究的临床和遗传数据创建的，这两项研究入组人群为先前未治疗、有症状，且接受 R-CHOP 或 R-CVP 治疗的晚期 FL 患者。m7-FLIPI 在一项独立队列研究中得到验证，该研究包括 107 名接受 R-CVP 治疗的有症状 FL 患者。

法国研究组研究了基因表达模式的预后作用，并确定高危患者具有的 23 个基因。同样，这些结果在独立队列中得到验证。

这两种分子评分系统代表我们将向遗传学异常纳入 FL 患者预后评估迈出第一步，但这些仍然用于研究，不适用于常规临床实践。

大约 20% 的 FL 患者会在免疫治疗和化疗后经历疾病的早期进展（progression of disease，POD），通常定义为诊断 / 治疗后的前两年内进展或复发（progression of disease within 24 months，POD24）。美国国家淋巴瘤研究组的一项关键分析对 POD24 的临床影响进行了探究，该研究入组了在美国 200 多个地区接受治疗的 FL 患者。与对照组（没有早期进展的患者）相比，POD24 患者的预后较差，5 年 OS 率分别为 50% 和 90%。即使在调整了 FLIPI 评分后，这一发现同样适用，并在来自爱荷华大学和梅奥诊所的独立患者队列中得到了验证。这些结果使得我们认识到一个重要但以前被低估的预后较差的患者群。

POD24 的预后作用也在接受所谓的无化疗疗法的患者中进行了单独研究。北欧淋巴瘤研究组最近公布了两项前瞻性临床试验的研究结果，研究入组了 321 名惰性淋巴瘤患者（84% 患有 FL）。接受利妥昔单抗单药治疗 [148 名随机分配到增加干扰素 -α（interferon-α，IFN-α）-2a 治疗组]，随访时间超过 10 年。与对照组相比，POD24 患者预后明显更差（10 年生存率为 59%，而缓解时间更长的患者为 81%）。这些结果在 3 项瑞士临床癌症研究组（SAKK）的独立患者队列临床试验中得到了验证。

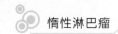

总之，目前 FL 的最佳预后指标在很大程度上仍然是未知的，并且这些评分指标都不能作为初始治疗的指南。未来，预测性生物标志物的发现可能有助于提高个体化疗法的作用。

表 6-2　FL 预后评分系统

变量	风险组别	危险因素数量	5 年 OS 率（%）
FLIPI			
年龄 > 60 岁	低危	0 ~ 1	90
Ann Arbor 分期 Ⅲ / Ⅳ 期	中危	2	78
血红蛋白 < 12 g/dL	高危	3 及以上	52
LDH 升高			
淋巴结受累区域 > 4			
FLIPI-2			
年龄 > 60 岁	低危	0	79
β_2- 微球蛋白升高	中危	1 ~ 2	51
淋巴结肿块 > 6 cm	高危	3 及以上	18
骨髓受累			
血红蛋白 < 12 g/dL			

6.9　一线治疗

FL 的特点是临床表现具有异质性，晚期时通常被认为无法治愈。诊断时的临床表现多变，事实上大多数患者诊断时完全没有症状，使得初始治疗策略差异很大。大多数患者表现为缓慢的淋巴结进行性肿大，在诊断时不一定需要积极治疗。FL 的治疗通常取决于具有临床表现时的分期。局限期（Ⅰ ~ Ⅱ期）患者可接受放疗，放疗可使相当比例的患者治愈。相比之下，通常认为晚期（Ⅲ ~ Ⅳ期）患者无法通过常规疗法治愈。因此，需要进行治疗前评估以确定疾病的程度。此外，治疗前评估应该包含患者的健康状况，特别是体力状况评分和有无合并症。

6.10　局限期滤泡性淋巴瘤的初始治疗

10% ~ 20% 的 FL 在早期（Ⅰ期或Ⅱ期）时可被诊断。放疗传统上一直是这组患者的首选治疗方法，可获得持续缓解。目前，FDG-PET 可以识别真正的局部疾病，因为 PET 的应用可以更准确地识别出这部分特定患者。尽管随机临床试验的数量有所减少（表 6-3），但单独放疗通常还是首选方式，其 10 年总生存率为 60% ～ 80%。对特定患者也可采取初步观察等待策略，很少有回顾性临床试验报告类似的生存预后。尽管如此，最近一项基于监测、流行病学和最终临床结果（the Surveillance，Epidemiology，and End Results，SEER）计划的分析表明，与观察疗法相比，接受放疗的早期 FL 患者具有生存获益。在早期 FL 患者中很少研究系统性治疗，如单独免疫疗法（如利妥昔单抗）或免疫化疗联合疗法。McManus 等进行了一项多中心Ⅲ期临床试验，入组 150 名Ⅰ期和Ⅱ期 FL 患者。患者被随机分配，接受单独放疗或放疗后进行 6 个周期的化疗。大多数患者为Ⅰ期，化疗方案为 CVP 及在方案修改后增加利妥昔单抗。中位随访时间为 9.6 年，增加化疗似乎改善了 PFS 率（10 年 PFS 率为 59% vs. 41%；HR=0.57，95%CI：0.34 ～ 0.95），尽管这一结果并未转化为更好的 OS。在另一项前瞻性Ⅱ期研究中，受累部位放疗和利妥昔单抗结合实现了长期缓解率（5 年 PFS 率为 78%）。在放疗中加入利妥昔单抗也获得了类似的结果：在意大利进行的一项多中心研究结果显示，利妥昔单抗放疗组的 10 年 PFS 率显著延长（$P < 0.05$，放疗前 4 个月利妥昔单抗疗程组为 64.6%），单独放疗组为 50.7%，而 10 年 OS 没有显著差异。

放疗的剂量和范围在不同研究中差异很大。基于非随机证据，放疗野在逐渐变小，但随后发表的临床数据也有类似结论。受累野放疗的标准剂量为 24 Gy，显著低于既往的放疗剂量（30 ～ 40 Gy），随机临床试验已证明这一剂量与更高的剂量一样有效。此外，首次报道接受 2×2 Gy 低剂量放疗（主要用于缓解晚期疾病）的患者在疾病控制方面具有良好的效果。这导致了一项前瞻性随机临床试验的启动，该试验旨在比较 2×2 Gy 与标准剂量 24 Gy 对局限期 FL 患者的疗效。初步结果表明，低剂量组的疾病进展率明显更高，这使得目前不建议采用低剂量放疗来治疗可治愈的局限期患者。

还应该考虑的是，早期 FL 患者的大多数复发发生在放疗野之外。这强调了早期 FL 患者都需要在治疗开始前进行严格的分期。

表 6-3 入组早期 FL 患者的一些临床试验

作者（年份）	分期	例数	中位放疗剂量	生存率（%）
Herfarth 等（2018）	Ⅰ（56%） Ⅱ（44%）	85	30 ～ 40 Gy	5 年 PFS 率：78 5 年 OS 率：96
Tsang 等（2005）	Ⅰ（64%） Ⅱ（36%）	573	35 Gy	10 年 FFTF 率：48 10 年 OS 率＞60
Brady 等（2019）	Ⅰ（80%） Ⅱ（20%）	512	＞24 Gy	5 年 FFTF 率：69 5 年 OS 率：96
Vaughan Hudson 等（1994）	Ⅰ（100%）	208	35 Gy	10 年 FFTF 率：47 10 年 OS 率：64
Mac Manus 等（1996）	Ⅰ（41%） Ⅱ（59%）	177	35 ～ 50 Gy	10 年 FFTF 率：44 10 年 OS 率：64
Wilder 等（2001）	Ⅰ（41%） Ⅱ（59%）	80	40 Gy	10 年 FFTF 率：41 15 年 OS 率：43

续表

作者（年份）	分期	例数	中位放疗剂量	生存率（%）
Soubeyran 等（1988）	Ⅰ（44%） Ⅱ（56%）	103	35 ~ 40 Gy	10 年 FFTF 率：49 10 年 OS 率：56
Guckenberger 等（2012）	Ⅰ（47%） Ⅱ（34%） Ⅲ（19%）	107	25 ~ 45 Gy	10 年 FFTF 率：58 10 年 OS 率：64

注：PFS：无进展生存期；FFTF：无治疗失败；OS：总生存期。

6.11　晚期滤泡性淋巴瘤的初始治疗

对于晚期（Ⅲ、Ⅳ期或不适合放疗的Ⅱ期）FL 患者，治疗决策必须根据疾病和患者的具体因素进行个体化设计。如前所述，晚期 FL 仍被认为是一种无法治愈的疾病，即使该病对各种治疗方式（如化疗、免疫疗法、放疗和靶向治疗）都有反应。一旦确诊为晚期 FL，下一步就须确定患者是否需要治疗，因为并非所有 FL 患者在确诊时都需要治疗，关键的决策是何时开始治疗及如何治疗。鉴于大多数 FL 患者不会死于该病，故维持最佳生活质量是治疗的主要目标之一。重要的是，应与患者一起讨论治疗选择，并且根据疾病特征、治疗目标和患者的偏好来选择治疗方式。

6.11.1　肿瘤负荷低的晚期滤泡性淋巴瘤

FL 有多种治疗选择，包括观察等待、抗 CD20 单抗单药治疗（特别是利妥昔单抗）、联合抗 CD20 抗体（利妥昔单抗或奥妥珠单抗）的化疗等。几项前瞻性随机临床试验表明，推迟治疗直至出现临床症状不影响 OS，延长无治疗期可能会降低成本、出现并发症和潜在耐药。此外，无论是积极治疗还是保守治疗，组织学向弥漫性大 B 淋巴细胞瘤转化的概率似乎都以大约每年 2% 的速度递增。

2003 年，Ardeshna 进行了一项具有里程碑意义的前瞻性随机临床试验，验证在低肿瘤负荷晚期 FL 患者中观察等待作为初始治疗策略的作用。300 多名晚期无症状 FL 的患者被随机分配到接受烷化剂治疗（口服苯丁酸氮芥）的积极治疗组，与直至疾病进展或出现症状才开始治疗的延迟治疗组。中位随访时间为 16 年，两个治疗组的 OS 没有观察到差异。值得注意的是，近 20% 的患者不需要任何积极治疗。尽管其他随机试验也在解决同样的问题并获得了类似的结果，但事实上，应强调这些研究是在利妥昔单抗时代来临之前进行的（利妥昔单抗已被证明可以改善需要治疗的 FL 患者的 OS）。因此，我们尚不清楚利妥昔单抗联合化疗对生存率的改善如何影响这一人群的自然病程。

2014 年发表的一项相关后续研究，把利妥昔单抗作为一线治疗药物。在这项英国临床试验中，低肿瘤负荷 FL 患者被随机分到 3 组：①接受利妥昔单抗诱导治疗，每周一次，共计 4 周；②利妥昔单抗诱导治疗，之后两年内每两个月进行一次利妥昔单抗维持治疗；③观察等待组。仅用利妥昔单抗诱导组因入组缓慢而过早关闭，该研究随后被修改为双组研究。中位随访 4 年，单独诱导组与诱导后维持组之间的再次接受治疗时间没有差异（HR = 0.75，P = 0.33），修正后的试验在比较两组数据方面没有统计学效力。两种疗法的组织学转化率和 OS 相似。然而，开始新治疗的时间存在显著差异，观察等待组中 46%（95%CI：39 ~ 53）的患者在 3 年内不需要治疗，而在利妥昔单抗维持组中这一比例为 88%（HR = 0.21，95%CI：0.14 ~ 0.31；P < 0.0001）。利妥昔单抗治疗可显著改善生活质量，反映在接受积极治疗的患者焦虑明显减少。这项研究给新诊断的无症状且肿瘤负荷低的 FL 患者提供了选择利妥昔单抗单药治疗作为首选治疗的基本理由，尽管缺乏 OS 获益这一点表明"观察等待"仍然是该人群的合适疗法。

如果利妥昔单抗单药治疗成为一线治疗选择，那么下一个问题是，何时为最佳治疗时间，以及应该如何给药。在 RESORT 试验中，289 名低肿瘤负荷的 FL 患者在每周接受 4 剂利妥昔单抗诱导治疗后，被随机分配到接受利妥昔单抗维持治疗（每 13 周一次，直至疾病进展），或仅在疾病进展时再次使用利妥昔单抗治疗。中位随访时间为 4.5 年，两组中治疗失败时间（约 4 年）和生活质量相似，并且在未维持组中使用的利妥昔单抗剂量明显减少（中位 4 次 *vs.* 18 次）。

6.11.2 肿瘤负荷高的晚期滤泡性淋巴瘤

在评估何时是最佳开始治疗时间时，最好的方法是考虑是否存在临床症状及评估肿瘤负荷。GELF 标准被提出用于识别那些将从治疗而不是观察中受益的患者。GELF 标准包括一些代表肿瘤负荷的临床参数：根据这些标准，具有高肿瘤负荷的患者通常先接受积极的全身系统治疗。在最初的 GELF 研究中，评估肿瘤负荷较低的患者被随机分配到 3 个组：第 1 组，观察等待（n = 66）；第 2 组，泼尼莫司汀 200 mg/（m² · d），每月 5 天，共 18 个月（n = 64）；第 3 组，干扰素 – α 5 MU/ 天，持续 3 个月，然后 5 MU 每周 3 次，持续 15 个月（n = 63）。与早期治疗相比，观察等待的方法似乎没有害处。从那时起，在由该研究组开展的评估不同化学免疫治疗方案的后续临床试验中，入组的高肿瘤负荷患者均基于这些标准。英国国家淋巴瘤研究所（British National Lymphoma Investigation，BNLI）标准也已经过验证，它们经常用于评估肿瘤负荷和初始治疗的最佳时机。BNLI 标准中，骨病变和骨髓浸润也被认为是开始治疗的触发因素。表 6-4 总结了 FL 开始治疗的主要标准。

表 6-4　开始治疗的主要标准比较

GELF	最大肿大淋巴结（或结外）直径 > 7 cm； 至少 3 个淋巴结肿大 > 3 cm； 存在全身症状； 存在浆膜腔积液； 脾脏明显增大； 重要器官受压风险； 存在白血病或血细胞减少。

续表

BNLI	存在瘙痒或 B 症状； 过去 3 个月内疾病迅速进展； 危及生命的器官受累； 显著的骨髓浸润导致骨髓抑制（在没有其他原因的情况下血红蛋白水平< 100 g/L，白细胞计数< 3.0×10^9/L 或血小板计数< 100×10^9/L）； 局部骨病变； 肾脏浸润； 肉眼可见的肝脏受累。

目前具有高肿瘤负荷的晚期 FL 患者的标准方法为抗 CD20 单克隆抗体联合化疗的免疫化疗方案（表 6-5）。单独使用利妥昔单抗的全身治疗及其他无化疗组合（如利妥昔单抗和来那度胺）也被证明有效。经常使用的化疗方案主要是烷化剂方案（如 CVP、CHOP）、嘌呤类似物（如氟达拉滨）单独使用或与米托蒽醌联合（FM），以及最近包含苯达莫司汀的组合方案。

表 6-5　入组诊断时肿瘤负荷高的 FL 患者的一些临床试验

作者（年份）	临床试验分期	例数	治疗方案	维持治疗	生存期
Rummel 等（2013）	III	549	R-CHOP、R-B	无	中位 PFS 率：31.2 个月 中位 PFS 率：69.5 个月
Flinn 等（2019）	III	447	CHOP、R-CVP、R-B	无	5 年 PFS 率：55.8%，5 年 OS 率：81.7% 5 年 PFS 率：65.5%，5 年 OS 率：85.0%
Salles 等（2011）	III	1217	R-CVP、R-CHOP、R-FCM	无 有	3 年 PFS 率：74.9% 3 年 PFS 率：57.6%
Luminari 等（2018）	III	534	R-CVP、R-CHOP、R-FM	无	8 年 PFS 率：42%，8 年 OS 率：85% 8 年 PFS 率：49%，8 年 OS 率：83% 8 年 PFS 率：52%，8 年 OS 率：79%
Marcus 等（2017）	III	1202	R-CHOP、R-B、R-CVP、G-CHOP、G-R、G-CVP	有	3 年 PFS 率：73%，3 年 OS 率：92.1% 3 年 PFS 率：80%，3 年 OS 率：94.0%
Morschhauser 等（2018）	III	1030	R-CHOP、R-B、R-CVP、R^2	有	3 年 PFS 率：78%，3 年 OS 率：94% 3 年 PFS 率：77%，3 年 OS 率：94%

注：PFS：无进展生存期；OS：总生存期；CHOP：环磷酰胺、阿霉素、长春新碱和泼尼松；CVP：环磷酰胺、长春新碱和泼尼松龙；R-B：利妥昔单抗和苯达莫司汀；G：奥妥珠单抗；R^2：利妥昔单抗和来那度胺；R：利妥昔单抗。

利妥昔单抗与化疗的结合是一线治疗的标准疗法之一。比较不同方案加或不加利妥昔单抗的4项前瞻性试验表明，接受利妥昔单抗治疗的患者 PFS 和 OS 有显著获益。增加利妥昔单抗治疗没有明显的副作用。关于化疗基石药物的问题并没有得到解决。FOLL05 试验在 534 名晚期 FL 患者中比较了 3 种最流行的方案，即 R-CVP、R-CHOP 和 R-FM。与 R-CVP 相比，R-CHOP 和 R-FM 的 PFS 较好，3 年 PFS 率分别为 52.68% 和 63%（$P=0.011$），然而，在 OS 方面没有观察到差异。

对于没有组织学转化证据的患者，苯达莫司汀已成为一种重要的治疗药物。Rummel 等进行了一项随机前瞻性临床试验，入组的晚期未得到治疗的惰性淋巴瘤和套细胞淋巴瘤患者接受了 B-R 或 R-CHOP 治疗。与 R-CHOP 相比，B-R 组合似乎可以改善该人群的 PFS，并减少脱发、全血细胞减少和感染等并发症。OS 没有差异（10 年 OS 率为 70% 和 66%），并且两个治疗组第二恶性肿瘤的数量相似（39 例 *vs.* 47 例）。

美国进行了一项类似的研究（BRIGHT 研究），并评估了 447 名惰性淋巴瘤和套细胞淋巴瘤患者中 B-R 组合与 R-CHOP 和 R-CVP 相比作为前期治疗的疗效。B-R 在完全缓解率（分别为 31% 和 25%，$P=0.0225$）和总体缓解率（分别为 97% 和 91%，$P=0.0102$）方面似乎并不逊于其他两种方案。在更新的 5 年随访分析中，接受 B-R 治疗的患者 PFS 率为 65%（95%CI：58.5 ~ 71.6），而整体组别的 PFS 率为 55.8%（95%CI：48.4 ~ 62.5，HR=0.61，95%CI：0.45 ~ 0.85，$P=0.0025$）。各组之间的 OS 没有显著差异。值得注意的是，该研究排除了 3A 级 FL 患者。在毒性方面，B-R 组恶心 / 呕吐、继发恶性肿瘤的发生率较高，周围神经病变 / 感觉异常和脱发的发生率较低。与 B-R 方案相比，接受 R-CHOP 或 R-CVP 治疗的患者出现了更多的血液学毒性，尽管 B-R 组的感染率似乎更高。

总之，对于想要避免脱发或严重中性粒细胞减少症的患者，B-R 似乎是更好的选择。此外，出于物流方面原因，一些患者可能对连续两天给药但给药频率较低（每 4 周一次）的 B-R 方案更感兴趣。奥妥珠单抗是一种 II 型抗 CD20 单克隆抗体，最近被批准与化疗联合作为 FL 患者的一线治疗。该方案的获批是在前瞻性 GALLIUM 随机临床试验结果公布之后，该试验入组了 1202 名需要治疗的 FL 初治患者。患者被随机分配到基于奥妥珠单抗的诱导和维持治疗组与基于利妥昔单抗的诱导和维持治疗组。参与的中心可以自由选择以下方案联合抗 CD20 抗体进行诱导治疗：苯达莫司汀（57%）、CHOP（33%）或 CVP（10%），然后，对治疗有反应的患者继续接受长达两年的维持治疗，维持治疗的抗体和他们在诱导期间接受的抗体相同。计划前中期分析结果表明，实验组 PFS 有所改善（3 年 PFS 率：83% *vs.* 79%，HR=0.68，95%CI：0.54 ~ 0.87）。中位随访 34.5 个月（0 ~ 54.5 个月），ORR、CR、OS 和组织学转化率结果相似。然而，基于奥妥珠单抗的方案 3 级或 4 级不良事件的发生率较高（75% *vs.* 68%），特别是输液相关反应（59% *vs.* 49%）、中性粒细胞减少伴发热（6.9% *vs.* 4.9%），以及 3 级或 4 级感染（20% *vs.* 15.6%）。出乎意料的是，在两组中都观察到了一些致死性事件（奥妥珠单抗组和利妥昔单抗组的致死率分别为 4% 和 4.3%）。此外，在两组接受苯达莫司汀治疗的患者中均观察到 3 级或 4 级毒性的发生率更高，特别是感染和继发性恶性肿瘤。总之，尽管这些结果表明使用奥妥珠单抗可以改善 PFS，但目前尚不清楚这是否会在更长时间的随访后转化为生存获益。就目前而言，使用任何一种抗 CD20 抗体似乎都是合理的。

除与细胞毒性药物联合使用外，一些患者也可以通过"无化疗"方法成功治疗。利妥昔单抗单药似乎是一种初始治疗的适当选择，特别是对于那些有合并症和（或）疾病长期进展缓慢的患者。

利妥昔单抗毒性较低，总体诱导治疗缓解率尚可。SAKK 研究了利妥昔单抗单药治疗在新诊断的 FL 和预治疗的患者中的作用。利妥昔单抗单药治疗剂量为 375 mg/（$m^2 \cdot w$），共 4 周，然后每两个月一次，再进行 4 次治疗，复发或初治患者的总体缓解率为 46% ~ 67%。在 9.5 年的长期随访中，35% 先前未治疗的 FL 患者对利妥昔单抗诱导治疗有反应，并在接受了 4 次利妥昔单抗维持治疗后 8 年内疾病无进展。为了更好地确定最佳的利妥昔单抗维持治疗持续时间，同一研究组比较了长期维持组（最长维持 5 年，或直到疾病进展，或出现不可接受的毒性反应）与短期维持方案（每两个月给药一次，共 4 次）的疗效差异。该研究的主要终点为无事件生存期（event free survival，EFS），长期维持利妥昔单抗似乎并未改善 EFS。

另一个使用利妥昔单抗作为主要药物的无化疗方案是与来那度胺联合，也称为 R^2 方案。在美国和一些欧洲国家进行的 3 项前瞻性 II 期临床试验表明，R^2 方案诱导治疗在初治 FL 患者中具有较高的 CRR，3 年 PFS 率为 86%。这些正面的结果使得一项国际开放标签 III 期临床试验（RELEVANCE 研究）得到启动，该研究入组了 1030 名需要治疗的晚期 FL 患者。患者被随机分配到接受 R^2 方案（来那度胺，剂量为 20 mg/d，在每个 28 天治疗周期的第 2 ~ 22 天给药，共进行 6 个周期，随后来那度胺的剂量改为 10/20 mg/d，共 12 个周期）或利妥昔单抗联合化疗，化疗方案为 CVP、CHOP 或 B，具体取决于研究者的选择。在每个治疗组中，患者共接受 30 个月的治疗。中位随访 38 个月，在 CRR（48% 与 53%，P=0.13）、3 年 PFS 率（77% $vs.$ 78%；HR=1.1，95%CI：0.85 ~ 1.43）和 3 年 OS（94% $vs.$ 94%；HR=1.16，95%CI：0.72 ~ 1.86）方面未观察到显著差异。在毒性方面，利妥昔单抗联合化疗组中出现 III 级或 IV 级中性粒细胞减少（32% $vs.$ 50%）和中性粒细胞减少伴发热（2% $vs.$ 7%）的患者比例较高。接受 R^2 治疗的患者出现皮疹（43% $vs.$ 24%）、腹泻（37% $vs.$ 19%）和肿瘤复燃（6% $vs.$ 低于 1%）的比例更高。总之，基于这些结果，R^2 方案是初治 FL 患者的一种新治疗选择，但尚未在一线治疗适应证中注册。

6.11.3 维持治疗的作用

疾病复发是 FL 患者比较关注的问题，如何进一步延长缓解期仍然是临床医师和研究人员的重要研究目标。一种可能实现这一目标的策略是在诱导治疗成功后进行所谓的维持治疗。抗 CD20 单抗是维持治疗中一种极具吸引力的选择，因为单抗急性毒性有限，并且没有显著的长期或累积毒性。此外，这些化合物的半衰期很长，可在保持长期药物暴露的同时进行间隔治疗。维持治疗的作用在肿瘤负荷较低和较高的患者中、一线治疗后和复发的患者中均有研究。RESORT 研究仅入组低肿瘤负荷患者，接受每 4 周一次的利妥昔单抗诱导治疗。然后，患者被随机分配接受每 3 个月一次的无限期利妥昔单抗维持治疗或在疾病进展后接受利妥昔单抗再治疗。中位随访 4.5 年，两个研究组的 PFS 相当，但接受维持治疗的患者较少需要细胞毒性化疗药物，尽管两组的 5 年 OS 率估计值相似（94%），观察到的组织学转化率也没有显著差异，然而，必须权衡疾病控制方面的益处与维持组中较高的利妥昔单抗使用剂量。

其他临床试验也评估了基于利妥昔单抗单药诱导后维持利妥昔单抗治疗的作用。SAKK 35/98 研究入组新诊断和经治的 FL 患者，患者经过 4 周的利妥昔单抗诱导治疗，然后随机分配到接受每两个月一次，共 4 次的利妥昔单抗维持组或不接受进一步治疗的观察组。中位随访 10 年，与观察组相比，利妥昔单抗维持组的中位 EFS 明显更长（24 个月 *vs.* 13 个月，$P < 0.001$）。同一研究组进行的后续研究（SAKK 35/03 研究）中，270 名未经治疗、复发、稳定或化疗耐药的 FL 患者接受了与之前研究相同的诱导治疗，然后被随机分配接受短期维持（利妥昔单抗每两个月一次，共 4 次）或长期维持（利妥昔单抗每两个月一次，直至疾病进展或出现不可接受的毒性，最长维持时间为 5 年）。在 EFS 方面没有发现差异，在长期维持组观察到的不良事件略多。

在抗 CD20 单抗联合化疗的诱导治疗（R-CHOP、R-CVP 和利妥昔单抗、氟达拉滨、环磷酰胺）后产生缓解的患者中，利妥昔单抗维持治疗地位的评估主要在 PRIMA 研究中进行。在这项研究中，1019 名既往未经治疗的 FL 患者在诱导治疗后得到了初步缓解，被随机分配至利妥昔单抗维持组（375 mg/m² 每两个月给药，共 24 个月）或安慰剂组。中位随访 36 个月，维持组的 PFS 率有所改善（74.9% *vs.* 57.6%），但 OS 没有差异。接受利妥昔单抗维持治疗的患者 24 个月时 CR 或未经证实的完全缓解（CRu）更高（72% *vs.* 52%），但严重不良事件（Ⅲ级或Ⅳ级）的总体发生率也更高（24% *vs.* 17%），感染的比例也更高（39% *vs.* 24%）。经过 73 个月的随访，维持组的 PFS 获益得以维持（42.7% *vs.* 59.2%；HR=0.58，95%CI：0.48 ~ 0.69，$P < 0.0001$），并且未观察到意外毒性。但是，即使随访时间更长，利妥昔单抗维持治疗的应用也并没有转化为 OS 的改善。

在一项大型荟萃分析中，研究包括 7 项评估化疗或化学免疫治疗后利妥昔单抗维持治疗的临床试验（总共 2315 名 FL 患者），利妥昔单抗维持似乎可以改善 PFS（HR=0.57；95%CI：0.51 ~ 0.64）和 OS（HR=0.79，95%CI：0.66 ~ 0.96），尽管不良事件风险更大（34% *vs.* 24%）。

这些结果是否也适用于接受 B-R 作为诱导治疗的患者，目前仍存在争议。几项临床试验报告了与淋巴瘤无关的较高死亡率，特别是在基于苯达莫司汀的联合治疗后接受维持治疗的患者中，这些患者死亡的主要原因是卡氏肺孢子菌肺炎。尽管如此，应强调，在该研究中，化疗方案不是随机的。此外，维持治疗的最佳持续时间仍然是未知的，在持续讨论中。许多临床医生会按照 3 期临床试验中规定的方案进行维持治疗，比如 PRIMA 研究中所规定的维持治疗时间（利妥昔单抗每两个月一次，共两年）。如前所述，延长维持时间的临床研究中观察到在计划治疗结束时毒性增加。从实用的角度来看，如果在 B-R 诱导治疗后给予利妥昔单抗维持治疗，建议对卡氏肺孢子菌肺炎进行长期预防。

6.12　大剂量化疗和自体干细胞移植的作用

大剂量化疗后进行 ASCT 是一种在 FL 患者中经过充分研究的治疗方法。尽管如此，鉴于这种方法的毒性，以及 FL 患者的总体预后较好，确定进行该治疗的正确时机一直是一个挑战。

一些随机临床试验研究了 HDC 后进行 ASCT 在 FL 患者中的作用。在前利妥昔单抗时代进行的 3 项随机试验和在利妥昔单抗时代进行的一项随机试验中，评估了一线治疗后缓解的晚期 FL 患者

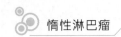

接受 ASCT 巩固治疗与仅随访观察组的临床结局。所有这些试验都证明了与仅继续观察相比，进行 ASCT 在 PFS 方面有优势，证明了这种方法可以改善疾病控制，但没有一个研究显示出 OS 方面的优势。基于这些结果，目前不建议将 HDC 和 ASCT 作为首次缓解 FL 患者的巩固治疗。

对于复发的 FL 患者，在前利妥昔单抗时代进行的一项前瞻性试验结果表明，ASCT 可能优于常规剂量治疗。在这项研究中，140 名难治性 FL 患者被随机分到仅单独化疗组和化疗后使用未清除或清除干细胞进行 ASCT 的巩固治疗组。中位随访 69 个月，接受 ASCT 的患者在两年 PFS 率（26% *vs.* 55% ~ 58%，*P*=0.0037）和 4 年 OS 率（46% *vs.* 71% ~ 77%，*P*=0.079）方面获益。尽管有这些正面的结果，但由于担心早期和晚期毒性，ASCT 并未被广泛用作复发性 FL 患者的标准治疗方法。此外，这项研究是在利妥昔单抗问世之前进行的，与现在相比，当时 FL 患者的中位生存期较短。

一些近期回顾性研究比较了接受 ASCT 或化学免疫疗法治疗的患者的临床结果。Sebban 等发表了一项回顾性分析，入组 254 名复发性 FL 患者，这些患者在两项连续的随机研究中接受了相同的治疗：与接受常规治疗的患者相比，接受 HDC 和 ASCT 治疗的患者 5 年 EFS（51% *vs.* 24%）和 OS 率（70% *vs.* 42%）更高。在一项来自 FL2000 入组 175 名 FL 患者的研究中，Le Gouill 等也报道了相似的结果，支持使用 ASCT 进行巩固治疗，无论一线治疗是否应用利妥昔单抗。通过来自美国国家淋巴瘤研究中心与国际血液和骨髓移植研究中心的数据进行回顾性分析，研究入组了 349 名在两年内疾病进展或利妥昔单抗初始治疗后没有缓解的患者，在亚组分析中，治疗失败后一年内接受 ASCT 的患者 5 年 OS 率较高（73% *vs.* 60%）。同样，两项前瞻性一线方案临床试验的后续分析证实了在 CHOP 式诱导治疗后 24 个月内复发的年轻患者中，总体生存有获益。欧洲血液和骨髓移植学会（European Group for Blood and Marrow Transplantation，EBMT）开始了一项研究，旨在按照 RAND 改良的 Delphi 共识，在欧洲利妥昔单抗时代确定适宜进行 HDC 和 ASCT 的 FL 患者。在初次化疗敏感的复发性患者中，目前的共识是 HDC 和 ASCT 是巩固缓解的合适选择，尤其是对于免疫化疗后短期缓解或 FLIPI 高风险的患者。

尽管 HDC 和 ASCT 可以为许多患者提供持续缓解，并且是一个可能治愈的方法，但也必须认识到这一方法有显著的急性和慢性毒性。一个主要问题是发生继发性恶性肿瘤，特别是骨髓增生异常综合征（myelodysplasia syndrome，MDS）或急性髓系白血病（acute myeloid leukemia，AML）。一项基于人群的队列研究入组了 7000 多名接受 ASCT 治疗的患者，与一般人群相比，继发恶性肿瘤的风险稍有增加（标准发病率比为 1 ：4），但 MDS/AML 的风险显著上升（SIR=20.6）。因此，应告知患者这种风险及其他相关的潜在迟发效应。

6.13　异基因干细胞移植的作用

进行清髓性预处理的异基因造血干细胞移植（allogeneic hematopoietic stem cell transplantation，allo-HSCT）的复发率较低，但移植相关的死亡率较高，最终 OS 相似。这一观察结果表明存在移植物抗淋巴瘤效应。为了降低 allo-HSCT 的毒性，降低了强度条件的 allo-HSCT（reduced-intensity conditioned，RIC-allo-HSCT）已有应用。一些临床试验证明了这种方法在早期预治疗患者中的可行性。RIC-allo-HSCT 后的临床结果显示，5 年 PFS 率为 50% ~ 85%。目前没有前瞻性试验比较 RIC-allo-HSCT 和清髓性预处理 allo-HSCT 方案在 FL 患者中的疗效。RIC-allo-HSCT 是目前最常用于 50 岁以上且有合并症的患者的方法。

在难治性 / 复发性 FL 患者中是否考虑进行 ASCT 或 allo-HSCT 仍有待商榷。只有一项前瞻性随机试验试图说明这个问题，但由于入组情况不好，临床试验已过早地关闭。因此，根据前面提到的欧洲共识，建议对 ASCT 后复发的患者进行 allo-HSCT。

6.14　放射免疫疗法

放射免疫疗法（radio immuno therapy，RIT）用于与放射性同位素相关的单克隆抗体。替伊莫单抗是一种鼠类抗 CD20 单克隆抗体，与放射性同位素钇 -90 偶联，已获美国食品药物监督管理局（Food and Drug Administration，FDA）批准用于治疗复发 / 难治性 FL 患者。一些 RIT 前瞻性研究（主要是 II 期临床试验）显示缓解率为 60% ~ 80%，中位 PFS 不足一年。大多数达到 CR 的患者之后接受 RIT 治疗缓解期可超过 3 年。目前没有随机临床试验将 RIT 与免疫化疗进行比较。替伊莫单抗似乎是安全的，最常见的副作用是潜在的长期血液毒性。

应用 RIT 后的高缓解率使 RIT 成为了一种极具吸引力的治疗选择，尽管由于治疗方法的复杂性，目前不常用于临床。

此外，在一项国际一线方案的临床研究中，RIT 作为巩固疗法可提高 PFS。但这种方法似乎不如两年的利妥昔单抗维持治疗。

6.15　复发性滤泡性淋巴瘤的治疗

尽管与过去几十年相比，FL 的中位 OS 已有显著的改善，但大多数患者最终会复发，他们将需要持续治疗。复发性 FL 患者的最佳治疗方法仍未确定。识别高危患者至关重要，尤其是出现组织学转化或早期治疗失败的患者。早期治疗失败的患者通常是指初始免疫化疗后 24 个月内进展的 FL 患者，这些患者通常需要采用更积极的方法进行治疗，因为他们往往预后较差。对于没有明显合并症的年轻患者来说，尤其是对早期复发性患者，最好的方案可能是 HDC 后进行 ASCT。另外，无症状的复发性 FL 患者不一定要立即治疗。开始治疗的指征通常与一线治疗的指征相似。建议在复发时尽可能重复进行活检，以排除组织学转化为弥漫大 B 细胞淋巴瘤。骨髓活检一般只用于存在明显血细胞减少的患者。可能与组织学转化相关的临床特征包括单个淋巴结的快速不协调生长、B 症状、高钙血症和 LDH 升高。后续治疗的选择在很大程度上取决于几个因素，包括先前的治疗方案、年龄、是否存在合并症、缓解的持续时间及患者的偏好。可供选择的不同方案包括重复初始治疗方案（特别是对于长期缓解的患者）、使用非交叉耐药的化疗方案和应用新的靶向药物。在年轻和适合的患者中，治疗目标是诱导长期缓解。在有合并症的老年患者中，复发性 FL 患者的治疗目标是获得更好的生活质量并减少淋巴瘤相关症状。如前所述，对于早期复发的患者，通常建议使用非交叉耐药化疗的方案；对于长期缓解后复发并有合并症的患者，使用利妥昔单抗治疗可能会有获益；对于接受过含烷化剂方案的复发性患者，可以考虑使用包括苯达莫司汀的方案。在这种情况下，这几种方案已证明有临床效果，但随机试验数量有限。免疫化疗后首次复发时，治疗选择包括抗 CD20 单抗联合 CHOP、CVP、苯达莫司汀或来那度胺，具体取决于患者的病史和先前的治疗。特别是，如果在最后一次利妥昔单抗给药后 6 ～ 12 个月内复发，则先前接受过 R-CVP 或 R-CHOP 治疗的患者可能首选苯达莫司汀联合奥妥珠单抗。反过来说，CHOP 可能更适合之前接受过苯达莫司汀治疗的患者。

两项 II 期临床试验评估了联合苯达莫司汀治疗复发 / 难治性 NHL 患者（14% 患有 FL）的有效性和安全性：中位 PFS 为两年，最常见的副作用是血液学毒性，特别是白细胞减少和血小板减少。在一项入组 230 名复发性惰性 NHL 和套细胞淋巴瘤患者的随机、非劣效性 III 期临床试验中，将基于氟达拉滨的化疗联合利妥昔单抗与 B-R 方案进行了比较。接受 B-R 方案治疗的患者缓解率更高，PFS 和 OS 有所改善，这表明这种组合可能是复发性惰性淋巴瘤患者的首选治疗方案之一。

复发时是否使用利妥昔单抗维持治疗取决于患者是否对该化合物耐药。对于利妥昔单抗难治的患者，一般不建议使用利妥昔单抗维持治疗。在这方面，GADOLIN 研究纳入了利妥昔单抗难治性惰性 NHL 患者，并将患者随机分到接受奥妥珠单抗联合苯达莫司汀（G-B）诱导治疗序贯奥妥珠单抗维持的治疗组或苯达莫司汀单药治疗而不进行维持的治疗组。该试验的最新结果表明，与单独使用苯达莫司汀相比，G-B 诱导加奥妥珠单抗维持可显著改善 PFS 和 OS。

6.16 滤泡性淋巴瘤治疗的新药

6.16.1 来那度胺

新药通常是应用于出现多次复发的患者中，但目前也有一些新药正在进行一线研究（表 6-6）。来那度胺就是其中一个例子，NHL-001 研究纳入了 43 名患者，评估来那度胺作为复发 / 难治性惰性淋巴瘤（主要是 FL）患者的单一治疗药物，ORR 为 23%（CRR：7%），中位 PFS 为 4.4 个月。来那度胺联合利妥昔单抗（也称为 R^2 方案）的疗效在一些 II 期临床试验和随后一项大型随机国际Ⅲ期临床试验（AUGMENT 研究）中进行了研究，研究表明与利妥昔单抗单药相比，R^2 方案临床效果明显更好。在一线治疗中，RELEVANCE 研究表明，R^2 组合在疗效方面与标准免疫化疗（R–CHOP、B–R、R–CVP）相当。目前，MAGNIFY 研究在探究来那度胺在维持治疗中的作用，这是一项Ⅲ B 期多中心开放标签研究，其中缓解的患者随机接受来那度胺和利妥昔单抗维持或单独接受利妥昔单抗维持治疗（ClinicalTrials.gov Identifer：NCT01996865）。

表 6-6　患者接受"无化疗"方案的一些临床试验

作者（年份）	临床试验分期	患者例数	治疗背景	治疗方案	ORR	ORR，生存
Ghielmini 等（2004）	Ⅱ	202	FL 一线治疗复发性 FL	R	46%～67%	中位 EFS：12～23 个月
Taverna 等（2016）	Ⅱ	165	FM 一线治疗 复发性 FL	R 短期 R 维持 长期 R 维持	62%	中位 EFS：3.4 年 中位 EFS：5.3 年
Zucca 等（2019）	Ⅱ	154	FL 一线治疗	R R^2	57% 78%	中位 EFS：2.3 年 中位 EFS：5.0 年
Leonard 等（2019）	Ⅲ	358	复发性 FL	R R^2	53% 78%	2 年 PFS 率：36% 2 年 PFS 率：58%
Gopal 等（2014）	Ⅱ	125	复发性惰性 NHL	Idelalisib	57%	NA
Dreyling 等（2017）	Ⅱ	142	复发性惰性 NHL	Copanlisib	59%	中位 EFS：11.2 个月
Schmidt 等（2018）	Ⅱ	98	FL 一线治疗	伊布替尼 + 奥妥珠单抗	90%	1 年 PFS 率：80%
Ogura 等（2014）	Ⅱ	39	复发性 FL	Vorinostat	49%	PFS：20 个月
Morschhauser 等（2019）	Ⅱ	95	复发性 FL	Tazemetostat	74%	PFS：60 周 [a]
Palanca–Wessels 等（2015）	Ⅰ	34	复发性惰性 NHL	维泊妥珠单抗	55%	中位 PFS：5.7 个月
Davids 等（2017）	Ⅰ	106	复发性惰性 NHL	维奈克拉	38%	中位 PFS：11 个月

注：FL：滤泡性淋巴瘤；NHL：非霍奇金淋巴瘤；PFS：无进展生存期；EFS：无事件生存期；R：利妥昔单抗；R^2：利妥昔单抗和来那度胺；NA：不可用。[a]EZH2 突变肿瘤。

6.16.2　PI3K 抑制剂

磷脂酰肌醇 3- 激酶（phosphatidylin-ositol-3-kinases，PI3K）抑制剂是具有调节和催化亚基作用的异二聚体酶。Idelalisib 是一种选择性 P110δ PI3K 抑制剂。在Ⅰ期研究中，纳入了经过多轮治疗的惰性 NHL 患者，Idelalisib 具有令人兴奋的临床效果，ORR 为 48%。基于这些正面的结果，随后的 Ⅱ 期试验纳入 125 名利妥昔单抗和烷化剂治疗无效的惰性 NHL 患者，予 150 mg Idelalisib，每日两次，直至疾病进展或出现不可接受的毒性。FL 患者的 ORR 为 57%（95%CI：0.42 ~ 0.66），CRR 为 7%，中位随访 9.7 个月后，中位 PFS 为 11.0 个月，相比之前的疗法，PFS 显著延长。尽管临床效果较好，但该药的毒性经常是一个问题。Idelalisib 与免疫介导的毒性有关，例如转氨酶升高、腹泻和 CD8 阳性淋巴细胞浸润的肺炎。此外，在随后的 Ⅲ 期临床试验中，在含有 Idelalisib 的治疗组中观察到由于机会性感染［特别是 PCP 和巨细胞病毒（cytomegalovirus，CMV）再激活］增加而导致死亡率升高。因此，当考虑使用 Idelalisib 治疗时，强烈建议进行充分的 PCP 预防和巨细胞病毒监测。

Copanlisib 是另一种泛 PI3K 抑制剂，对 PI3K-α 和 PI3K-δ 亚型具有强力活性，最近被 FDA 批准用于治疗复发性 FL 患者。在一项 Ⅱ 期研究中，104 名的 FL 患者接受了 Copanlisib 治疗，ORR 为 59%，CRR 为 12%，PFS 为 11.2 个月。

6.16.3　BTK 抑制剂

伊布替尼是布鲁顿酪氨酸激酶（Bruton's tyrosine kinase，BTK）的不可逆抑制剂，具有促凋亡作用，可破坏细胞黏附和迁移。在两项 Ⅱ 期临床研究中，一项纳入 40 名复发 / 难治性 FL 患者，患者每天接受 560 mg 伊布替尼，直至疾病进展或出现不可接受的毒性。中位随访 6.5 个月，ORR 为 30%（CRR：2.5%），中位 PFS 为 9.9 个月；另一项临床研究中 110 名患者接受了相同的治疗，中位随访 27.7 个月，中位 PFS 为 4.6 个月。在一线治疗研究中，联合应用奥妥珠单抗和伊布替尼患者的耐受性良好，但 1 年的持续缓解率低于传统治疗方法。

6.16.4　表观遗传疗法

组蛋白脱乙酰化酶（histone deacetylase，HDAC）是一类从组蛋白上的 ε-N-乙酰赖氨酸氨基酸中去除乙酰基的酶，因此，它们可调节基因转录。HDAC 抑制剂诱导组蛋白的过乙酰化，从而激活肿瘤抑制和细胞凋亡机制。在 FL 患者中研究的药物之一是 Vorinostat。在分别纳入 17 名和 39 名复发 / 难治性 FL 患者的两项 Ⅱ 期研究中，Vorinostat 的 ORR 为 47% ~ 49%，中位 PFS 为 15.6 个月和 20 个月。

另一种新药是 Tazemetostat，它是一种同类首创的 Zeste 增强子同源物 2（EZH2）抑制剂口服增强剂，研究其单药治疗含 EZH2 突变的复发 / 难治性 FL 或 DLBCL 患者的疗效，对于 EZH2 突变的 FL 患者，客观缓解率为 92%，而对于野生型 EZH2 的 FL 患者，缓解率为 26%。这可能是 FL 个体化治疗的一个例子，未来可能会应用更多。

6.16.5　抗体 - 药物偶联

Polatuzuma bvedotin 是抗 CD79B 单抗与单甲基 auristatin E 偶联的化合物。在 Ⅰ 期试验中确定的

推荐剂量为 2.4 mg/kg。结果显示，ORR 为 55%，中位 PFS 为 5.7 个月，具有良好的活性。最常见的 3 ~ 4 级毒性是血液学毒性和周围神经病变。

6.16.6　Bcl-2 抑制剂

Bcl-2 家族蛋白在癌细胞中起到凋亡调节的作用。BH3-only 蛋白与 Bax 和 Bak 相互作用，诱导细胞凋亡。Venetoclax（Abt-199）是一种小分子 BH3 模拟分子。在一项包含 106 名复发 / 难治性 B 细胞非霍奇金淋巴瘤（B-NHL）患者的 I 期临床试验中，研究了 Venetoclax 的疗效，FL 患者的 ORR 为 38%（11/29），CRR 为 14%。目前，该药与其他靶向药物组合的疗效正在研究中。

6.17　总结

FL 患者的最佳治疗方法仍未确定。在本章中，我们回顾了新诊断和复发性 FL 患者当前的治疗选择。过去几年观察到的趋势是转向生物和靶向治疗。目前有大量新的靶向药物正在被研究，并且人们高度期望这些药物将成为 FL 患者治疗选择的一部分。

复发性 FL 患者的治疗很大程度上取决于患者和疾病的特征。在接下来的 10 年中，FL 可能仍将是一种无法治愈的疾病，但毒性较小的新的治疗方法可能会进一步改善这些患者的预后。对免疫化疗没有反应或快速进展的患者仍有很多治疗需要没有被满足，对于这些患者，研究新药和新组合的疗效至关重要。

（译者　王赫男）

参考文献

第 **7** 章

结外黏膜相关淋巴组织边缘区淋巴瘤

Emanuele Zucca 和 Markus Raderer

结外黏膜相关淋巴组织边缘区淋巴瘤

临床大纲
结外黏膜相关淋巴组织边缘区淋巴瘤（extranodal marginal zone cell lymphoma of mucosa-associated lymphoid tissue, EMZL）主要是成年患者发病，可能发生在任何结外部位，通常累及多个解剖部位，最常见的单个受累部位是胃黏膜，其次是胃肠道其他部位、眼附属器、皮肤、肺和唾液腺，骨髓和淋巴结很少受累，至少在早期如此。患者可能存在感染性或炎症 / 自身免疫性疾病的症状和体征，这被认为是大部分 EMZL 病例的基础。

细胞学	小至中等大小的细胞，形态从淋巴细胞样、中心细胞样到单核细胞样不等。可以观察到浆细胞分化的特征。	边缘区淋巴瘤，细胞学 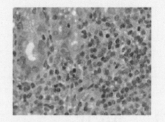
组织学	出现在由慢性炎症引起的新形成的淋巴组织中。滤泡结构边缘区扩大，生发中心进行性扩增和消失、弥漫性浸润，呈苍白样。上皮结构被淋巴瘤细胞浸润（"淋巴上皮病变"）。皮肤型 EMZL 无嗜上皮性。大的中心母细胞 / 免疫母细胞可能很多，但根据定义，这些细胞不应形成黏性薄片。	边缘区淋巴瘤，组织学 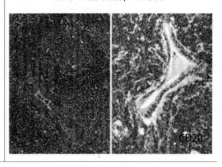CD20

	CD20	CD5	CD23[1]	CD10	Bcl-6	cyclin D1	CD103	FMC7	IgM	轻链

注	[1] 偶尔观察到部分 / 弱表达。
其他标志物	EMZL 缺乏特定的表型，抗体组旨在排除其他淋巴瘤亚型。IRTA1 和 MNDA 可能是有用的标志物，但使用较少或未广泛应用。

▨ = 大多数病例中阳性　　　□ = 病例阳性比例不同　　　□ = 阴性

主要鉴别诊断	CLL（应为 CD23 阳性），MCL（应为 cyclinD1 阳性）。边缘区淋巴瘤的亚型（结外、结内、脾、皮肤）主要通过临床表现（受累器官）来区分。

关键分子特征
IGH 基因重排、体细胞超突变和 IGHV 应用偏差。染色体易位和突变使得 NF-κB 通路经常调控失调。常见易位（频率取决于相关位点）：t（11；18）（q21；q21）、t（14；18）（q32；q21）、t（3；14）（p14.1；q32）、t（1；14）（p22；q32）分别累及 MALT1、Bcl-10 和 FOXP1。常见拷贝数变异：3 和 18 三体；Del 6q23。常见突变：*TNFAIP3*。

前体病变
没有很好的定义。慢性炎症（自身免疫性炎症、HCV 引起的病毒性炎症或 HP 引起的细菌性炎症）患者易患边缘区淋巴瘤，因此炎症和淋巴瘤在组织学上可能共存 / 重叠。

疾病进展
可能进展 / 转化为弥漫大 B 细胞淋巴瘤。目前单纯通过组织学上发现母细胞连接成片来定义组织学转化。

临床相关病理特征	相关性	证据级别
FISH 检测 t（11；18）（q21；q21）*BIRC3/MALT1*	预测性：在胃边缘区淋巴瘤中，确诊了根除 HP 不太可能有效的病例。	B
寻找特定部位的感染因子［组织化学和（或）PCR］	预测性：可以指导一线清除治疗方法。	B
大细胞增加和（或）增殖指数	预后：不佳。	C
说明：A= 已在多项研究、随机试验和（或）指南中得到验证；B= 研究之间的变量 / 需要明确的验证；C= 初步 / 不一致的结果。		

7.1 简介

黏膜相关淋巴组织的结外边缘区 B 细胞淋巴瘤（MALT 淋巴瘤）最初于 1983 年被描述为胃淋巴瘤的一种特殊亚型，目前已作为边缘区淋巴瘤的一个特殊亚型被纳入最近的 WHO 淋巴恶性肿瘤分类中。

MALT 淋巴瘤是一种相对常见的淋巴瘤，占新诊断淋巴瘤的 7% ~ 8%，其发病率与套细胞淋巴瘤相当，仅次于滤泡性淋巴瘤和弥漫大 B 细胞淋巴瘤。MALT 淋巴瘤通常在老年患者（中位年龄为 65 岁）中被诊断，并且似乎女性比男性更常见，比例约为 1.5 ：1。

在最初发现胃 MALT 淋巴瘤之后，随后证明几乎人体的所有器官都可能出现 MALT 淋巴瘤，甚至是非常不常见的部位也会出现，例如硬脑膜。在最近的 WHO 分类中，胃部仍然是最为常见的起病部位（约占 MALT 淋巴瘤的 50%），其次是眼附属器、唾液腺和肺。然而，在更大的登记研究中，胃 MALT 淋巴瘤所占百分比似乎正在下降，发病率为 30% ~ 40%，而大多数患者被诊断为胃外 MALT 淋巴瘤。

胃和胃外 MALT 淋巴瘤在临床表现、治疗反应和复发率方面存在显著差异，并且，临床和遗传数据表明，胃外 MALT 淋巴瘤在起病部位方面也存在异质性。

该疾病最显著的特征之一是 MALT 淋巴瘤明显倾向于局限在黏膜环境中，同时对骨髓的亲和力极低。这些"归巢"特性被认为是由于各种黏附分子和上皮与血管结构之间的相互作用引起的，这一点在胃 MALT 淋巴瘤中较早地得到了证实，并且在分子水平上也证实其具有多器官受累的趋势。然而，就临床表现而言，通常认为 MALT 淋巴瘤局限于单个器官。使用标准化分期系统的各种研究显示，胃 MALT 淋巴瘤在多达 25% 的病例中多器官受累，胃外 MALT 淋巴瘤的多器官受累率甚至更高，多达 50%。

鉴于此，重要的是要认识到引发 MALT 淋巴瘤的个体因素和遗传病理特征，因为它们对于理解和制定这种淋巴瘤的治疗方案至关重要，这与结内的惰性 B 细胞淋巴瘤截然不同。

7.2　MALT 淋巴瘤的病理学和发病机制

7.2.1　形态学

MALT 淋巴瘤是根据最近的 WHO 分类中罗列的诊断标准，使用特定的免疫组织化学标志物，通过对组织标本进行病理学检查来诊断的。迄今为止，分子分析和标志物在诊断中不起作用。

免疫染色对于区分 MALT 淋巴瘤和其他结外 B 细胞淋巴瘤来说很重要，比如滤泡性淋巴瘤、套细胞淋巴瘤、骨外浆细胞瘤或小淋巴细胞淋巴瘤。对边缘区淋巴瘤受累淋巴结进行的病理学检查通常无法可靠地区分 MALT 淋巴瘤与更罕见的结内和脾边缘区淋巴瘤，这需要全面的临床评估。这对于诊断结内边缘区淋巴瘤尤为重要，这种淋巴瘤主要通过结外起源和排除诊断来确诊。

通常认为与浆细胞相关的成熟 B 细胞是 MALT 淋巴瘤的起源细胞。MALT 淋巴瘤在形态学上具有异质性，其组成细胞包括典型的中心细胞样细胞、单核细胞样 B 细胞、小淋巴细胞和浆细胞，而几乎所有患者都存在不同比例的大细胞。黏膜中恶性克隆通常浸润上皮结构形成所谓的淋巴上皮病变，在某种程度上具有诊断意义，但在某些位置也可能不存在，因此其不是诊断 MALT 淋巴瘤的前提条件。包含边缘区和滤泡间区肿瘤细胞的反应性滤泡也很常见（滤泡定植）。

淋巴瘤细胞表达 B 细胞抗原阳性，包括 CD19、CD20、CD22、CD79a 和 CD79b，并且通常 CD5$^-$、CD43$^{-/+}$、CD3$^-$、CD23$^-$、CD11c$^{-/+}$ 和 CD10$^-$。这些免疫表型将 MALT 淋巴瘤与其他惰性 B 细胞淋巴瘤及套细胞淋巴瘤区分开来，尽管一小部分病例有 CD5 免疫反应性，这可能需要进一步检测，例如检测 cyclin D1 以区分 MALT 淋巴瘤和套细胞淋巴瘤。

MALT 淋巴瘤细胞表达表面免疫球蛋白，IgM$^+$ 比 IgG$^+$ 或 IgA$^+$ 更常见，并且 30% ~ 40% 的患者外周血中可检测到单克隆免疫球蛋白，有时会被误诊为意义不明的单克隆丙种球蛋白病（monoclonal gammopathy of undetermined significance，MGUS）。

特别是在胃 MALT 淋巴瘤中，可能会出现更多成片生长的原始细胞，并且在某些区域，单纯弥漫大 B 细胞淋巴瘤可能会和惰性 MALT 淋巴瘤共同存在。这些病例应同时诊断弥漫大 B 细胞淋巴瘤和 MALT 淋巴瘤。这种情况可能在诊断时出现，也可能在疾病病程中发生。然而，MALT 淋巴瘤患者的组织学转化风险似乎较低，为 2% ~ 3%。虽然尚不清楚这些患者是否确实从 MALT 淋巴瘤转化为 DLBCL，或在同一部位由于 HP 感染等相同的机制发生 DLBCL，但最近对 MALT 淋巴瘤和 DLBCL 之间的克隆关联研究确实表明二者之间有克隆关系，即绝大多数患者发生组织学转化。与这些发现一致，有研究称将抗生素作为唯一的治疗方法成功治愈了胃 DLBCL。

7.2.2　MALT 淋巴瘤的遗传学

虽然滤泡性淋巴瘤和套细胞淋巴瘤等一些 B 细胞恶性肿瘤具有明显的遗传畸变特征，但 MALT 淋巴瘤没有明确的遗传特征。一些遗传改变使得 NF-κB 通路通常被激活，偶尔在一小部分患者中也报道了多种遗传特征，包括 t（11；18）（q21；q21）、t（1；14）（p22；q32）、t（14；18） （q32；q21）、t（3；14）（q27；q32）和 t（3；14）（p14.1；q32）易位。其中 t（11；18）（q21；q21）是最常检测到的畸变，发生率高达 35%。然而，这主要见于肺和胃 MALT 淋巴瘤（24% ~ 48%）。t（11；18）（q21；q21）易位将 11 号染色体上的 *API2* 基因与 18 号染色体上的 *MALT1* 基因融合，使肿瘤细胞抵抗细胞凋亡。这在 MALT 淋巴瘤中具有特异性，在结内或脾边缘区淋巴瘤中未见。t（11；18）（q21；q21）通常是一种独特的染色体畸变，并且与 CagA 阳性 HP 感染、淋巴结受累、系统性疾病及胃淋巴瘤中 HP 根治无效有关。

虽然已在 70% 抗生素治疗无效的胃 MALT 淋巴瘤患者中发现了 t（11；18）（q21；q21），但在对抗生素治疗有效的患者中很少检测到，并且，目前认为该突变不能预测包括利妥昔单抗或克拉屈滨在内的系统治疗耐药。在目前的指南中，不推荐在抗生素治疗前常规评估 t（11；18）（q21；q21）或评估淋巴瘤的分子持久性。

据报道，包括 3、7、12 和 18 三体在内的拷贝数异常可能是非胃的胃肠道 MALT 淋巴瘤的标志。

在累及各种位置的 MALT 淋巴瘤中均没有发现共同的遗传变化，这一事实进一步提示 MALT 淋巴瘤可能有多种临床亚型，MALT 淋巴瘤内部有多种不同的生物学行为，临床病程也支持这一结论，这在本章中将进一步论述。

7.2.3　MALT 淋巴瘤的发病机制

人体中的大部分淋巴组织位于胃肠道，集中在所谓的派尔集合淋巴结中。虽然 MALT 淋巴瘤的结构很像黏膜结构，但 MALT 淋巴瘤几乎全部出现在由于慢性抗原刺激而导致的获得性黏膜淋巴组织中。胃 MALT 淋巴瘤一直是 MALT 淋巴瘤的典型模型，HP 感染和随后恶性转化与 MALT 淋巴瘤的发生发展有密切关联，而在肺、皮肤和眼附属器 MALT 淋巴瘤（ocular adnexal MALT lymphomas，OAML）中，也有报道称在慢性病后（感染和炎症）有相似的过程发生。有趣的是，据报道，不同类型的 MALT 可能有其专门的淋巴瘤细胞运输方式，主要归巢于相应的黏膜结构，这在胃肠道 MALT 与非胃肠道黏膜淋巴组织之间似乎有所不同。对不同部位的免疫偏好可以解释胃和胃外 MALT 淋巴瘤的不同传播模式，这可能对此类患者的分期和治疗产生临床影响。

据报道，虽然 MAdCAM-1 和整合素 α4β7 与高内皮小静脉相互作用在胃肠道淋巴瘤中具有重要作用，但最近的研究也发现趋化因子受体 CXCR4 和 CXCR7 有相应作用。通过免疫组织化学发现 CXCR4 受体不仅存在于 CLL 患者中，而且存在于 93% 的 MALT 淋巴瘤患者中。因此，目前已有初步研究发现用于 CXCR4 成像的 68Ga-Pentixafor-PET/MR 可较好地显示 MALT 淋巴瘤患者受累位置。

7.2.4　感染原和 MALT 淋巴瘤

在将发病机制的发现转化为治疗策略方面最引人注目的案例之一是发现 HP 感染与胃 MALT 淋巴瘤之间的密切联系。有趣的是，胃 MALT 淋巴瘤和革兰氏阴性菌（比如 HP）能够在胃中存活均在 1983 年被首次报道。流行病学研究很快发现 HP 感染率高的地区其胃淋巴瘤的发病率同样很高，并且超过 90% 的胃 MALT 淋巴瘤患者存在 HP 感染，这一发现引起了人们的极大兴趣，促使人们探究细菌在 MALT 和随后淋巴瘤及胃癌的发生发展中的作用。

虽然 HP 感染很常见，但胃 MALT 淋巴瘤仍然是一种相对罕见的疾病，只会发生在少数 HP 感染患者中。因此，MALT 淋巴瘤的发生发展应是 HP 相关因素（如表达 CagA）和宿主相关因素共同作用的结果。在这种情况下，CagA 不仅是细菌毒性的标志物，还能够转移到 HP 依赖的 MALT 淋巴瘤细胞中。对来自 47 个局限胃 MALT 淋巴瘤患者的样本进行分析，发现其中 25 个为 HP 依赖性，科研人员研究了这些样本中 CagA 和其他信号转导途径（磷酸酶 SHP-2、磷酸化 ERK 及磷酸化 p38 MAP- 激酶、Bcl-2 和 BCL-x），发现这些信号通路与 HP 依赖性显著关联，且这些分子在淋巴瘤的发生发展中具有直接作用。

体外试验明确表明，HP 的特异性作用于特定的 HP 菌株和个体患者产生的 HP 特异性 T 细胞，因为在细胞培养前从细胞悬液中去除 T 细胞不会在添加 HP 时刺激 MALT 淋巴瘤生长。显然，HP 的免疫特异性是由肿瘤内 T 细胞决定的。

虽然大多数胃 MALT 淋巴瘤患者仍是 HP 阳性，但 HP 阴性胃 MALT 淋巴瘤的患者在逐渐增加。20 世纪 90 年代 90% 的胃 MALT 淋巴瘤患者均是 HP 阳性，但最近的研究显示，HP 阴性患者高达 30% ~ 50%。原因目前尚不清楚，在疑似 HP 感染患者中广泛应用抗生素可能或多或少解释了这一现象。

除 HP 外，还有一些罕见的病原体也被报道可能致病，如海尔曼螺杆菌（胃 MALT 淋巴瘤的罕见病例中）或空肠弯曲菌（小肠的 MALT 淋巴瘤或中东的免疫增生性小肠病）。

非胃 MALT 淋巴瘤的致病细菌数据相对较少，一些可能具有潜在关联的病原体包括伯氏疏螺旋体与皮肤淋巴细胞瘤、木糖氧化无色杆菌和 Cp 与肺淋巴瘤，以及 Cp 与 OAML。除间接证据外，从 OAML 患者的结膜拭子和外周血样本中分离出的活的且有感染性的 Cp 已在体外成功培养。然而，这一结论有地理差异，因为在其他国家没有发现意大利报道的高感染率。虽然 Cp 在 Cp 感染率高的地区在 OAML 的发生发展中可能具有重要的作用，但尚不清楚 Cp 在 OAML 中是否具有普遍性，以及抗生素治疗能否通过根除 Cp 来治愈 OAML。

7.2.5 自身免疫性疾病

流行病学表明，自身免疫性疾病，尤其是干燥综合征及慢性免疫性甲状腺炎（桥本甲状腺炎），分别与唾液腺和甲状腺 MALT 淋巴瘤之间存在相关性。患病风险明显增加（与正常人群相比，患病风险高 70 倍）与靶器官内慢性抗原刺激引起 MALT 的理论一致。

此外，淋巴间 NAL 研究的结果也证实了这一点，研究纳入了 1052 例边缘区淋巴瘤患者（633 例 MALT 淋巴瘤、140 例脾边缘区淋巴瘤和 157 例结内边缘区淋巴瘤），潜在的自身免疫性疾病使得这 3 种边缘区淋巴瘤亚型的患病风险均有所增加。

在一项纳入 158 名 MALT 淋巴瘤患者的单中心回顾性分析中，自身免疫性疾病的发病率高达 39%。在临床影响方面，存在自身免疫性疾病的患者明显更年轻（56 岁 *vs.* 67 岁），主要是女性（79%）且更有可能患有胃外淋巴瘤。尽管与没有自身免疫性疾病的 MALT 淋巴瘤患者相比，患有自身免疫性疾病对临床病程、治疗的反应和复发率没有影响，HP 根治疗法对患有自身免疫性疾病的胃 MALT 淋巴瘤患者疗效较差，尤其是桥本甲状腺炎患者，这在胃 MALT 淋巴瘤中约占 16%。

7.3 临床表现、诊断和分期

由于人体几乎每个器官中均可能出现 MALT 淋巴瘤，因此 MALT 淋巴瘤的症状和诊断方法可能会有很大差异。大部分患者的体力状态良好，多无临床症状；其他惰性 B 细胞淋巴瘤中可能会发现实验室检查异常，如 β_2- 微球蛋白或乳酸脱氢酶升高，在 MALT 淋巴瘤中大多是正常的。

虽然现在胃淋巴瘤的发病率似乎较前降低，但胃肠道仍然是最常见的发病部位，MALT 淋巴瘤占原发性胃淋巴瘤的 40% ~ 50%。

胃 MALT 淋巴瘤患者可能无临床症状或有一些非特异性的胃炎症状，而出血、腹痛和体重减轻及 B 症状非常少见。

因此，胃 MALT 淋巴瘤的内镜检查结果可能几乎正常，也可能发现溃疡性肿瘤。然而，胃 MALT 淋巴瘤通常是一种多灶性疾病，在进行活检时需要考虑到这一点，活检还应包括看似正常的黏膜区域。

胃外 MALT 淋巴瘤最常发生在眼附属器中，其次是唾液腺、肺、甲状腺和皮肤。如前所述，原发性肠道 MALT 淋巴瘤非常罕见，可能是未发现的胃 MALT 淋巴瘤的继发性扩散。临床症状因受累部位不同而不同，结膜和肺 MALT 淋巴瘤的诊断可能延迟 1 ~ 135 个月，因为最初通常怀疑是非特异性炎症。

有关推荐的诊断和分期流程见表 7-1。胃 MALT 淋巴瘤的特殊要求将在下文讨论。值得注意的是，18F-FDG PET/CT 会使高达 50% 的患者出现假阴性结果，因此不常规推荐用于 MALT 淋巴瘤患者的检查。

MALT 淋巴瘤的主要临床特征之一是长期保持局限倾向，但 25% ~ 50% 的非胃肠道 MALT 淋巴瘤患者在诊断时可能存在远处转移。然而，最近的一系列研究发现骨髓受累非常罕见（＜ 2%），即使在仅接受 HP 根治治疗的患者中，骨髓受累似乎也不影响预后。因此，除特殊情况外，近期指南不推荐常规进行骨髓活检。

表 7-1 不同原发性部位 EMZL 的特定分期和检查流程

部位	检查
胃	• EGD：强制性 • 超声内镜：可选，评估区域淋巴结和胃壁浸润 • HC：强制性，用于评估是否感染 HP。当组织学结果为阴性时，建议进行粪便抗原检测（或呼气试验）和血清学检查 • FISH 或 PCR：可选，检测 t（11；18）易位

续表

部位	检查
小肠（IPSID）	• PCR、IHC 或 ISH：肿瘤活检中检测有无空肠弯曲杆菌感染
结肠	• 结肠镜和 EGD
唾液腺	• 耳鼻喉检查和超声 • EGD • 抗 SSA/Ro 和抗 SSB/La 抗体：排除与干燥综合征的关联
眼附属器	• 眼眶和唾液腺影像（MRI 或 CT）：如果有临床指征 • 头颈部影像（MRI 或 CT）：如果有临床指征 • PCR：在肿瘤组织和 PBMC 中检测鹦鹉热衣原体（可选，根据 Cp 感染的地理分布特征决定）
甲状腺	• 甲状腺超声 • 颈部 CT • 甲状腺功能检测
肺	• 支气管镜检查和支气管肺泡灌洗 • EGD
乳腺	• 乳腺 X 线和乳腺超声 • MRI（或 CT）
皮肤	• PCR：在肿瘤活检组织中检测伯氏疏螺旋体

注：EGD：食管胃十二指肠镜检查；FISH：荧光原位杂交；IHC：免疫组织化学；IPSID：免疫增生性小肠病；ISH：原位杂交；PBMC：外周血单个核细胞；PCR：聚合酶链反应。

7.3.1　胃 MALT 淋巴瘤的诊断流程

胃 MALT 淋巴瘤的诊断需要胃黏膜活检的组织病理，并且需要从可见病变和正常黏膜中取得足够数量的活检，这是避免由于材料不足造成抽样偏差的唯一方法。建议从可见病变处至少取 10 次活检，并在正常黏膜处进行额外的活检。如果存在诊断疑问、活检材料不足，强烈建议重复内镜检查。在有经验的血液病理学家进行明确诊断之前，不应开始根除 HP 治疗。这一流程对于评估患者对治疗的反应也有必要，以避免样本偏差。

HP 的诊断应在正常黏膜活检上进行，因为检出率会随着 HP 胃炎进展为 MALT 淋巴瘤而降低，并且应在内镜检查前至少两周停用质子泵抑制剂，以避免假阴性结果（血清学检查除外）。

7.3.2　分期系统

考虑到该病的临床特征，例如在眼眶、腮腺、肺等对称性器官中多灶性发生，以及局限在胃肠道内远处播散等，有多种分期系统在 MALT 淋巴瘤中被使用。

针对胃肠道 MALT 淋巴瘤有两种不同的分期系统，而胃外 MALT 淋巴瘤中 Ann Arbor 分期使用得最为广泛，Ann Arbor 分期是基于结外病变数量和淋巴结受累程度来确定分期的。Musshoff 和 Radszkiewicz 改良的 Ann Arbor 分期系统是胃肠道淋巴瘤最常用的分期之一，它考虑了疾病的不同扩散情况，比如邻近淋巴结受累（Ⅱ1E）和远处淋巴结（Ⅱ2E）受累，以及胃壁的浸润深度（仅累及黏膜和黏膜下层：Ⅰ1E；累及黏膜下层之外：Ⅰ2E）。胃肠道淋巴瘤的 Lugano 分期系统广泛用于 MALT 淋巴瘤患者，将Ⅰ期定义为局限于胃肠道的单个或多个病变，Ⅱ1 期为局部淋巴结受累，Ⅱ2 期为远处淋巴结受累，ⅡE 期为通过浆膜直接扩散。没有Ⅲ期胃肠道淋巴瘤，播散性结外受累及膈上区淋巴结受累均为Ⅳ期疾病。迄今为止，基于 TNM 的巴黎分期系统尚未得到验证，由于基于非手术分期的应用存在各种困难，因此仍是实验性的。

7.3.3 预后因素

MALT 淋巴瘤是一种预后良好的惰性淋巴瘤，几乎所有大型研究中的存活率都超过 10 年。胃和胃外 MALT 淋巴瘤的 5 年 OS 率均高于 90%，10 年生存率为 75% ~ 80%。然而，即使在成功治疗后，复发和扩散也很常见，并且可能在治疗后数十年发生，需要终身随访。在大多数研究中，无论治疗方案如何，中位复发时间都在 5 年左右，并且 50% ~ 60% 的患者会复发，50% ~ 60% 的患者累及同一器官或其他结外部位。然而，在初始治疗后，胃外 MALT 淋巴瘤的复发率似乎高于胃 MALT 淋巴瘤。

与较差预后相关的因素包括高龄、体力状态较差、血清乳酸脱氢酶水平和（或）β_2- 微球蛋白水平升高、疾病分期较晚，以及对于原发性胃 MALT 淋巴瘤来说，通过超声内镜评估的胃壁浸润较深。此外，存在 t（11；18）（q21；q21）的胃 MALT 淋巴瘤患者分期更晚，HP 根治效果不佳。

最近，研究者从 IELSG19 随机研究队列中建立了 MALT 淋巴瘤预后指数，随后由两个大型对照队列研究验证。该预后指数包括年龄＞ 70 岁、Ⅲ / Ⅳ期和 LDH 水平升高，将患者归入 3 个风险分组（低危 =0，中危 = 存在一个因素，高危 = 两个或更多因素），随后接受系统治疗。在同一队列研究中，24 个月时疾病进展（POD24）也可以是较短生存期的预后指标。POD24 患者的高级别转化发生率较高。

7.4 MALT 淋巴瘤的治疗

多种治疗方式在 MALT 淋巴瘤中均有报道，目前抗生素、放射和系统治疗，如抗体、化疗和无化疗药物组合是治疗的基石。手术治疗仅用于局限性疾病，即肺部和甲状腺 MALT 淋巴瘤，而胃 MALT 淋巴瘤几乎不再进行手术治疗。此外，高度惰性的临床病程及目前已有报道的自发缓解和"起起伏伏"的现象，证明对无症状患者采取观察等待策略是合理的。据研究报道，观察等待策略在 OAML 和肺 MALT 淋巴瘤中获得了成功。研究发现，Ⅰ期 OAML 患者进行观察等待与立即进行放疗在疾病进展时间、远处转移、高级别组织学转化和淋巴瘤相关死亡率方面没有区别，其中一个队列的 10 年 OS 率为 94%。

此外，胃 MALT 淋巴瘤和 HP 根治后显微镜下有残留病灶或显微镜下"复发"（这主要是由于取样偏差）的患者，也可以安全地观察，103 名患者中有 94% 在 42 个月中位观察期没有疾病进展。

需要治疗的患者的"武器选择"是基于所累及的主要器官及淋巴瘤的分期。确定受累器官很重要，因为病原体和扩散模式可能具有器官特异性。了解受累器官对于评估不同器官放疗相关的潜在副作用也很重要。从分期来看，局限期 MALT 淋巴瘤除全身治疗外，还可以进行局部治疗，而全身治疗是远处转移疾病的标准治疗。

7.4.1　抗感染治疗

鉴于感染的致病作用及相关副作用较少，应尽可能地将相关抗感染治疗视为一线策略。事实上，最近的指南将 HP 根治作为胃 MALT 淋巴瘤的治疗选择，无论分期如何，在一定程度上也与是否有 HP 感染证据无关。

除了胃 MALT 淋巴瘤中的 HP，OAML 中的 Cp、皮肤 MALT 淋巴瘤中的伯氏疏螺旋体菌株和 IPSID 中的空肠弯曲杆菌，据报道也是潜在的成功靶点。

在对 6 名患者进行初步试验后，HP 根治已被广泛研究，现已成为公认的胃 MALT 淋巴瘤的标准治疗。抗生素治疗的选择应根据当地指南，并考虑对克拉霉素的耐药率，当耐药率超过 15% 时最好避免使用。疗程持续时间也有相关研究，虽然荟萃分析数据显示 14 天疗程的效果比 7 天疗程更佳，但 7 天疗程和 10 天疗程之间没有显著差异。HP 根治是否成功应通过尿素呼气试验来确定，并通过胃活检来证实。在 HP 持续存在的情况下，后续治疗应参考培养结果及对单个 HP 菌株的抗性测试结果。成功根除 HP 通常会使得淋巴瘤消退（根据一项包括 1400 多名患者的荟萃分析，超过 75% 的患者出现淋巴瘤消退），然而，最佳缓解时间不可预测，可能需要长达两年以上。

疗效评估需要定期内镜随访，疗效的定义应基于 GELA 分级系统，该系统包括完全缓解、无变化、有缓解的残留疾病和可能的微小残留病变。由于内镜检查中可能出现组织学取样误差，因此至少需要进行两次连续的胃镜随访才能确定完全缓解。如前所述，存在 t（11；18）（q21；q21）被认为是治疗无反应的预测因子，与黏膜肌层和局部淋巴结外的淋巴瘤受累有关。然而，在随访期间不应评估单克隆或 t（11；18）（q21；q21），因为它们在指导治疗方面没有用处，且即使在没有临床淋巴瘤缓解的情况下也可能持续数年。数据显示，超过 60% 的患者存在残留的单克隆或持续存在 t（11；18）（q21；q21）或组织学残留疾病，但其中只有约 6% 的患者会出现疾病进展。

一项随机临床试验还表明，根除 HP 后应用苯丁酸氮芥并未改善 HP 根除治疗有效的胃 MALT 淋巴瘤患者的预后。近年来，越来越多的临床试验报道了 HP 阴性胃 MALT 淋巴瘤患者的淋巴瘤出现消退，虽然机制尚不清楚，但这些数据使得我们有理由推荐抗生素 HP 根除治疗作为胃 MALT 淋巴瘤 HP 阴性病例的一线治疗。

OAML 患者也建议使用抗生素治疗，多西环素和克拉霉素均有阳性结果。然而，由于有时作用时间较长，抗生素疗法只能推荐给不需要急性和快速治疗的患者。有趣的是，虽然多西霉素的总体缓解率高达 50%，但 Cp 阳性（65%）和 Cp 阴性（38%）的淋巴瘤患者对治疗均有反应，3 年 PFS 率在经治的患者中为 68%。当作为一线治疗时，多西环素在 Ⅰ 期 OAML 患者中的总体缓解率为 65%，5 年 PFS 率为 55%。表 7-2 总结了 OAML 中抗生素治疗的主要临床试验。本章稍后将讨论有关大环内酯类（克拉霉素和阿奇霉素）的应用，它们的活性可能是由于它们固有的抗肿瘤和免疫调节作用，而不一定与去除抗原驱动相关。

除 HCV 外，目前没有发现任何其他病毒病原体与 MALT 淋巴瘤相关，主要来自意大利的研究结果表明，HCV 可能构成边缘区淋巴瘤的治疗靶点。聚乙二醇化 IFN+/– 利巴韦林的应用在边缘区淋巴瘤患者中的缓解率为 75%，5 年 PFS 率和 OS 率分别为 78% 和 92%，任何时候启动抗 HCV 治疗都与更好的 OS 独立相关。

表 7-2　OAML 中应用抗生素治疗的主要临床试验

作者（年份）	研究类型	例数	部位（%）	分期	治疗方案	ORR（%）	CRR（%）
Ferreri（2008）	回顾性	6	眼附属器	ⅣE	多西环素 po×21 d	33	0
Han（2015）	回顾性	90	眼附属器	Ⅰ~ⅣE	多西环素 po×21 d	27	7
Kim（2010）	回顾性	38	眼附属器	Ⅰ~ⅣE	多西环素 po×21 d	47	18
Ferreri（2005）	Ⅱ期	9	眼附属器	Ⅰ~ⅣE	多西环素 po×21 d	44	22
Ferreri（2006）	Ⅱ期	27	眼附属器	Ⅰ~ⅣE	多西环素 po×21 d	48	22
Ferreri（2012）	Ⅱ期	34	眼附属器	ⅠE	多西环素 po×21 d	65	18
Govi（2010）	Ⅱ期	13	85眼附属器，15 其他	Ⅰ~ⅣE	克拉霉素 po，1000 mg/d，共 6 个月	38	15
Ferreri（2015）	Ⅱ期	23	43眼附属器，57 其他	Ⅰ~ⅣE	大剂量克拉霉素 po（2000 mg/d，d1~d14），3 周为一个疗程，共 4 次	52	26
Ferreri（2018）		55	53眼附属器，47 其他	Ⅰ~ⅣE	克拉霉素不同剂量	47	23
Lagler（2019）	Ⅱ期	16	50眼附属器，50 其他	Ⅰ~ⅣE	阿奇霉素 1/w	25	12

注：ORR：总体缓解率；CRR：完全缓解率；d：天；po：口服给药；w：周。

7.4.2　局部治疗

在过去的几十年中，手术治疗一直在减少，现在仅限于罕见的紧急情况，例如胃肠道 MALT 淋巴瘤穿孔和出血，或用于肺、甲状腺和眼附属器 MALT 淋巴瘤的诊断。然而，对于那些已经完全切除病灶的患者，目前不推荐额外的治疗。

放疗是局限期 MALT 淋巴瘤研究最广泛的治疗方法，在许多国家被认为是标准疗法。目前尚不存在被普遍接受的 MALT 淋巴瘤放疗计划，但过去曾建议 25 ～ 30 Gy 分 10 ～ 15 次（最小靶剂量为 25 Gy），近年来连续减少剂量至 24 Gy，尤其是在老年患者中可低至 2×2 Gy。在大多数队列中，缓解率很高，接近 100%，放射野中的复发并不常见。然而，OAML 的 5 年无失败生存率为 60%，而甲状腺 MALT 淋巴瘤的 5 年无失败生存率为 100%。

在最近由 Teckie 及其同事发表的系列文章中，回顾性地分析了 487 名 I 期 MALT 淋巴瘤患者。就原发性部位而言，大多数患者患有胃 MALT 淋巴瘤（32%），其次是 OAML 和肺 MALT 淋巴瘤（14% 和 12%），此外，该研究还纳入了相对较多的皮肤边缘区淋巴瘤患者（13%）。总体而言，中位生存期非常好，大约为 15 年，中位随访时间为 5 年。在该研究中，5 年无复发生存率为 60%，除甲状腺 MALT 淋巴瘤外，胃 MALT 淋巴瘤的预后优于非胃 MALT 淋巴瘤。这些发现与 Wohrer 等发表的结果相一致，他们对胃外 MALT 淋巴瘤队列进行回顾性分析，结果显示复发率为 40%，中位复发时间为 60 个月，但与采取的治疗方式无关（局部治疗与全身治疗）。

虽然放疗的局部控制非常好，但全身性复发很常见，并且在数据分析时（主要是回顾性的）还必须考虑到毒性。特别是对于 OAML，来自亚洲的回顾性系列研究虽然显示出相当的疗效，但在局部 OAML 中全身治疗的毒性低于局部放疗。然而，这些结果是在累积剂量为 30 Gy 及以上时获得的，根据现代标准，使用剂量过高。部位特异性的副作用包括 OAML 中的白内障和局部结膜刺激、胃 MALT 淋巴瘤中的恶心、食欲不振或唾液腺淋巴瘤中的口干等。

7.4.3　全身治疗

在综述 MALT 淋巴瘤的全身治疗方案时，遇到的主要问题是既往几十年的数据仅限于晚期和播散性 MALT 淋巴瘤。直到最近，与其他类型的惰性淋巴瘤或与结内和脾边缘区淋巴瘤相比，MALT 淋巴瘤的独特性质才逐渐被考虑到。既往 MALT 淋巴瘤的患者常被纳入到惰性淋巴瘤的临床试验当中，比如采用利妥昔单抗 / 苯达莫司汀或伊布替尼治疗的临床试验，但是我们无法从这些临床试验中提取出 MALT 淋巴瘤这部分患者的数据，并且在绝大多数情况下，这部分 MALT 淋巴瘤患者的样本量很小。本章仅简要总结"纯"MALT 淋巴瘤队列研究（表 7-3），主要包括 II 期试验或回顾性研究，但也包括两项 III 期试验。其中一项 III 期研究评估了 HP 根除后使用苯丁酸氮芥治疗与未接受治疗的疗效比较，之前已有论述，本节将不予讨论。

第一个关于 MALT 淋巴瘤全身治疗的研究是在 1995 年，方案为口服低剂量苯丁酸氮芥和环磷酰胺，中位持续时间为 12 个月，CRR 为 75%。

最初的数据都是通过经典化疗方案获得的，主要包括局部治疗后疾病复发、重新转移和有临床症状的患者，这可能造成结果的偏倚。另外，在较早的胃 MALT 淋巴瘤患者的临床试验中，一些支持化疗的研究比较了手术、放疗和化疗的疗效，但没有进行当下推荐的 HP 根除标准治疗。在上述研究中，纳入了 241 名 I 期胃 MALT 淋巴瘤患者（每组 80 名患者），在 10 年无事件生存率方面，接受 3 个疗程的 CHOP 后进行 3 个疗程 CVP 化疗具有显著优势（化疗组为 87%，单独放疗或手术为 52%）；10 年 OS 没有任何优势，而且根据目前的指南和标准，大多数患者实际上可能是过度治疗的。

除烷化剂外，苯达莫司汀、嘌呤类似物（如克拉屈滨和氟达拉滨）、蒽环类药物及其各种组合也有相关研究，后来又有单独或联合利妥昔单抗、蛋白酶体抑制剂、依维莫司、免疫调节剂和克拉霉素等的临床试验对治疗方法进行补充。总之，在所有研究中都看到了相关缓解（有时高达100%），但一些疗法和组合毒性较大，不适合有时无症状和惰性的疾病，例如使用 R-CHOP 治疗的数据显示，31% 的患者出现 3 级或 4 级中性粒细胞减少及相对较高的早期复发率。

表 7-3 MALT 淋巴瘤的化疗临床试验

作者（年份）	研究类型	例数	分期	部位（%）	治疗	ORR（%）	CRR（%）
Hammel（1995）	回顾性	24	Ⅰ，ⅣE	胃	环磷酰胺或苯丁酸氮芥，连续 12～24 个月	100	75
Jager（2002）	Ⅱ期	26	Ⅰ，ⅣE	73 胃、27 非胃	克拉屈滨（0.12 mg/kg d1～d5，4 周为 1 个疗程，共 6 个疗程）	100	84
Zinzani（2004）	Ⅱ期	31	ⅠE	非胃	CVP 或 FM（环磷酰胺 400 mg/m² d1～d5，长春新碱 1.4 mg/m² d1，泼尼松，3 周为 1 个疗程，共 6 个疗程；或氟达拉滨 25 mg/m² d1～d3 及米托蒽醌 10 mg/m² d1）	100	100
Raderer（2006）	回顾性	26	Ⅰ～ⅣE	27 胃、73 非胃	R-CNOP/R-CHOP（利妥昔单抗 375 mg/m² d1；环磷酰胺 750 mg/m² d2，阿霉素 50 mg/m² d2 或米托蒽醌 8 mg/m² d2，长春新碱 1.4 mg/m²，泼尼松 d1～d5，每 3 周 1 疗程，共 6～8 个疗程）	100	77
Hancock（2009）	随机试验	110	Ⅰ，ⅡE	胃	苯丁酸氮芥（每天 6 mg/m²，d1～d14，4 周为 1 个疗程，共 6 个疗程）与 HP 根除后观察组对比	5 年复发率：21 vs. 11（P=0.15）	
Lévy（2013）	回顾性	49	Ⅰ～ⅣE	胃	R 单药治疗对比 R- 苯丁酸氮芥（R 375 mg/m² d1、d8、d15、d22，然后每 4 周 1 次；苯丁酸氮芥 6 mg/m² d1～d42，然后 4 周为 1 个疗程，每个疗程 d1～d14 给药，共 4 个月）	81 vs. 93	/
Kiesewetter（2013）	回顾性	14	Ⅰ～ⅣE	非胃	R- 苯达莫司汀（R375 mg/m² d1；苯达莫司汀 90 mg/m² d1～d2，3 周为 1 个疗程，共 6 个疗程）	92	71
Troch（2013）	Ⅱ期	40	Ⅰ～ⅣE	53 胃、48 非胃	R- 克拉屈滨皮下（R375 mg/m² d1；克拉屈滨 0.1 mg/kg d1～d4，3 周为 1 个疗程，共 6 个疗程）	81	58
Salar（2009）	Ⅱ期	22	Ⅰ～ⅣE	55 胃、46 非胃	R- 氟达拉滨（静脉滴注，R375 mg/m² d1；氟达拉滨 25 mg/m²，静脉滴注或 40 mg 口服 d1～d5，4 周为 1 个疗程，共 4～6 个疗程）	100	90

续表

作者（年份）	研究类型	例数	分期	部位（%）	治疗	ORR（%）	CRR（%）
Zucca（2017）	随机试验	454	I ~ IV E		苯丁酸氮芥单药 *vs.* 利妥昔单抗单药 *vs.* R–苯丁酸氮芥（苯丁酸氮芥 6 mg/m²d1 ~ d42，然后 4 周为 1 个疗程，每个疗程 d1 ~ d14 给药，共 4 个月；R375mg/m²，d1、d8、d15、d22，之后如无疾病进展，每 4 周给药 1 次）	85 *vs.* 78 *vs.* 95	63 *vs.* 56 *vs.* 79
Salar（2017）	II 期	60	I ~ IV E	33 胃、66 非胃	R–苯达莫司汀（R375 mg/m²d1；苯达莫司汀 90 mg/m²d1 ~ d2，3 周为 1 个疗程，共 4 ~ 6 个疗程）	100	75
Herold（2017）	III 期	61	III ~ IV E	/	利妥昔单抗 – 化疗 *vs.* 奥妥珠单抗 – 化疗	78 *vs.* 82（全部 MZL 而不仅是 MALT）	18 *vs.* 16（全部 MZL 而不仅是 MALT）

注：ORR：总体缓解率；CRR：完全缓解率；MZL：边缘区淋巴瘤；MALT：黏膜相关淋巴组织。

7.4.4　烷化剂及其组合

1995 年，Hammel 及其同事首次在一项纳入 24 名患者（17 名 I 期，7 名 IV 期）的研究中报道了苯丁酸氮芥的相关活性及治疗反应，口服烷化剂苯丁酸氮芥可能是 MALT 淋巴瘤中研究最多的药物。苯丁酸氮芥口服给药较为方便且毒性较小，因此应用广泛，尤其是在法国和意大利，有各种方案和组合的相关研究。据报道，单药疗法的缓解率为 78% ~ 100%，CRR 为 55% ~ 100%。特别是在眼眶 MALT 淋巴瘤中，一项小队列研究显示疗效较好，CRR 为 78%，PRR 为 21%，复发率低。有趣的是，研究发现苯丁酸氮芥的活性与 t（11；18）（q21；q21）状态无关。在试验研究中，将苯丁酸氮芥与抗 CD20 抗体利妥昔单抗联合应用，发现其活性较单药疗法有所增加，一项对胃 MALT 淋巴瘤的小型对照研究显示，与 R 单药治疗相比，联合治疗将 ORR 从 81% 增加到了 93%。

鉴于这些正面结果，苯丁酸氮芥也是国际结外淋巴瘤研究组（International Extranodal Lymphoma Study Group，IELSG）对 MALT 淋巴瘤进行的两项随机临床研究的支柱药物。第一项研究（IELSG3/LY03）之前已经提到，表明在局部胃 MALT 淋巴瘤的抗 HP 治疗中添加单药苯丁酸氮芥没有益处。第二项研究（IELSG19）是迄今为止在 MALT 淋巴瘤中进行的一线治疗随机研究规模最大的一项。

7.4.5 IELSG19 Ⅲ期临床试验

该项随机多中心试验最初旨在比较口服苯丁酸氮芥单药治疗与利妥昔单抗联合苯丁酸氮芥治疗的疗效，最初共纳入 231 名患者。后来，研究进行了修改，增加了利妥昔单抗单药治疗组，纳入的患者总数达 454 名，以便进一步比较利妥昔单抗和苯丁酸氮芥单药治疗的效果。符合条件的患者最初被随机分配（按 1 : 1 的比例）接受苯丁酸氮芥单药治疗［口服 6 mg/（$m^2 \cdot d$），第 1 ~ 6 周、第 9 ~ 10 周、第 13 ~ 14 周、第 17 ~ 18 周和第 21 ~ 22 周］或苯丁酸氮芥（与上述方案相同）和利妥昔单抗（375 mg/m^2，静脉滴注，在第 1 ~ 4、第 9、第 13、第 17 和第 21 周的第一天）的组合。在计划招募 252 名患者后，研究者对方案进行了修改，以进行 3 组试验研究（按 1 : 1 : 6 的比例分配），新研究组为利妥昔单抗单药治疗组（与联合方案中利妥昔单抗方案相同），最终样本量为 454 名患者。主要终点是 EFS，中位随访 7.4 年，联合治疗组患者的 EFS 显著提高（HR=0.54；95%CI：0.38 ~ 0.77）。单独使用苯丁酸氮芥时 5 年 EFS 率为 51%（95%CI：42 ~ 60），单独使用利妥昔单抗时 5 年 EFS 率为 50%（95%CI：42 ~ 59），联合使用时 5 年 EFS 率为 68%（95%CI：60 ~ 76）。联合用药的 CRR 和 PFS 也显著提高。然而，CRR、EFS 和 PFS 的改善并未转化为更长的 OS。事实上，每组的 5 年 OS 率均约为 90%。所有治疗方案均具有良好的耐受性，没有报告意外的毒性，利妥昔单抗联合苯丁酸氮芥在许多机构被认为是标准治疗方案，尽管在 Ⅱ 期研究中可能存在具有更高缓解率的组合。

7.4.6 苯达莫司汀

虽然苯达莫司汀的确切作用性质尚不清楚，但其被认为在一定程度上起到了烷化剂的作用。随着苯达莫司汀再次得到重视，且其在包括滤泡性淋巴瘤和套细胞淋巴瘤在内的各种 B 细胞淋巴瘤中的疗效得到了证实，在一项对比 R-CHOP 与利妥昔单抗联合苯达莫司汀（R-Benda）疗效的随机 Ⅲ 期试验发表后，R-Benda 已成为标准疗法。在该研究中，37 名边缘区淋巴瘤患者接受 R-Benda 治疗，30 名接受 R-CHOP 治疗，边缘区淋巴瘤亚组的 PFS 没有差异（57.2 个月 *vs.* 47.2 个月，*P*=0.32）。然而，由于缺乏关于特定边缘区淋巴瘤亚型的信息，不能将该结果外推至 MALT 淋巴瘤中。

一项小型异质研究的初步数据显示，R-Benda 在不同部位的经治 MALT 淋巴瘤患者中均有高缓解率（CRR=71%，PR=21%）。然而，迄今为止最可靠的数据是由西班牙 GELTAMO 研究组发表的，该研究纳入了 60 名初治的 MALT 淋巴瘤患者，接受利妥昔单抗（375 mg/m^2 静脉注射，d1）和苯达莫司汀（90 mg/m^2，d1 ~ d2）治疗。该试验在设计时加入了中期分期的结果，3 个疗程后达到 CR 的患者只接受 4 个疗程治疗，而其他患者接受 6 个疗程治疗。中位随访 14 个月，初始缓解率高达 100%，没有复发。最近，中位随访 82 个月的数据显示胃与胃外 MALT 淋巴瘤没有显著差异，7 年后 EFS 率为 87%，本研究中有 5 名患者复发。

7.5　核苷类似物

虽然过去核苷类似物，如氟达拉滨和克拉屈滨（在较小程度上）已广泛用于治疗惰性淋巴瘤，但由于潜在的副作用和新药的出现，它们的地位目前正在减弱。然而，在MALT淋巴瘤中，过去对这两种药物都进行了充分研究，并显示出极好的效果。

克拉屈滨单药治疗的初步结果显示，克拉屈滨单药（0.12 mg/kg静脉注射，超过两小时，d1～d4，共6个周期）具有较高的缓解率，特别是在胃MALT淋巴瘤中，CRR为84%，在胃淋巴瘤患者队列中，缓解率明显更高（100%），而在非胃MALT淋巴瘤中为43%。中位观察时间为7年，随访报告显示，在胃MALT淋巴瘤队列中没有复发，而总体复发率为27%。联合克拉屈滨的组合方案治疗，予第1～4天0.1 mg/kg皮下注射的较低剂量联合利妥昔单抗，ORR为81%（CRR=58%），联合用药出现中性粒细胞减少事件的概率也相对较高，约在30%的患者中发现。同样，嘌呤类似物氟达拉滨作为单一疗法或多种联合用药显示ORR接近100%，CRR为90%，但血液学毒性显著。

7.6　免疫疗法和免疫调节剂

利妥昔单抗和其他抗CD20抗体，以及其他小分子和免疫调节剂也已在MALT淋巴瘤中进行了相关研究，主要研究概述见表7-4。

表7-4　MALT淋巴瘤的免疫疗法临床试验

作者（年份）	研究类型	例数	分期	部位(%)	治疗方案	ORR（%）	CRR（%）
Conconi（2003）	Ⅱ期	35	Ⅰ～ⅣE	43胃、57非胃	利妥昔单抗375 mg/m² iv，每周1次，共4次	73	44
Martinelli（2005）	Ⅱ期	27	Ⅰ～ⅣE	胃	利妥昔单抗375 mg/m² iv，每周1次，共4次	77	46
Lossos（2007）	Ⅱ期	12	Ⅰ～ⅣE	25胃、75非胃	利妥昔单抗375 mg/m² iv，每周1次，共4次	67	17
Valencak（2009）	回顾性	5	/	皮肤	利妥昔单抗375 mg/m² iv，每周1次，共4次	100	80
Troch（2009）	Ⅱ期	16	Ⅰ～ⅣE	25胃、75非胃	硼替佐米1.5 mg/m² iv，d1、d4、d8、d11，3周为1个疗程，共8个疗程	80	43

续表

作者（年份）	研究类型	例数	分期	部位(%)	治疗方案	ORR（%）	CRR（%）
Troch（2009）	Ⅱ期	8	Ⅰ～ⅡE	63胃、37非胃	沙利度胺100～400 mg/d口服，逐渐加量	0	
Conconi（2011）	Ⅱ期	32	Ⅰ～ⅣE	44胃、56非胃	硼替佐米1.3 mg/m^2 iv，d1、d4、d8、d11，3周为1个疗程，共8个疗程	48	31
Kiesewetter（2013）	Ⅱ期	18	Ⅰ～ⅣE	28胃、72非胃	来那度胺25 mg口服，d1～d21，4周为1个疗程，共6个疗程	61	33
Kiesewetter（2015）	Ⅱ期	46	Ⅰ～ⅣE	28胃、72非胃	利妥昔单抗+来那度胺（R 375 mg/m^2，d1；来那度胺20 mg，d1～d21，4周为1个疗程，共6～8个疗程）	80	54
Kiesewetter（2018）	Ⅱ期	16	Ⅰ～ⅣE	31胃、69非胃	奥法木单抗（1000 mg iv，每周1次，共4次，之后每2个月1次，共4次）	81	50
Marangon（2019）	Ⅱ期	17	Ⅰ～ⅣE	/	利妥昔单抗d1、d8，90Y-ibritumomab tiuxetan d8	94	62
Thieblemont（2019）	Ⅲ期	30	Ⅰ～ⅣE	/	利妥昔单抗+来那度胺（R 375 mg/m^2，d1；来那度胺20 mg，d1～d21，4周为1个疗程，共12个疗程）vs. 利妥昔单抗+安慰剂	65 vs. 44（全部MZL不仅是MALT）	
Dreyling（2017）	Ⅱ期	23	Ⅰ～ⅣE	/	Copanlisib（60 mg iv d1、d8、d15，4周为1个疗程，直至疾病进展）	70（全部MZL不仅是MALT）	
Zinzani（2019）	Ⅱ期	23	Ⅰ～ⅣE	/	厄布利塞800 mg，口服，每日1次，直至疾病进展	55（全部MZL不仅是MALT）	6（全部MZL不仅是MALT）
Noy（2017）	Ⅱ期	32	Ⅰ～ⅣE	/	伊布替尼560 mg口服，每日1次，直至疾病进展	50	3（全部MZL不仅是MALT）

注：ORR：总体缓解率；CRR：完全缓解率；MZL：边缘区淋巴瘤；MALT：黏膜相关淋巴组织；d：天；iv：静脉。

7.6.1　利妥昔单抗

抗 CD20 抗体利妥昔单抗是免疫疗法的原型，已被纳入几乎所有 B 细胞淋巴瘤的治疗中，与单独的化疗相比，疗效明显改善。然而，在 MALT 淋巴瘤中，利妥昔单抗的价值尚未明确，没有被强制加入治疗方案。几项小型研究的初始数据表明，利妥昔单抗单药治疗的缓解率为 65% ~ 75%，但 CRR 仅为 15% ~ 45%。直到最近，只有一项回顾性 SEER-medicare 分析，纳入 1997—2007 年治疗的 347 例局部胃 MALT 淋巴瘤患者，研究报告了利妥昔单抗治疗在生存方面的益处（$P=0.017$），并且在调整混杂因素后未发现联合化学免疫疗法的益处。然而研究中位 OS 仅为 6.7 年，且分析数据仅包括接受含环磷酰胺方案（CVP、CHOP）或氟达拉滨治疗的患者。与此相反，在随机研究 IELSG19 中，与利妥昔单抗或苯丁酸氮芥单药治疗相比，利妥昔单抗与苯丁酸氮芥联合治疗的缓解率和 PFS 有所改善，但 OS 未见改善。更详细的讨论见 IELSG19 研究一段。总体而言，利妥昔单抗已显示出良好的姑息作用，对相对无症状或体弱的患者来说，利妥昔单抗单药治疗是一种可能的选择。

7.6.2　IMiDs

由于 MALT 淋巴瘤与多发性骨髓瘤的发病关系密切，用于治疗骨髓瘤的方法也已应用于 MALT 淋巴瘤患者。最早研究的药物之一是蛋白酶体抑制剂硼替佐米，在两项相对较小的研究中对不同剂量进行了疗效评估，即在第 1、第 4、第 8 和第 11 天静脉予 $1.3\ mg/m^2$ 和 $1.5\ mg/m^2$ 硼替佐米。两种方案都具有良好的缓解率，高剂量组的缓解率非常高（81% *vs.* 48%），但该方案中 65% 的患者出现了不可接受的神经病变，因而超过 90% 的患者需要减少剂量。

最近，IMiDs 也在 MALT 淋巴瘤患者中进行了研究。虽然使用沙利度胺的小型试点研究被提前终止，但第二代来那度胺可被用作单一疗法或与利妥昔单抗联合使用。毫不奇怪，与单药研究的数据相比（ORR=61%，CRR=33%），联合治疗的 ORR 更高，为 80%（CRR=54%）。毒性反应较轻，主要是非血液学副作用如皮肤不适等（皮疹、瘙痒）。然而，预后参数的评估并未表明脑苷脂介导的 MUM-1 表达参与反应。

克拉霉素

大环内酯类抗生素已被作为 HP 根治方案中的一部分而得到广泛应用，但由于某些地区的高耐药率，使用频率较低。然而，在长期给药后，克拉霉素也显示出多效性免疫调节作用，这可以通过抑制 VEGF 和 TNF-α、增强自然杀伤细胞和 CD8 细胞毒性 T 细胞，以及与细胞因子，如 IL-6 等的相互作用和抑制 NF-κB 来解释。一项纳入复发 / 难治性 MALT 淋巴瘤患者的小型初步研究报告了 38% 的 ORR。为了评估克拉霉素的直接抗肿瘤活性，研究人员进行了一项多中心试验，仅纳入难治性且没有活动性 HP 或 Cp 感染证据的患者。本研究中的给药剂量较高，克拉霉素 2 g/d，间歇给药。研究共纳入 23 名首次或多次复发的患者，缓解率为 52%（95%CI：32% ~ 72%），两年 PFS 率较好，为（56±10）%。然而，在对 55 名连续用药的患者进行分析时，没有发现高剂量方案

（ORR 为 57%，3 年 PFS 率为 42%）与 6 个月以上连续服用 2×500 mg 的方案相比有任何优势（ORR 为 47%，3 年 PFS 率为 60%），鉴于既往治疗线数的中位数为 2（范围：1～7），该研究中的 ORR 和 3 年 PFS 非常出色。

有趣的是，阿奇霉素是一种大环内酯类药物，与克拉霉素相比，具有良好的半衰期和更高的体外活性，但口服阿奇霉素效果不太明显，一项纳入 16 名患者的试验研究显示，ORR 仅为 25%，由于疗效过差而被提前终止。

7.6.3 放射免疫疗法（90Y–Ibritumomab Tiuxetan）

MALT 淋巴瘤是一种对放射线高度敏感的疾病，即使是低剂量的放射也具有良好的结果（见上文）。因此，将 90 钇放射性标记 CD20 配体用于 RIT 是治疗包括 MALT 淋巴瘤在内的惰性 B 细胞恶性肿瘤的一个有吸引力的想法。此外，MALT 淋巴瘤的特点是几乎没有骨髓受累，而骨髓受累是 RIT 的禁忌证之一。目前关于在 MALT 淋巴瘤中使用 90Y–Ibritumomab Tiuxetan 的数据有限，但结果仍然很有希望。最初的试验研究包括一些混合来源的经治 MALT 淋巴瘤小型队列，而一项纳入 12 名初治 OAML 患者的研究显示缓解率较好且毒性较低（治疗 3 个月内 10 名 CR，2 名 PR）。迄今为止，最大的研究纳入了 30 名经治不同部位的复发性 MALT 淋巴瘤患者，这些患者最多接受过多达 7 线的治疗，给予的放射活性剂量为 0.4 mCi/kg。单次 RIT 后 ORR 高达 90%，CRR 为 77%，并且中位随访 5.3 年时未达到中位复发时间。毒性可控，主要的血液学毒性为血小板减少，这表明 90Y–Ibritumomab Tiuxetan 可作为复发 / 难治性 MALT 淋巴瘤患者的一种积极治疗选择。

7.7 总结

MALT 淋巴瘤是一种相对常见的惰性 B 细胞淋巴瘤。它是一种独特的临床病理学类型，在发病机制和治疗方面独具特色。尤其是 MALT 淋巴瘤与慢性抗原刺激的密切关联将该病与大多数其他 B 细胞淋巴瘤区分开来，这有助于理解潜在的分子机制，以及开发出一种全新的治疗方法，特别是在胃 MALT 淋巴瘤中。无论肿瘤分期如何，胃 MALT 淋巴瘤与 HP 感染的密切关联使得抗生素治疗成为其一线治疗。在某种程度上，含多西环素或克拉霉素的抗生素治疗也成为无须立即治疗缓解的 OAML 患者的一线治疗。最近，MALT 淋巴瘤的全身治疗也有了新的进展，包括新的药物和无化疗方案，这些方法也已应用到具有局限性病灶的患者中。虽然回顾性分析表明全身治疗具有相似的疗效，且局部毒性较小，特别是在 OAML 和胃外 MALT 淋巴瘤中，但目前尚未对局部治疗和全身治疗进行直接比较。此外，尽管在 Ⅱ 期研究和一项 Ⅲ 期试验中报告了许多具有良好效果的药物组合，但 MALT 淋巴瘤的最佳治疗方案尚未确定。不同部位 MALT 淋巴瘤的发病机制、临床表现和遗传特征的差异使数据解释进一步复杂化。无论发病部位和先前的治疗如何，MALT 淋巴瘤通常被包括在其他惰性淋巴瘤中或混合在一起。因此，对 MALT 淋巴瘤的进一步研究应考虑其不同的发病部位及其各自的独特特征。

致谢　作者要感谢 Afua Adjeiwaa Mensah 对稿件的批判性审查。支持：部分由 Oncosuisse（ICP OCS-02062-03-2007）资助。

（译者　王赫男）

参考文献

第 8 章
结内边缘区淋巴瘤

Luca Arcaini 和 Andreas Viardot

结内边缘区淋巴瘤

临床概述

NMZL 原发于淋巴结，不伴结外或脾脏病变的成人局限性或全身性淋巴瘤。

细胞学	小到中等大小的细胞，形态多样，呈淋巴细胞样、中心细胞样和单核细胞样。可有浆细胞样分化的特征。母细胞含量可变。	NMZL，细胞学 Giemsa
组织学	围绕反应性生发中心的边缘区扩大，并逐步被肿瘤细胞浸润。向外生长至副皮质区域，最终形成弥漫性浸润。	NMZL，组织学

CD20	CD5	CD23[1]	CD10	Bcl-6	cyclin D1	CD103	FMC7	IgM	轻链

注释	[1] 偶尔观察到部分表达 / 弱表达。
其他标志物	EMZL 缺乏特异性表型，抗体组合主要用于排除其他淋巴瘤亚型。IRTA1 和 MNDA 可能是有用的标志物，但使用频率较低，应用范围有限。

■ = 大多数病例呈阳性　　　　= 部分病例阳性　　　　= 阴性

主要鉴别诊断	CLL（CD23 阳性）； MCL（cyclin D1 阳性）； 其他亚型的边缘区淋巴瘤（结外、结内、脾、皮肤）主要根据临床表现（受累器官的类型）区分； LPL（*MYD88* 突变）根据临床表现（IgM 丙种球蛋白病）和骨髓受累程度（LPL 的主要表现部位）排除。

关键分子特征

Notch 和 NF-κB 通路的激活。

IGH 基因重排、体细胞超突变和 IGHV3、IGHV4 的使用偏好。

常见易位：未报告。

常见拷贝数变异：3 号和 8 号染色体扩增，6q23 缺失。

常见突变：*NOTCH2*、*MLL2/KMT2D*、*PTPRD*、*KLF2*、*TNFAIP3*；突变极为罕见：*MYD88*、*CARD11*。

癌前病变

未报道。不同于 ENMZL，目前没有报道显示 NMZL 与炎症有关。

疾病进展：

可能进展 / 转化为弥漫大 B 细胞淋巴瘤，当前对转化的定义单纯依据形态学上可检测到成片的母细胞浸润。

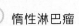

临床相关病理特征	相关性	证据等级
突变	预后：*KLF2* 和 *NOTCH2* 突变（预后不良）。	C
增殖 / 母细胞	高增殖和（或）母细胞含量（预后不良）。	C
说明：A= 在多项研究、随机试验中得到验证和（或）整合在指南中；B= 不同研究结果不一 / 需要最终验证；C= 初步 / 不一致的结果。		

8.1 定义

NMZL 是一种起源于成熟 B 细胞的非霍奇金淋巴瘤，与 EMZL 或 SMZL 相似，但以结内病变为主，不累及结外器官或脾脏。由于该病的诊断是通过排除，NMZL 与其他边缘区淋巴瘤或惰性淋巴瘤的区别不明显。可依赖免疫组织学、遗传学和分子遗传学分型。

NMZL 最早在 1986 年被描述为"单核细胞样"或"滤泡旁"B 细胞淋巴瘤（见文献中的历史回顾）。随后，NMZL 与其他 MZL 的关系逐渐明确。1994 年，"伴或不伴单核细胞样 B 细胞的 NMZL"作为一个独立类型被纳入 REAL 分类标准中。WHO 淋巴瘤分类在 2001 年、2008 年和 2016 年的修订版本中也采用了这一标准。

NMZL 在所有淋巴瘤中的占比不到 2%，只占 MZL 的一小部分（10% ~ 20%），年发病率约为 0.8/100 000。然而，NMZL 的发病率在过去 10 年有所增加（从 2001 年到 2009 年增加了 25%）。这种发病率的增加部分是由于病理学家对该病认识的提高导致。

NMZL 的常见发病年龄约为 60 岁（略低于 SMZL 患者），男女比例大致相等。大多数患者为晚期并累及骨髓（43%）。10% 的患者呈现白血病表现但无脾大。初诊时大部分患者状态良好，没有 B 症状。

儿童 NMZL 是一种例外，这是 WHO 最新修订的淋巴瘤分类中的亚型，常常发生在更为年轻的患者中。大多数患者为男性（比例为 20 ∶ 1），一般为早期（Ⅰ期或Ⅱ期），通常累及颈部淋巴结。复发不常见，即使是局部切除或放疗后。儿童 NMZL 可有淋巴滤泡增生、套区扩大和 CD43 的高表达，但这些特征不具备特异性，目前还没有和成年型 NMZL 相区分的组织学或分子病理学标准。

8.2 发病机制

与其他类型的 MZL 相似，NMZL 发病与有地理差异的 HCV 感染和慢性炎症性疾病有关。最初的研究显示 24% 的 NMZL 患者合并 HCV 感染。在一项最新的研究中，NMZL 与 HCV 的相关性没有那么强，这与亚洲的一系列研究相反。因为治疗 HCV 感染可以使得相关的淋巴瘤缓解，所以在诊断 NMZL 时必须进行 HCV 筛查。

与 EMZL 相比，NMZL 与自身免疫性疾病的相关性报道较少，法国的一项研究显示 47 名患者中仅有 4 名患者（9%）患有自身免疫性疾病。

8.3 组织学与生物学特征

NMZL 典型的病理组织学表现为小淋巴细胞增殖到边缘区（围绕着反应性淋巴滤泡），进而浸润到淋巴结的淋巴滤泡间区域。免疫表型分析显示 NMZL 患者 CD19、CD20 等典型的泛 B 细胞标志物通常为阳性。CD23、CD5 和生发中心标志物（CD10、Bcl-6、HGAL 和 LMO2）罕见阳性，cyclin D1 通常为阴性。

与 FL 相同，NMZL 患者 Bcl-2 多为阳性，鉴别两者的特异性标志物为 MNDA 和 IRTA1。目前缺少进一步鉴别 NMZL 与其他类型 MZL 的免疫标志物。

MZL 典型遗传学标志是 3 号和 18 号染色体扩增及 6q23-24 缺失。所有 MZL 都显示出 NF-κB 激活和表观遗传学调控。NMZL 和 SMZL 均有 NOTCH 通路和转录因子 KLF2 的突变，但是缺乏在胃 EMZL 中常见的如 t（11；18）（q21；q21）的特异性易位。与 SMZL 不同的是，NMZL 中染色体 7q31 缺失并不常见。NMZL 更具特异性的标志是 PTPRD（一种受体类型的蛋白酪氨酸磷酸酶）失活（高达 20% 的病例）和高表达 KMT2D（既往称为 MML-2）。MZL 中 MYD88-L265P 突变罕见。KLF2 和 NOTCH2 突变可能对预后有影响，但是需要更大样本量的研究来证实。

高通量测序显示 NMZL 比 EMZL 的突变负荷更高。最常见的突变为编码表观遗传修饰的基因［如 KMT2D（28%），CREBPA（20%），TET2（20%）］，其次是 BRAF 突变（17%）。目前仅发现 MZL 患者存在 BRAF 基因 V600E 突变，该突变与毛细胞白血病相差无几，这也就为部分患者提供了新的治疗思路。

与 EMZL 和 SMZL 类似，VH 基因持续不断的突变，以及限制性的使用论证了由抗原刺激支持的 B 细胞扩增之间的因果关系。在 NMZL 中，20% ~ 30% 的病例使用了 IGHV4-34，该基因在除眼附属器淋巴瘤外的 EMZL 或 SMZL 中很少报道。

8.4 预后

在应用 CD20 抗体利妥昔单抗治疗之前，NMZL 与 SMZL 的预后相似，比 EMZL 更差。但在最

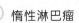

新的研究中，NMZL 与 EMZL 的预后无显著差别。美国 SEER 数据库的数据显示，与 SMZL 相反，NMZL 患者的预后在 1995—2009 年这 15 年间得到了改善，5 年生存率为 76.5%（EZML 为 79.0%）。

在不同的病例队列报告中，NMZL 的 5 年总生存率为 57% ~ 97%，这种高度异质性可能是由于诊断和分期标准的变化，也可能是由于治疗方案的改进所导致。NMZL 和 EMZL 的预后差异可能是由于 EMZL 通常是局灶性病变造成事实上，EMZL 的预后和 I 期 NMZL 的预后相差无几。

针对风险评估，一项回顾性研究评价了国际预后指数和 FLIPI 对 NMZL 患者的预后价值。在 NMZL 中已经评估了多个分子危险因素，但对预后判断没有明确的价值（例如，阴性结果：Survivin 丢失，Caspase 3 活化，cyclin E 过表达；阳性结果：MUM1/IRF4 的表达丢失和 Ki-67 的表达低于 5%）。不同于多数血液肿瘤，染色体 17p 的缺失可能不是影响 NMZL 预后的因素。

POD24 是影响复发性边缘区淋巴瘤预后的重要指标。但在该项研究中，NMZL 只占所有患者的一小部分（10%），所以与 EMAL 和 SMZL 相比，POD24 对 NMZL 总生存期的影响没有那么显著。

NMZL 可转化为高级别淋巴瘤，一项对 340 例 MZL 患者的研究显示，NMZL 患者的 5 年转化率为 3%，略低于 FL 和其他 MZL 患者。患者组织学改变后预后较差，移植后两年存活率仅为 57%。

8.5 一线治疗

NMZL 的发病率低，异质性大，且诊断标准不够明确，目前没有针对 NMZL 患者前瞻性评估后的治疗建议。NMZL 经常包含在其他 MZL 或惰性淋巴瘤的临床试验中进行治疗，因此 FL 的治疗指南经常被直接应用于 NMZL（例如，ESMO 指南；非霍奇金淋巴瘤的 NCCN 指南，版本 4.2014）。

对受累部位进行放疗是广泛应用于早期患者（I 期、无巨块病灶的 II 期）的治疗方案，但其治疗价值与"观察等待"或全身治疗相比尚不明确。年轻患者中发生的局灶性 NMZL 可能是儿童 NMZL，但是这很难与成人 NMZL 进行准确区分。少数病例报道显示，儿童 NMZL 仅切除受累淋巴结也可表现出良好的预后。近期的一项研究显示，20 名儿童 NMZL 患者局部切除受累淋巴结后只有一名患者复发。因此，手术切除受累淋巴结，用"观察等待"替代放疗可能是有用的备选策略。

在晚期无症状患者中，与 FL 策略相同的"观察等待"被认为是标准的治疗方案。有症状的患者以化疗和 CD20 抗体的联合治疗为主。与其他 B 细胞肿瘤相似，加用利妥昔单抗可改善患者预后。与 EMZL 类似，利妥昔单抗单药疗法可能是联合疗法的替代方案，但是相关的前瞻性研究较少。RESORT 试验探究了利妥昔单抗单药对 28 名低肿瘤负荷 NMZL 患者的疗效，结果显示 NMZL 的缓解率高于 EMZL 或 CLL/SLL（CRR 为 3.8%，ORR 为 57.1%，其余疾病稳定），但低于 FL（ORR 为 70.8%）。

常见的联合疗法有 R-CVP、R-F、R-FC、R-CHOP 或 R- 苯达莫司汀（表 8-1）。一项小样本量研究显示，R-CVP、R-F 和 R-FC 的有效率分别为 88%、85% 和 99%，3 年 PFS 率分别为 59%、

79.5% 和 90.1%。但是氟达拉滨有可能会引发致命的并发症，尤其是在老年患者中。

在 StIL-001 研究中，549 名惰性淋巴瘤患者（包括 67 名 MZL 患者）随机接受 R-CHOP 和 R-苯达莫司汀治疗。与其他亚组相反的是，MZL 患者的 PFS 在两组之间没有显著性差异。因此欧洲国家更常使用毒性较低的 R- 苯达莫司汀。GALLIUM 研究比较了利妥昔单抗和新型 CD20 单抗奥妥珠单抗联合化疗（苯达莫司汀、CVP、CHOP）的治疗效果。在 195 名 MZL 患者（包括 66 名 NMZL 患者）的亚组分析中发现，与 FL 患者相反的是，奥妥珠单抗不能改善患者的 PFS。然而，两组之间都出现了非预期的治疗相关致死性事件（利妥昔单抗组为 6%，奥妥珠单抗组为 12%）。致死性事件主要发生在与苯达莫司汀联合治疗的患者中。接受苯达莫司汀和氟达拉滨治疗的患者更易合并严重感染，这可能是治疗后长期的 T 细胞耗竭导致的。

表 8-1 包含 NMZL 患者的一线治疗临床试验

参考文献	治疗	所有患者 /MZL 患者 / NMZL 患者	ORR/CRR	结局
Leblond [25]	苯丁酸氮芥	414/33/-	38.6%/5.3%	mPFS：27.1 个月
	氟达拉滨		38.6%/2.0%	mPFS：6.1 个月
Kang [26]	R-CVP	42/42/-	88%/60%	3 年 PFS 率：59%
Brown [27]	R- 氟达拉滨	24/24/14	85%/54%	3 年 PFS 率：79%
Ferrario [32]	R- 氟达拉滨 / 环磷酰胺	46/46/6	89%/67%	3 年 PFS 率：90.1%
Samaniego [28]	R- 喷司他丁 / 环磷酰胺	83/83/-	75%/70%	3 年 PFS 率：73%
Rummel [33]	R-CHOP	463/59/-	93%/42%	mPFS：31.5 个月
	R- 苯达莫司汀		93%/47%	mPFS：69.5 个月
Flinn [29]	R-CVP/R-CHOP	224/24/-	91%/25%	-
	R- 苯达莫司汀		97%/31%	-
Herold [34]	R- 化疗	96/96/31	82%/19%	3 年 PFS 率：78.1%
	G- 化疗		83%/16%	3 年 PFS 率：75.0%
Rummel [30]	R- 苯达莫司汀 ±R- 维持治疗	119/119/-	83%/16%	2 年 PFS 率：92%
Oh [31]	R-CVP+R- 维持治疗	45/45/15	93%/44%	3 年 PFS 率：83%

注：mPFS：中位无进展生存期。

对美国癌症登记处的 903 例 NMZL 患者的分析显示，对于 R- 苯达莫司汀联合治疗与利妥昔单抗单药治疗的患者预后，并没有显著差别。考虑到局限性和混杂因素，该研究建议综合考虑联合治疗的风险和获益，尤其是在老年患者中。

在一项对包含 119 名 SMZL 和 NMZL 患者维持治疗的 MAINTAIN 研究亚组分析中，免疫化疗后使用利妥昔单抗维持治疗两年可显著延长无进展生存期，并且无新的毒性反应。

8.6 复发的治疗和新的选择

与 FL 相同，POD24 可影响 MZL 患者的预后，但是 NMZL 在其中占比较小（约 10%）。对于疾病早期进展的患者和有其他高危因素的年轻患者，可以进行强化治疗，如自体干细胞移植支持下的大剂量化疗。对于晚期复发的患者，可以重复使用免疫化疗。

2017 年 1 月，美国食品药物监督管理局批准 BTK 抑制剂伊布替尼用于治疗经 CD20 抗体治疗过的复发 / 难治性 MZL 患者（表 8-2）。在关键性Ⅱ期研究中，共纳入了 17 名 NMZL 患者，总应答率（该研究的主要终点）和中位 PFS 率均低于其他患者（41% *vs*. 48%，8.3 个月 *vs*. 14.2 个月）。新一代 BTK 抑制剂（阿可替尼和泽布替尼）治疗 MZL 患者的临床研究（NCT02180711，NCT03846427）正在开展。

在 PI3Kδ 抑制剂 Idelalisib 的关键性Ⅱ期研究中，纳入了 15 例 MZL 患者。MZL 患者的总体缓解率约为 50%，所以该类型药物可能是有效的。但与 FL 不同，该药物没有被批准用于 MZL 的治疗。

库潘尼西是一个同时抗 PI3Kα 和 δ 亚基的抑制剂，具有不同的不良反应谱。在一项Ⅱ期研究中，库潘尼西对于所有的 MZL 患者具有 78% 的 ORR，在 15 名 NMZL 患者中甚至达到了 87% 的 ORR。疗效持续时间为 17.4 个月。

R^2 对 MZL 患者的有效率高达 89%，在 AUGMENT Ⅲ期研究中，63 例 MZL 患者随机接受利妥昔单抗单药和 R^2 联合用药。就研究终点 PFS 而言，R^2 显著改善了总体人群的 PFS，但是 MZL 亚组并没有明显差异。尽管如此，FDA 于 2019 年 5 月也批准 R^2 用于治疗复发 / 难治性 MZL，但欧洲药品管理局（European Medicines Agency，EMA）于 2020 年 1 月只批准其应用于 FL 的治疗。

表 8-2 MZL 的新药研究

作者	药物	所有患者 /MZL 患者 / NMZL 患者	MZL 患者的 ORR/CRR	结局
Wagner-Johnston	Idelalisib	125/15/5	47%/6%	mPFS：6.6 个月
Dreyling	库潘尼西	23/23/15	83%/13%	mPFS：24.2 个月
Conconi	依维莫司	30/30/6	20%/3%	mPFS：14 个月
Rosenthal	来那度胺、利妥昔单抗、环磷酰胺、地塞米松	33/33/5	87.9%/30.3%	mPFS：39.7 个月
Leonard	R- 来那度胺	178/31/8	65%/29%	mPFS：20.2 个月
	R 单药	180/32/10	44%/13%	mPFS：25.2 个月
Noy	伊布替尼	63/63/17	48%/3%	mPFS：14.2 个月
Lossos	90Y-Ibritumomab Tiuxetan	16/16/n.a.	87.5%/56.0%	mPFS：47 个月
Samaniego	90Y-Ibritumomab Tiuxetan	11/11/n.a.	100%/97%	mPFS > 56 个月

注：ORR：总体缓解率；CRR：完全缓解率；mPFS：中位无进展生存期；R：利妥昔单抗；n.a.：不可评估。

8.7 总结

　　NMZL 较为罕见，不易与其他惰性淋巴瘤鉴别。随着高通量测序等新技术的发展，分类方式在未来几年可能会更加完善，并形成更具有针对性的治疗策略。目前 FL 的治疗指南可应用于 MZL 患者。然而，BTK 或 PI3K 抑制剂等新药可能对 NMZL 会有特殊的疗效。绝大多数 NMZL 患者的预后良好。

（译者　彭菲）

参考文献

第 9 章

脾边缘区淋巴瘤

Emilio Iannitto 和 Catherine Thieblemont

脾边缘区淋巴瘤

临床概述

SMZL 原发于脾、外周血和骨髓，通常不累及淋巴结和结外部位。常伴有血细胞减少和自身免疫性疾病。在南欧发现与 HCV 感染有关。

		SMZL，细胞学
细胞学	外周血中有绒毛状淋巴细胞（胞浆凸起、短小，有极性的小细胞）。组织中，形态学范围从中心细胞样到单核细胞样，淋巴浆细胞分化程度不一。很少有"爆米花样"内容物。	
		SMZL，组织学
组织学	骨髓活检可见特征性窦状隙浸润。脾组织学可见肿瘤细胞浸润白髓呈双向表现（残留滤泡周围有苍白环）并延伸至红髓。经常浸润较大的淋巴管壁。淋巴结中，SMZL 类似结节 MZL。	

	CD20	CD5 [1]	CD23 [1]	CD10	Bcl-6	cyclin D1	CD103	FMC7	IgM	轻链
注释	[1] 部分表达或弱表达。									
其他标志物	SMZL 缺乏特异性表型，抗体组合应主要用于排除其他淋巴瘤亚型。									

▨ = 大多数病例呈阳性　　　□ = 部分病例阳性　　　□ = 阴性

主要鉴别诊断	HCL（CD103 和 *BRAF*-V600E 阳性），CLL（CD23 和 CD5 阳性），MCL（cyclin D1 阳性）。MZL 亚型（结外、结节、脾、皮肤）主要根据临床表现（受累器官）鉴别。

关键分子特征

NOTCH 和 NF-κB 通路的激活。

IGH 基因重排、体细胞超突变和 IGHV3、IGHV4 使用偏向。

常见易位：未报告。

常见拷贝数异常：7q 缺失。

常见突变：*NOTCH2*、*KLF2*、*TNFAIP3*、*MLL2/KMT2D*、*MYD88*、*CARD11*。

癌前病变

部分患者可出现非 CLL 型（CD5 阴性）的单克隆 B 淋巴细胞增多症。

疾病进展：

10% ～ 15% 进展为高级别淋巴瘤，通常为弥漫大 B 细胞淋巴瘤。

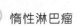

临床相关病理特征	相关性	证据等级
IGHV 突变	预后：未突变（预后不良）。	C
突变	预后：*NOTCH2*、*TP53*（预后不良）。	C
丙型肝炎	预测性：可能对抗病毒治疗有效。	
增殖 / "爆米花样" 内容物	高增殖和（或）包含 "爆米花样" 内容物（预后不良）。	B

说明：A= 在多项研究、随机试验中得到验证和（或）整合在指南中；B= 不同研究结果不一 / 需要最终验证；C= 初步 / 不一致的结果。

9.1　流行病学

　　SMZL 是一种罕见的 B 细胞肿瘤，在所有淋巴瘤中占比不到 2%，占边缘区淋巴瘤的 20%，但 SMZL 是最常见的脾原发性恶性肿瘤。不同病例系列中可表现出性别差异，但大样本量研究中该差异消失。患者的初诊年龄一般超过 50 岁，中位发病年龄为 68 岁。年龄调整后的年发病率为 0.13/10 万，70 岁及以上的白色人种男性患者的发病率呈上升趋势。由于未进行脾切除术的患者很难做出组织病理学诊断，因此该发病率可能被低估。流行病学研究显示淋巴系统增殖性疾病，特别是 MZL，与 HCV 感染有关。此后，研究证实淋巴瘤在 HCV 感染高流行地区（总体相对风险：2.4；95%CI：2.0 ~ 3.0）和低流行地区（总体相对风险：1.6；95%CI：1.3 ~ 1.9）的发病率都更高一些，尤其是 MZL 和 DLBCL。数项研究证实，淋巴瘤在成功治疗了 HCV 慢性感染后得到了缓解，这就进一步验证了 HCV 在淋巴瘤的发生发展中发挥作用的假设，即病毒 E2 糖蛋白触发的慢性抗原刺激反过来又刺激了 B 细胞的 CD81。此外，自身免疫性疾病、哮喘和长期使用染发剂均可增加 MZL 的患病风险。

9.2　临床表现

　　SMZL 的临床表现以脾大为主，可伴或不伴有血细胞减少和（或）轻度淋巴细胞增多。1/3 的患者无明显症状，因偶然发现脾大而就诊。脾脏通常表现为巨脾（中位长径达 20 cm），但是一部分患者的脾脏也可以是相对较小的。少数患者表现为孤立的、轻至中度的淋巴细胞增多症，而这些淋巴细胞的形态学和免疫表型与 SMZL 的诊断相符合。这种情况与伴有边缘区表型的单克隆 B 淋巴细胞增多症相似。这种情况到底是 SMZL 的惰性变异型，还是淋巴瘤癌前病变，仍是一个未解的问题。患者的症状多为脾大引起的腹部不适、早饱或左腹疼痛。轻、中度贫血及血小板减少的发生率分别为 50%、20%、24%，多数为脾功能亢进或自身免疫性疾病所致，极少数为骨髓浸润所致。极个别情况下，血小板减少严重到一定程度可以导致出血表现；中性粒细胞减少在临床上不常见，通常为轻度且无明显临床意义。52% ~ 75% 的病例合并白血病样改变（外周血淋巴细胞数绝对增多或肿瘤性淋巴细胞 > 5%）。30% 的患者 LDH 升高，60% 的患者 β_2- 微球蛋白升高。大约 1/3 的患者可检测到以 μ（IgM）为主的少量（< 2 g/dL）M 蛋白成分（monoclonal component，MC），此类患者常伴有溶血性贫血、免疫性血小板减少症和凝血功能障碍。地中海盆地地区中 19% 的 SMZL 患者携带 HCV，且常伴有 IgM 型免疫球蛋白增多症、II 型冷球蛋白血症和淋巴结病。Saadun 报道外周血绒毛状淋巴细胞与 HCV 感染和冷球蛋白血症相关，并认为伴外周血绒毛状淋巴细胞的淋巴瘤可能是一个新亚型。大约 20% 的患者伴有自身免疫性并发症，通常在诊断时即可出现，最常见的是自身免疫性溶血性贫血（autoimmune haemolytic anaemia，AHA）、自身免疫性血小板减少症（autoimmune thrombocytopenia，AITP）和冷凝集素病（cold agglutinin disease，CAD）。部分患者直接抗人球蛋白试验阳性，但没有典型的 AHA 症状。与 SMZL 相关的自身免疫性并发症还有 C1q 缺乏所致的获得性血管性水肿，以及获得性凝血功能障碍和获得性抗磷脂抗体综合征致血栓形成。临床检查一般仅发现脾大及其相关症状，偶发外周淋巴结异常，仅有 1/3 的患者发现中度肝大。

9.3 外周血细胞学

SMZL 白细胞增多较为常见，以轻度和中度淋巴细胞增多为主。不同于其他淋巴系统肿瘤，增多的淋巴细胞异质性明显，同时存在小淋巴细胞、淋巴浆细胞、裂隙核淋巴细胞、有丰富苍白细胞质的中等淋巴细胞和绒毛状淋巴细胞。绒毛状淋巴细胞核圆、染色质丰富、胞质嗜碱性，具有特征性的分布不均匀或集中于细胞一极的短绒毛。绒毛在血液离体储存数小时即消失，须及时进行外周血涂片才能观察到。

9.4 骨髓

SMZL 患者常伴有骨髓浸润，一般为窦内浸润，在疾病早期阶段较为隐蔽，常规形态学切片很难识别。骨髓浸润在疾病进展或脾切除后可逐渐表现为累及小梁间隙的结节样或间质性浸润。反应性生发中心罕见且分散，周围可见由单型中、小淋巴细胞组成的边缘肿瘤细胞，核为圆形或椭圆形，细胞质为环形，轮廓清晰。约 20% 的病例中可见由淋巴细胞分化为浆细胞的浆细胞样特征。以上形态并非 SMZL 所特有，但组合在一起后具有一定的特异性。

9.5　脾脏

因肿瘤细胞的浸润，SMZL 的脾脏病理切面可见白色粟粒样小结节。显微镜下可见细胞核呈圆形或稍不规则形，小 B 淋巴细胞取代了原淋巴滤泡，滤泡周围套区消失。滤泡外部边缘区肿瘤细胞为中等大小，胞质苍白，呈明显的双相图像。伴有转化的母细胞分散于滤泡边缘区，并浸润红髓，与小 B 淋巴细胞和边缘区样细胞混合。边缘区域、生发中心和红髓可见分化程度不同的淋巴浆细胞呈微结节或斑片状浸润。

9.6　免疫表型

SMZL 克隆性 B 细胞无特异性免疫表型。所有肿瘤细胞均表达 CD20、CD79a、Bcl-2，部分表达 DBA44，不表达 CD10、BCL6、cyclin D1/Bcl-1、CD43，以及 annexin A1。SMZL 细胞携带中到高强度的免疫球蛋白 IgM 和 IgD。15% 的病例表达 CD5，20% 的病例表达 CD23。CD5 的表达与淋巴细胞增多症和骨髓弥漫性浸润相关。SMZL 患者 Matutes 评分较低，一般为 0 ~ 2 分。

9.7　遗传学与分子生物学概况

SMZL 患者的遗传学变化多样，70% 以上的患者存在遗传学异常，53% 的患者存在复杂遗传学异常（3 个及以上异常或 2 个及以上克隆）。目前，SMZL 没有特异性的遗传学改变，但 7q 片段丢失的频率达 30% ~ 40%，显著高于其他淋巴瘤。此外，与其他类型 MZL 共有的异常有 3q、9q、12q 和 18q 扩增，以及 6q、8p、14q 和 17p 缺失。与大多数 B 细胞淋巴瘤不同，SMZL 没有特异性染色体易位，IGVH 基因突变分析显示只有 15% 的患者未发生突变。突变病例中，体细胞高频突变的负荷范围可小（胚系基因同源性为 97% ~ 99.9%）可大。免疫球蛋白基因分析显示，25% ~ 40% 的病例基因库高度受限，偏向性分析显示 IGHV1-2*04 等位基因出现的频率最高。IGVH 基因保守且分布受限，大多表现为低水平突变（胚系基因同源性为 97% ~ 99.9%）。克隆型免疫球蛋白轻链中 kappa（IGKV）和 lambda（IGLV）可变基因谱系均受限。这些重排表现出极低水平的突变（胚系基因同源性为 97% ~ 99.9%），并且具有特异性的长 CDR3 片段。10% 的病例中检测到 BCR 表型刻板化。总体来说，抗原可能通过刺激 T 细胞非依赖的边缘区 B 细胞影响 SMZL 的发生发展。SMZL 外显子测序显示调节边缘区细胞分化和各淋巴组份之间功能的基因显著上调。SMZL 常见突变可分为 3 类，即 NOTCH 信号、NF-κB 通路、染色质重塑和细胞骨架。SMZL 患者最常见的体细胞突变为转录因子 KLF2 的突变，发生率为 20%～40%。突变的 KLF2 从胞核错位进入细胞质，通过上游信号通路 BCR 和 TLR 激活 NF-κB 通路。KLF2 突变与 IGHV1-2*04 的使用、*NOTCH2* 突变和 7q 缺失均密切相关。*NOTCH2* 和 *NOTCH1* 的突变率分别为 10%～25% 和 5%，羧基端的 PEST 结构域突变导致 NOTCH 通路的持续激活。包括 NOTCH 信号的负调节因子（如 SPEN、DTX1 和 MAML2）在内，40% 的 SMZL 患者因基因突变导致 NOTCH 通路上调。*NOTCH2* 突变是 SMZL 患者的特异性突变，在除 DLBCL（5%）外的其他 B 细胞淋巴瘤中非常罕见。NF-κB 信号突变率为 34%，包括经典及非经典 NF-κB 通路（*TRAF3*、*MAP3K14*、*TNFAIP3*、*IKBKB*、*BIRC3*）、上游通路 BCR（*CARD11*）和 TLR（*MYD88*），一般不与 NOTCH 通路共存。部分突变基因与染色体重塑相关，常见的有 *CREBBP* 和 *TP53*（15%），其次有 *MLL2*（6/40）、*ARID1A*（2/40）和 *SIN3A*（3/40）。SMZL 病例中甲基化改变与多种抑癌基因低表达和 *BCR/PI3K/AKT*/NF-κB 信号通路相关基因高表达有关。miRNA 调控激活 NF-κB 和维持 B 细胞存活的关键基因和通路，miR-26b 可抑制肿瘤活性，在 HCV 阳性病例中显著下调。

9.8　诊断

脾淋巴瘤为脾脏受累的淋巴瘤，可见局限性或弥漫性的异质性淋巴样肿瘤，病变可在没有明显淋巴结受累的情况下累及骨髓、外周血和肝脏。淋巴样肿瘤可特异性地发生于脾内，也可在临床变异后累及脾脏（表 9-1）。两者有相似的临床表现、实验室检查、病理和免疫表型特征，但是在病程进展、生物学特征及预后方面差异较大，可表现为惰性到严重侵袭性不等。因此明确 SMZL 的特异性诊断标准对采取针对性的治疗方案和评价患者的预后至关重要。脾脏病理学检查是诊断 SMZL 的"金标准"，但是脾切除手术很少用于治疗，且常伴有感染等严重并发症，甚至导致死亡，因此在绝大部分病例中不建议进行脾切除。SMZL 研究组（SMZLSG）对无法进行脾脏病理学检查的患者推荐了早期诊断专家共识，通过结合骨髓组织学、免疫组织化学和多种临床特征及实验室检查（外周血形态学、免疫表型、遗传学和分子生物学）可以做出高准确性的诊断。但仍然有一些疾病较难鉴别，例如 IgM 单克隆球蛋白阳性的淋巴浆细胞性淋巴瘤。部分患者在完善检查后也只能诊断为慢性 B 淋巴细胞增生性疾病。若诊断影响治疗方案的选择和预后的判断，则须通过脾切除手术进一步明确诊断。

表 9-1　原发性脾淋巴瘤

（一）以原发性脾淋巴瘤为主的淋巴瘤
• SMZL
• 脾弥漫性红髓 B 细胞 / 毛细胞白血病变异型淋巴瘤（暂无分类）
• 毛细胞白血病

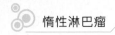
续表

• 淋巴浆细胞性淋巴瘤
• B 细胞幼淋巴细胞白血病
• T 细胞大颗粒淋巴细胞白血病
• 肝脾 T 细胞淋巴瘤
（二）常见淋巴结淋巴瘤，偶发原发性脾淋巴瘤
• 套细胞淋巴瘤
• 滤泡性淋巴瘤
• 非特指弥漫大 B 细胞淋巴瘤
• 富含小结节 T 细胞 / 组织细胞的大 B 细胞淋巴瘤

注：脾淋巴瘤指脾脏受累的病例，可在不累及淋巴结的情况下累及骨髓、外周血和肝脏。

9.9 分期及预后评分

鉴于 SMZL 特异性的临床表现、扩散方式及疾病进展，SMZLSG 推荐的分期和疗效评估标准是目前所常用的（表 9-2）。SMZL 一般不会出现 FDG 异常增高，因此常规通过 CT 扫描进行分期。FDG-PET 一般用于怀疑组织学向侵袭型发展的患者。然而，尚未有研究专门探索 FDG-PET 和新的成像技术（如全身 MRI）在疾病分期和疗效评估中的作用。SMZL 患者的预后较好，5 年生存率可达 2/3，大约 20% 的患者在几年内不需要采取治疗。但是 20% 的患者疾病进展较快，生存期较短。因为 SMZL 患者的临床表现和扩散特征具有特殊性，对其他淋巴增生性肿瘤的预后评分对其并不适用，这一点是可以理解的。Intergruppo Italiano linfomi［IIL，即现在的 Federazione Italiana Linfomi（FIL）］在对 309 名 SMZL 患者进行评估后，制定了首个特异性临床评分系统。该研究中，患者的 5 年疾病特异性生存率（cause-specific survival, CSS）为 76%。选择风险比最高的 3 个变量（血红蛋白 < 12 g/dL、LDH 升高和白蛋白 < 35 g/L）对患者进行预后分组，分为低风险组（无不良因素）、中风险组（一个不良因素）和高风险组（两个或两个以上不良因素），5 年 CSS 分别为 88%、73% 和 50%，不同风险组预后具有显著差异（P=0.001）。54% 的死亡病例发生在高风险组。随后 SMZLSG 基于对 593 名患者的研究提出了 HPLL 风险分层系统。该研究显示血红蛋白、血小板计数、LDH 和脾门外淋巴结肿大是影响 SMZL 患者淋巴瘤特异性生存（lymphoma specific survival, LSS）的独立预后因素。将患者按照以上危险因素的数目分为 A 组（无不良因素）、B 组（1 ~ 2 个不良因素）和 C 组（3 ~ 4 个不良因素），5 年生存率分别为 95%、87% 和 68%。为了达到最佳拟合，该系统将血红蛋白和血小板视为连续变量，通过公式计算总分。为了方便临床工作者应用，该研究进一步开发了简化版本，通过选择截断

值将血红蛋白（9.5 g/dL）和血小板计数（80×10^9/L）转变为分类变量。将患者按照简化后的危险因素数目分为 A 组 198 例（无危险因素）、B 组 311 例（1～2 个危险因素）和 C 组 41 例（3～4 个危险因素），3 组之间 5 年 LSS 有显著差异。近期，Kalpadakis 等对简化后的 HPLL 评分进行了验证，评分不同的 SMZL 患者预后有显著差异。然而，临床评分只能作为辅助指标，并不能完全区分患者的预后，生物分子标志物的预后价值一直受到广泛关注。研究显示 G 突变、7q 缺失、NOTCH2 突变、IGVH 基因无体细胞突变和启动子异常甲基化与患者的不良预后显著相关。但也有研究显示出相反的结论。

表 9-2　SMZL 的疗效标准

脾切除反应	
	满足以下所有条件： • 血细胞计数提高 50% 以上； • 无进行性淋巴细胞增多； • 骨髓浸润无加重。
全身治疗反应	
PR	改善 50% 或以上症状： • 脾大消失或缓解； • 血细胞计数增加； • 淋巴结肿大消失或缓解； • 骨髓淋巴细胞浸润缓解、造血能力增强。
CR	满足以下所有条件： • 脾大消失； • 血细胞计数正常 [a]； • 无循环克隆性 B 细胞； • 无骨髓浸润或轻度骨髓浸润（免疫组织化学方法）。
NR	症状改善＜10% 或进一步恶化。

注：PR：部分缓解；CR：完全缓解；NR：无缓解。

[a] 血红蛋白＞120 g/L；血小板＞100×10^9/L；中性粒细胞＞1.5×10^9/L，且无循环克隆性 B 细胞。

9.10　治疗

　　包括脾切除、化疗、利妥昔单抗治疗和免疫治疗在内的多种治疗方案均可以控制 SMZL 患者的症状，治疗后患者表现出良好的临床反应。但是目前没有针对 SMZL 的前瞻性研究，也没有证据证明治疗可以改变 SMZL 的自然病史。由于缺乏前瞻性验证的预后评分，首次治疗时间不一致，很难通过回顾性研究比较治疗策略。最新的 ESMO 指南和专家声明建议仅对有症状的患者进行治疗。目前认为利妥昔单抗治疗是有效的姑息疗法，在需要明确诊断时，可以采用脾切除手术。

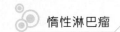

9.11 观察等待

20% ~ 30% 的初诊 SMZL 患者没有明显症状，该状态可维持数年，该类患者早期治疗未见获益。SMZLSG 的大样本量回顾性研究显示，在 161 名（27%）没有接受任何治疗的患者中，仅有 3 名患者（1.8%）死于淋巴瘤。该研究显示观察等待的治疗方案对无症状患者是安全可靠的，应尽量避免以诊断为目的的脾切除术。观察等待的患者须每 3 ~ 6 个月进行一次体格检查、血细胞计数检查和生化检查。合并活动性 HCV 感染的患者，抗病毒治疗可作为一线治疗方案。

9.12 抗 HCV 治疗

Hermine 等的研究首次证实，干扰素抗病毒治疗可以清除病毒，并且在伴有绒毛细胞的 HCV 相关脾淋巴瘤患者中，可以诱导产生血液学反应。干扰素联合利巴韦林可以有效治疗多种 HCV 相关淋巴瘤，尤其是 MZL。通过对在 HCV 相关 B-NHL 患者中开展的 20 项以干扰素为基础的抗病毒治疗研究进行荟萃分析，结果显示，患者的总应答率为 73%，患者出现持续病毒学应答（sustained virologic response，SVR）后，淋巴瘤应答率高达 83%。MZL 患者的有效率（81%）明显高于非 MZL 患者（71%）。不排除干扰素具有直接抗淋巴瘤活性的作用，特别是对 MZL。但是对 46 例 HCV 相关的淋巴增生性疾病的回顾性研究显示，不含干扰素的直接抗病毒药物（direct-acting antivirals，DAA）具有抗淋巴瘤活性的作用。中位治疗时间为 12 周（6 ~ 24 周），治疗后 HCV 相关的惰性淋巴瘤患者的缓解率较高。45 名患者（98%）在治疗后获得 SVR：总体淋巴增生性疾病的缓解率为 67%，其中 12 名患者（26%）获得完全缓解。MZL 患者的疾病缓解率为 73%，CLL/SLL 患者中未观察到缓解。15 名患者初期冷球蛋白为阳性，治疗后 7 名患者转阴。中位随访 8 个月后，一年无进展生存率为 75%（95%CI：51% ~ 88%），总生存率为 98%。以上结果进一步证实了 HCV 感染与淋巴瘤的发生密切相关，目前正在开展 DAA 治疗 HCV 阳性淋巴瘤患者的前瞻性试验。

9.13 哪些患者需要抗肿瘤治疗

SMZL 患者出现有症状的脾大、血细胞减少、全身症状或进行性淋巴结肿大时可以考虑抗肿瘤治疗，但是缺乏前瞻性研究的验证。其中，淋巴结肿大、贫血和血小板减少被纳入了 HPLL 风险分层，是影响 LSS 的独立预后因素。共识指南建议，如患者合并活动性 HCV 感染且不须立即进行常规治疗时，可治疗自身免疫性血细胞减少症，同时考虑抗病毒治疗。

9.14 脾切除术

脾切除术有利于明确诊断，在前利妥昔单抗时代是SMZL患者的首选治疗方法。手术可缓解脾大引起的腹部症状（腹部不适、早饱），90%的患者血细胞减少相关症状消失或改善。由于存在脾外浸润，患者无法达到完全缓解。既往研究显示脾切术后5年PFS率约为35%～61%，OS率为61%～75%（表9-3），但是大部分患者接受了术后化疗，应谨慎看待这些数据。脾切除术不能改变SMZL的自然病程，尤其是转化为DLBCL的风险，大样本量研究显示该风险为11%～14%。患者术后有多种并发症，并可能出现死亡。25%～35%接受手术治疗的SMZL患者可发生围手术期并发症，以肺功能障碍和大出血为主。围手术期死亡率小于1%，但从长期来看，有5%的患者死于感染。综上，脾切除术仅适用于出现脾大相关症状［腹部不适和（或）脾功能亢进］、骨髓相关症状轻微、无淋巴结受累且不合并肺部疾病的患者。所有患者至少在术前两周进行抗荚膜细菌免疫接种，且应全程预防败血症。

表9-3 SMZL脾切除作为一线治疗的研究汇总

作者（年份）	患者数目（位）	ORR（%）	PFS率（年）	OS率（年）	手术相关死亡（例）
Mulligan 等（1991）	20	96	中位4年	—	1
Troussard 等（1996）	28	75	—	71%（5）	1
Chacon 等（2002）	60	93	中位40个月	65%（5）	—
Thieblemont 等（2002）	48	100	中位4年	—	—
Parry-Jones 等（2003）	33	—	—	95%（10）	—
Iannitto 等（2004）	21	91	中位4年	—	—
Tsimberidou 等（2006）	10	60	中位4年	83%（3）	0
Olszewski 等（2012）	652	—	80%（3）	67.8%（5）	—
Kalpadakis 等（2013）	27	86	58%（5）	77%（5）	1
Lenglet 等（2014）	100	97	61%（5）	84%（5）	—
Xing 等（2015）	52	—	39%（10）	61%（10）	—
Pata 等（2015）	41	90	35%（5）	75%（5）	—

注：ORR：总体缓解率；PFS：无进展生存期；OS：总生存期。

9.15 化疗

单药化疗在既往适用于脾切除术后复发性患者或晚期患者，相关研究多为小样本量回顾性研究，已有文献对其进行了全面且详细的报道。烷化剂化疗对SMZL患者无效，嘌呤类似物有较好的疗效，但血液学毒性和感染风险较大。在利妥昔单抗应用于治疗后，以上治疗方式均已过时，单药化疗不再作为一线治疗方案。

9.16　利妥昔单抗单药治疗

Bennet 在 2005 年首次报道了 11 名 SMZL 患者接受 CD20 单克隆抗体利妥昔单抗治疗的疗效。随后多个回顾性研究探究了利妥昔单抗单药治疗的疗效，临床缓解率高达 90% 且细胞毒性小，其中一半可达到分子水平完全缓解（表 9-4）。同时，利妥昔单抗对多次复发的患者仍有疗效。利妥昔单抗单药治疗与脾切除术同样有效且创伤较小，ESMO 指南将利妥昔单抗单药治疗定为一线治疗方案。意大利血液学会指南明确指出，利妥昔单抗单药治疗是需要进行治疗且不适合脾切除术的无转移患者的首选治疗方案。Kalpadakis 等首次比较了接受利妥昔单抗治疗和接受脾切除术治疗的患者预后，5 年 OS 率分别为 92% 和 77%（$P=0.09$），PFS 率分别为 73% 和 58%（$P=0.06$），而且接受 2 年利妥昔单抗维持治疗的患者具有较长的缓解持续时间（维持组的 5 年 PFS 率为 84%，不维持组为 36%，$P=0001$）。该研究已持续更新至 108 名患者。诱导治疗结束后 ORR 为 92%（CRR=44%，CRu=21%，PR=27%）。在 77 名接受了 2 年利妥昔单抗维持治疗（每 2 个月 1 次）的患者中，16 名患者经治疗得到改善：22 名 PR 的患者中有 14 名达到了 CR 或 CRu。生存结局非常好：患者达到 5 年和 10 年 FFP 的百分比为 71% 和 64%；达到 5 年和 10 年 OS 的百分比为 93% 和 85%；达到 5 年和 10 年 LSS 的百分比为 99% 和 90%。相比于未接受维持治疗的患者，接受维持治疗的患者 7 年 PFS 的比例显著提高（75% $vs.$ 39%，$P < 0.0004$），但两者之间的 OS 没有显著差异。

表 9-4　利妥昔单抗治疗

作者（年份）	患者数目（位）	患者状态	ORR（%）	CRR（%）	PFS 率（年）	OS 率（年）
Bennet 等（2005）	11	RR	91	—	60%（5）	60%（5）
Tsimberidou 等（2006）	25	一线治疗	88	31	86%（3）	86%（3）
Kalpadakis 等（2007）	16	一线治疗	100	69	92%（2.4）	92%（2.4）
Else 等（2012）	10	RR 和一线治疗	100	90	89%（3）	89%（3）
Kalpadakis 等（2013）	58	一线治疗	95	45	73%（5）	73%（59）
Kalpadakis 等（2018）	104	一线治疗	92	47	64%（10）	88%（10）

注：RR：复发或耐药；ORR：总体缓解率；CRR：完全缓解率；PFS：无进展生存期；OS：总生存期。

9.17　化学免疫疗法

利妥昔单抗联合化疗（R-Chemo）是惰性淋巴瘤的标准疗法，但由于其毒性反应，目前仅适用于怀疑组织转化、有全身症状或出现转移的患者。目前有 7 项研究探究了利妥昔单抗联合化疗对 SMZL 患者的治疗疗效，包括 5 项回顾性研究和 2 项前瞻性研究（表 9-5）。对 302 名患者的研究显示，与利妥昔单抗单药治疗相比，利妥昔单抗联合化疗的患者有更高的完全缓解率、更长的缓解期和 PFS。2015 年 FIL 小组首次发表了针对 SMZL 患者的多中心前瞻性研究，51 名 SMZL 患者接受了改良后的 R-CHOP 方案（R-COMP），包括利妥昔单抗、环磷酰胺、长春新碱、阿霉素和泼尼松。ORR 和 CRR 分别为 84% 和 65%，6 年 PFS 率和 OS 率分别为 54% 和 72%。毒性作用与 R-CHOP 相似，中等且相对可控，但有 26% 的患者出现 3 级以上的中性粒细胞减少，8% 的患者发生 3 级严重感染，并且 2 名患者死于感染。大量研究证明，B-R 对绝大部分惰性淋巴瘤患者有良好的疗效且毒性较小。目前已有两项研究分析了 B-R 对 SMZL 的疗效。对 70 名长期接受 B-R 治疗的 SMZL 患者的回顾性研究显示，60 名（86%）患者达到 CR，7 名（10%）患者达到 PR，3 名（4.3%）患者发生 PD；中位缓解时间为 18 个月；副作用通常较小。IELSG36/BRSMA 研究前瞻性地证实了以上结果。65 名患者进行 28 天标准剂量的 B-R 治疗，3 个疗程后被重新分期，达到 CR 的患者接受 1 个疗程的巩固治疗，PR 患者则须完成全部 6 个疗程的治疗。ORR 和 CRR 分别为 91% 和 73%。3 年缓解持续时间、PFS 和 OS 的比例分别为 93%（95%CI：81% ~ 98%）、90%（95%CI：77% ~ 96%）和 96%（95%CI：84% ~ 98%）。毒性主要表现为血液学异常，43% 的患者出现 3 级及以上的中性粒细胞减少，感染和发热性中性粒细胞减少占比分别为 5.4% 和 3.6%。非血液学毒性通常 ≤ 2 级。此外，接受检查的患者中一半达到了分子水平的缓解。治疗中期再次分期时，80%（43/54）的病例中发现了分子标志物，47% 的患者达到 MRD 阴性（骨髓：13/32，外周血：21/36），治疗完成时和治疗结束 1 年后达到 MRD 阴性的患者比例分别为 54%（骨髓：10/2，外周血：18/22）和 61%（骨髓：14/22，外周血：19/29）。

表 9-5　利妥昔单抗联合化疗

作者（年份）	患者状态	治疗方案	患者数目（位）	缓解率		生存	
				ORR (%)	CRR (%)	FFS/PFS/DOR（年）	OS 率（年）
Tsimberidou（2006）	一线治疗	R-chemo	6	83	34	3 年 FFS 率：100%	5 年：100%
Cervetti（2010）	RR 和一线治疗	R-2CdA	47	87	62	5 年 PFS 率：80%	3 年：80%
Else（2012）	RR 和一线治疗	R-chemo	33	100	70	3 年 PFS 率：71%	—
Iannitto[a]（2015）	一线治疗	R-COMP	51	84	65	6 年 PFS 率：54%	6 年：72%
Cervetti（2017）	一线治疗	R-CTX	30	87	70	中位 DOR：20 个月	

续表

作者（年份）	患者状态	治疗方案	患者数目（位）	缓解率		生存	
				ORR（%）	CRR（%）	FFS/PFS/DOR（年）	OS率（年）
Castelli（2017）	一线治疗	R-Benda	70	86	70	中位DOR：18个月	—
Iannitto[a]（2018）	一线治疗	R-Benda	65	91	73	3年PFS率：90%	3年：96%

注：[a] 前瞻性研究。ORR：总体缓解率；CRR：完全缓解率；OS：总生存期；FFS：无衰竭生存期；PFS：无进展生存期；DOR：缓解持续时间；R：利妥昔单抗；Benda：苯达莫司汀；chemo：化疗；CTX：环磷酰胺；COMP：环磷酰胺／长春新碱／阿霉素／泼尼松；2CdA：2-氯脱氧腺苷。

（译者　彭菲）

参考文献

第 **10** 章

瓦尔登斯特伦巨球蛋白血症

Christian Buske 和 Véronique Leblond

淋巴浆细胞性淋巴瘤 / 瓦尔登斯特伦巨球蛋白血症

临床概述

LPL/WM 为成人原发性骨髓疾病。部分累及脾脏，很少累及淋巴结、结外部位或白血病扩散。WM 患者的特征为 LPL 患者同时存在 IgM 型单克隆丙种球蛋白。

细胞学	小淋巴细胞、浆细胞样淋巴细胞和成熟浆细胞混合分布，伴数量不等、分化良好的肥大细胞。	**LPL，细胞学** MGG
组织学	浆细胞样细胞分化为中小型淋巴样细胞，沿血管周围间质呈结节状或弥漫性浸润，分化程度不一，偶见免疫球蛋白包涵体（达彻小体和拉塞尔小体），肥大细胞明显。LPL 浸润其他组织与边缘带淋巴瘤相似。	**LPL，组织学** Giemsa　CD138/PAX5

	CD20[1]	CD5	CD23	CD10[2]	Bcl-6	cyclin D1	CD103	FMC7	IgM	轻链
注释	[1] 浆细胞可能为阴性表达。[2] 少数病例呈阳性。									
其他标志物	CD25 可为阳性；浆细胞可表达为 CD38[+]、CD138[+]，部分保留 PAX5 的表达。总体而言，LPL 缺乏特异性表型，主要通过抗体组合排除其他淋巴瘤亚型。									

▨ = 大多数病例呈阳性　　□ = 部分病例阳性　　□ = 阴性

主要鉴别诊断	伴浆细胞分化的边缘区淋巴瘤（*MYD88* 突变的频率较低。累及部位：LPL 以骨髓为主）。 骨髓浸润型（沿窦道浸润提示为脾边缘区淋巴瘤）。 IgM 型骨髓瘤（*MYD88* 突变为阴性）。

关键分子特征

IGH 基因重排，无体细胞超突变。最常见的染色体异常为 del（6q）。常见突变：*MYD88*（L265P 突变，90% 以上）和 *CXCR4*（30% ~ 40%）。

常见易位：未报道。

癌前病变

伴 / 不伴 *CXCR4* 和 *MYD88* 突变的 MGUS。

疾病进展：

不常见，可演变为 DLBCL。

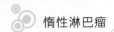

临床相关病理特征	相关性	证据等级
突变	预后：*MYD88* 突变患者的预后较差。	B
	预测：*MYD88* 突变患者对伊布替尼单药反应良好；*CXCR4* mut 患者单药治疗后 PFS 较短。	B

说明：A= 在多项研究、随机试验中得到验证和（或）整合在指南中；B= 不同研究结果不一 / 需要最终验证；C= 初步 / 不一致的结果。

10.1 流行病学

WM 是临床罕见的惰性成熟 B 细胞淋巴瘤，占血液系统肿瘤的 1% ~ 2%，多见于男性，美国年龄调整后的男性和女性的发病率分别为 3.4% 和 1.7%。中位确诊年龄为 70 岁。发病率随年龄增长逐渐增加，但是高龄人群（年龄 ≤ 70 岁）的发病率增长缓慢。白色人种的发病率较高，而非裔仅占所有患者的 5%。大量研究显示 WM 与其他 B 淋巴细胞疾病存在家族聚集性，基因在 WM 的发病过程中可能起到重要作用。

WM 具有家族易感性，高达 20% 的患者一级亲属患有 WM 或相关 B 细胞疾病，可见遗传和环境对其发病具有重要作用。

由于选择偏倚，基于临床病例的研究可能会高估家庭因素的影响。对 2144 例 LPL/WM 患者及其亲属的大型病例对照研究显示，患者一级亲属患 WM 的风险增加了 20 倍，发展为 NHL、CLL 和意义不明的 MGUS 的风险均增加，但是发展为多发性骨髓瘤或霍奇金淋巴瘤的风险未增加。父母、兄弟姐妹和后代的患病风险类似，表明该病为常染色体显性或共显性遗传，而非隐性遗传。

一项包含 374 例 WM/LPL 患者和 23 096 例对照的全球性研究显示，一级亲属患血液系统恶性肿瘤的人群发生 WM/LPL 的风险增加了 64%。

欧洲一项研究对 530 例 WM/LPL 患者和 4362 例对照进行了两阶段全基因组关联分析，得到两个与 WM/LPL 相关的基因座，分别位于 6p25.3 和 14q32.13。这两个风险等位基因在对照组中出现的频率很低（2% ~ 3%），但在患者中出现的频率有所增加。尚不明确其具体生物学机制，但这两个基因座可解释 4% 的家族风险，为揭秘 WM/LPL 的遗传易感性提供了思路。

患者的健康亲属常出现免疫系统紊乱，包括丙种球蛋白含量改变（以多克隆 IgM 型居多）、自身抗体产生（特别是抗甲状腺抗体），以及 B 细胞反应增强。

与惰性淋巴增生性疾病相似，WM 患者继发实体瘤的风险显著增加。意大利一研究小组对未接受治疗或仅接受烷化剂治疗的 WM 患者进行了回顾性研究，结果显示患者易继发肿瘤，实体瘤 10 年累计发病率为 12%，15 年累计发病率为 17%。对 SEER 初级数据库中的 1618 名 WM 患者进行年龄和种族匹配后发现，患者继发急性白血病和 NHL 的风险增加，但未见发生脑肿瘤的风险增加。对数据库中更大样本量的患者进行分析显示，WM 患者继发骨髓瘤、黑色素瘤、结肠癌、子宫癌、肺癌和肾癌的风险均增加。另一项基于 SEER 数据库的研究显示，WM 患者继发恶性肿瘤的风险增加了 49%，主要为肺癌、泌尿系统癌症、甲状腺癌、黑色素瘤、侵袭性淋巴瘤和急性白血病，从诊断到继发肿瘤的中位时间为 3.7 年。

WM 的最大风险因素是 MGUS。MGUS 患者罹患 WM 的风险显著增加，是普通人群的 46 倍。IgM 亚型占 MGUS 患者的 10% ~ 20%，与 WM 或其他淋巴系统恶性肿瘤的发病密切相关。瑞典对 728 例 MGUS 患者（包含 116 例 IgM 型 MGUS 患者）进行了长达 30 年的随访研究，结果显示患者进展为淋巴系统恶性肿瘤的风险比一般人群增加了 15 倍，其中以 WM 为主。

环境影响 WM 发病的机制仍须进一步研究，有学者提出 HCV 感染可对其造成影响，但是对 100 名 WM 患者进行 HCV 血清学诊断和分子诊断后发现，WM 与 HCV 感染无关。

10.2　临床特征

大部分 WM 患者在诊断时症状局限且无特异性（如疲劳）。对 454 名患者的大型回顾性研究显示，患者多在出现贫血（328 名）和全身症状（264 名）后开始一线治疗。导致 WM 发病的重要因素有两个，主要为单克隆 IgM 的理化性质和免疫学特性，其次为肿瘤细胞的浸润。

单克隆 IgM 通过多种途径产生临床症状，主要包括自身理化性质、与其他蛋白质的非特异性相互作用、自身抗体效应和组织内沉积效应，具体见表 10-1。

表 10-1　WM 单克隆 IgM 蛋白的理化性质和免疫学特性

单克隆 IgM 蛋白特性	诊断	临床症状
五聚体结构	高黏滞综合征	头痛、视物模糊、鼻出血、视网膜出血、下肢痉挛、神志不清、颅内出血
遇冷沉积	冷球蛋白血症（Ⅰ型）	雷诺现象、肢端发紫、溃疡、紫癜、寒冷性荨麻疹
抗髓鞘相关糖蛋白（myelin-associated glycoprotein，MAG）抗体、抗神经节苷脂 M1 抗体、周围神经鞘硫脂	周围神经病	感觉运动神经病变、痛性神经病、共济失调步态、双侧足下垂
抗 IgG 抗体	冷球蛋白血症（Ⅱ型）	紫癜、关节痛、肾衰竭、感觉运动神经病变
抗红细胞抗原抗体	CAD	溶血性贫血、雷诺现象、肢端发绀、网状青斑
无定形物沉积	器官功能障碍	皮肤：大疱性皮肤病、丘疹、Schnitzler 综合征；胃肠道：腹泻、吸收不良；肾脏出血：蛋白尿、肾衰竭（轻链成分）

续表

单克隆 IgM 蛋白特性	诊断	临床症状
淀粉样纤维组织沉积（以轻链成分为主）	器官功能障碍	疲劳、体重减轻、水肿、肝大、巨舌症、受累器官功能障碍（心脏、肾脏、肝脏、外周感觉和自主神经）

10.3　IgM 理化性质介导发病

10.3.1　高黏滞综合征

单克隆 IgM 可诱导红细胞聚集并降低其变形能力，同时，冷球蛋白也可增加血液黏度，诱导红细胞聚集。15% 的患者在诊断时即可出现高黏滞血症。血清 IgM 水平过高（通常 > 30 g/L）时可出现循环障碍相关症状，但是个体间存在较大差异。检眼镜检查可观察到视网膜静脉扩张、"棉絮状"渗出物、眼底出血和视乳头水肿。最常见的症状为口鼻出血和视网膜出血所致的视物模糊，偶可见头晕甚至昏迷。血液黏度和血浆容量的增加及贫血可能加重患者的心力衰竭，尤其是老年患者。而且输血不当也会加重高黏滞综合征，进而导致心力衰竭。Gustine 等认为，无症状 WM 患者血浆置换的标准为血清 IgM > 60 g/L。事实上，血清 IgM > 60 g/L 的患者出现高黏滞血症相关症状的风险增加了 370 倍，并且与 *CXCR4* 突变状态相关。合并多种血管疾病的无症状患者在术前或须输注红细胞时，可考虑血浆置换。

10.3.2　Ⅰ型冷球蛋白血症

单克隆 IgM 冷却后可沉淀，进而诱发Ⅰ型冷球蛋白血症（10% ~ 20%）。5% 的患者因单克隆 IgM 浓度过高，可出现小血管血流受阻的相关临床症状，包括雷诺现象、肢端发绀、鼻尖 / 耳朵 / 手指 / 脚趾等受冷坏死、踝部溃疡、紫癜、寒冷性荨麻疹和神经病变，极少数患者出现肾脏症状。

10.3.3　组织内沉积

单克隆蛋白以无定形聚合物的形式沉积于多种组织中。单克隆 IgM 沿皮肤基底膜线性沉积可导致大疱性皮肤病，沉积于四肢伸肌表面真皮层可致 IgM 蓄积性丘疹，即皮肤巨球蛋白血症。2% 的 IgM 患者出现单克隆轻链沉积，主要是 kappa 链沉积为纤维状淀粉样蛋白沉积物［轻链型（AL）淀粉样变性］。法国一项纳入 72 名患者的临床研究显示，系统性 AL 淀粉样变性常累及淋巴结（31%）和肺部（10%），累及心脏后的患者预后较差。对梅奥诊所的 997 名患者的研究显示，75 名（7.5%）

患者合并 AL 淀粉样变性，其中 40 名（53%）患者同时确诊 WM 和 AL 淀粉样变性（AL 淀粉样变性在诊断 WM 后两个月内出现），35 名（47%）患者在诊断 WM 后出现 AL 淀粉样变性（间隔中位时间为 2.7 年，95%CI：1.3 ~ 4.5 年）。临床表现和预后与其他 AL 患者相似，可累及心（61%）、肾（45%）、肝（18%）、肺（10%）、周围 / 自主神经（38%）和软组织（18%）。

10.3.4　与循环蛋白相互作用

单克隆 IgM 蛋白与包括多种凝血因子在内的循环蛋白相互作用，主要是血管性血友病Ⅷ因子和纤维蛋白原，使患者凝血时间延长。巨球蛋白通过包被血小板损害其黏附性和聚集性，进而延长出血时间。WM 患者常合并获得性血管性血友病综合征。对 72 名 WM 患者进行瑞斯托霉素辅因子活性（ristocetin cofactor activity，RCo）和血管性血友病因子（von Willebrand factor antigen，vWF）抗原（vWF：Ag）检测，结果显示 vWF < 130 U/dL 与单克隆 IgM 浓度（monoclonal immunoglobulin M concentration，mIgMC）和黏度均呈负相关。10 例低 vWF：RCo 患者（vWF：RCo < 5 U/dL，O 型血患者 vWF：RCo < 40 U/dL）mIgMC 和黏度较高，mIgMC 与 vWF 水平呈负相关，符合获得性血管性血友病综合征的诊断标准。患者 vWF：RCo/vWF：Ag 的比率较低，表明高黏度可能与多聚体的剪切力和裂解增加有关。

10.4　IgM 免疫效应介导的发病

10.4.1　自身抗体反应

单克隆 IgM 通过特异性识别自身抗原发挥致病作用，主要为神经成分、免疫球蛋白决定簇和红细胞抗原。

10.4.2　Ⅱ型冷球蛋白血症

Ⅱ型或混合型冷球蛋白中，单克隆 IgM 是抗多克隆 IgG Fc 片段的自身抗体。患者类风湿因子通常为强阳性。免疫复合物可致冷沉淀现象，分离后可得到澄清液体。临床表现与Ⅰ型冷球蛋白血症相同，肾脏表现以膜增生性肾小球肾炎为主。HCV 感染的影响仍须进一步研究。

10.4.3　IgM 相关神经病变

WM 患者周围神经病变的发生率为 5% ~ 38%。诊断时须先排除其他原因导致的周围神经病变，如糖尿病、酒精中毒和药物副作用，确定该病变由单克隆丙种球蛋白血症引发。多种机制可介导神经损伤：电生理特征显示 IgM 抗体活性增加的患者运动传导速度减慢，可发生脱髓鞘病变；极少数病例表现为典型的伴传导阻滞的慢性炎性脱髓鞘性多发性神经根神经病，轴突表现与神经膜内的 IgM 颗粒纤维样沉积、淀粉样变性、IgM 冷球蛋白出现和肿瘤浸润有关。

WM 患者的临床症状与 MAG 抗体有关，半数患者具有特异性。MAG 为神经成分中 100kDa 的微小糖蛋白，抗 MAG 抗体通常为单克隆 IgMκ，也可与有 MAG 相同抗原决定簇的糖蛋白或糖脂反应。典型的抗 IgM 神经病变具有远端对称性，影响运动和感觉功能，进展缓慢，稳定期较长。患者主诉多为躯体感觉障碍（感觉异常、疼痛不适、感觉迟钝或撕裂样疼痛）、共济失调性步态不稳和本体感觉障碍；晚期患者可出现腿部肌肉萎缩。此外，有报道显示部分患者伴有神经节苷脂相关（GD1b、GD3、GD2、GT1b 和 GQ1b 等）的脱髓鞘性感觉神经病。抗 GD1b 和抗 GQ1b 抗体与感觉共济失调性神经病有明显关联。抗神经节苷脂单抗 IgM 使患者表现出典型慢性共济失调性神经病变的临床特征，如不同程度的眼肌麻痹和红细胞冷凝集激活。红细胞血型糖蛋白存在双唾液酸表位，抗 PR2 特异性单克隆 IgM 蛋白的红细胞冷凝集活性与具有末端三糖部分的神经节苷脂结合，包括 GM2 和 GalNac-GD1A，引起慢性脱髓鞘性神经病变和严重感觉性共济失调，且对皮质类固醇无反应。多灶性运动神经病主要影响上肢和远端肌肉，大部分患者可出现运动传导阻滞。

冷球蛋白样单克隆 IgM 可致严重的多发性痛性神经病变，可累及脑神经。冷球蛋白血症可致关节痛、肾小球肾炎及多种皮肤病变，如溃疡和紫癜等。IgM 轻链相关的 AL 淀粉样变性是罕见的轴索神经病变，可使 WM 患者病情恶化，通常表现为疼痛、体重减轻、自主神经功能障碍（直立性低血压、胃肠动力障碍、瞳孔异常、泌尿生殖系统异常和性功能障碍）及全身器官衰竭（心脏、肾脏和肝脏）。

肿瘤浸润相关神经病变十分罕见，诊断的"金标准"为神经组织活检（检测出抗 CD20 免疫标记和基于聚合酶链式反应的 IGHV 基因重排）。MRN 可见增大的神经或肿块，通常为 T_1 等信号、T_2 高信号、T_1 图像束状形态中断，应用钆造影剂后可强化。

由于临床表现各不相同，WM 神经病变的诊断十分困难，其致病机制仍须进一步明确，以便制定更合适的治疗策略。

10.4.4　冷凝集素型溶血性贫血

原发性慢性 CAD 是一种被明确定义的临床病理实体，患者骨髓特异的克隆性淋巴增生性 B 细胞可导致自身免疫性溶血性贫血。单克隆 IgMκ 与 I/i 型抗原反应，结合补体并将其激活。寒冷刺激引起红细胞凝集，进而导致雷诺现象、肢端青紫和网状青斑。

免疫溶血依赖于补体途径，主要是通过激活经典途径和吞噬由补体蛋白 C3b 调节的红细胞来介导的。*VH4-21* 基因片段是编码抗 I 型特异性抗原所必需的。挪威的一项研究显示，典型 LPL/WM 中 96% 的患者可检测到 *MYD88*-L265P 基因突变，但 17 名 CAD 患者通过聚合酶链式反应均未检测到该突变，因此，CAD 应被认为是不同于 WM 的疾病，而不是综合征。

10.5　肿瘤细胞组织浸润性表现

肿瘤细胞组织浸润罕见，可累及多种组织和器官，主要累及骨髓、肝、脾、淋巴结，其次为肺、胃肠道、肾、皮肤、眼和中枢神经系统。肿瘤细胞以肿块、结节、弥漫性浸润或胸腔积液的形式累及肺部，仅 3% ~ 5% 的 WM 患者出现肺部和胸膜病变，相对罕见。如患者出现吸收障碍、腹泻、消化道出血或梗阻时，应考虑胃、十二指肠或小肠水平的胃肠道受累。类似于肝、脾或淋巴结，高浓度淋巴浆细胞可渗入皮肤，形成皮肤斑块，极少数形成结节。Schnitzler 综合征的主要特征为 IgM 免疫球蛋白血症及慢性荨麻疹，其早期临床表现与 WM 不同，但是部分患者可演变为 WM。25% 的患者伴皮肤 IgM 沉积。IL-1 β 抑制剂对患者有良好的疗效，表明 IL-1 β 是疾病进展的关键介体。

WM 的肿瘤细胞很少侵袭关节及其周围结构。肿瘤细胞浸润眶周结构、泪腺和眶后淋巴组织可引发眼神经麻痹。单克隆淋巴浆细胞或肿瘤细胞直接浸润中枢神经系统可致罕见的宾 - 尼尔综合征，表现为意识混乱、记忆丧失、定向障碍和运动功能障碍。

10.6　实验室检查

10.6.1　实验室结果

第八届 WM 国际研讨会确定了 WM 患者的常规实验室检查。所有患者均须进行全血细胞计数检查。WM 患者最常见的症状为多种因素引发的贫血，包括红细胞存活率轻度降低、红细胞生成受阻、溶血、血浆容量中度扩张和胃肠道失血。血涂片显示正细胞正色素性贫血，红细胞常呈"缗钱状"排列。患者就诊时白细胞和血小板计数通常在正常范围内，但可偶发严重血小板减少症。流式细胞术可见单克隆 B 淋巴细胞表达 IgM 及晚期分化的相关标志物。患者体内的巨球蛋白使红细胞沉降率明显升高。凝血功能检查多见凝血酶原时间延长。

高分辨率血清 / 尿免疫固定电泳是鉴别和测定单克隆 IgM 最有效的检查。75% ~ 80% 的患者为 κ 型单克隆 IgM，少数包含多种轻链类型。血清单克隆蛋白浓度具有较大差异，一般为 15 ~ 45 g/L，由于比浊法在实验室内和实验室间均存在较大误差，故应当使用密度法检测 IgM 浓度。IgM 浓度受冷凝集素和冷球蛋白的影响，诊断时应先检测冷凝集素和冷球蛋白，如果存在，应将血清样本置于温暖条件下进行分析，以得到准确的 IgM 含量。患者的尿液中常出现本周蛋白，但只有 3% 的病例超过 1 g/24 h。WM 患者的 IgM 水平升高，但 IgA 和 IgG 水平通常下降，且治疗成功后未见恢复，表明 WM 患者的正常浆细胞发育或 Ig 重链重排受阻。合并神经系统症状的患者须进一步检测抗 MAG、抗神经节苷脂和抗硫脂抗体。

10.6.2 基因组特征

WM 患者最常见的遗传学异常为 6q 缺失，目前已报道的其他遗传学异常有 13q 缺失、4 号染色体三体和 17p 缺失。其中，17p 缺失的患者首次治疗时间较短，预后较差。

Treon 利用全基因组测序技术首次报道了髓样分化因子 *MYD88* 基因 L265P 突变，并迅速被证实。*MYD88* 突变可激活 NF-κB 和 JAK–STAT3 信号通路，并可促进细胞因子的产生，进而提高细胞存活率。

该突变对 WM 患者的诊断、治疗和预后具有重要意义。40% 的 WM 患者检测到 *CXCR4* 基因突变，包括编码突变和无义突变。这些突变不影响患者预后，但影响患者对伊布替尼的反应。另有一些不常见突变，如 *ARID1A*、*CD79A/B*、*TP53* 和 *SPi1*，其临床价值仍在研究中。

10.6.3 血清黏度

IgM 分子体积较大（约 1 000 000 Da），常留存于血管内，影响血清黏度。因此，有高黏滞综合征症状或体征的患者，需测量血清黏度。

10.6.4 预后

WM 是一种惰性疾病，但是预后具有较大的差异性。无症状 WM（asymptomatic WM，AWM）可进展为 WM，但进展风险尚未明确。Bustoros 等在 1992—2014 年对 Dana-Farber 癌症研究所的 439 名 AWM 患者进行了研究，中位随访时间为 7.8 年，最终 317 名患者进展为有症状 WM（72%）。该研究显示，影响疾病进展的独立因素包括 IgM（≥ 4500 mg/dL）、骨髓淋巴浆细胞浸润率（≥ 70%）、β_2- 微球蛋白（≥ 4.0 mg/dL）和白蛋白（≤ 3.5 g/dL）。将以上 4 个独立因素作为连续变量，通过比例风险模型对患者进行风险分组，低、中、高 3 个风险组的疾病进展时间（time to progression，TTP）分别为 9.7 年、4.8 年和 1.8 年。

多个大型临床研究报道的中位生存期为 8 ~ 10 年。大部分研究评估了从诊断到最后一次随访的 OS 率，少部分研究分析了有症状 WM 患者接受治疗后的存活率。由于患者诊断时年龄较大，约 20% 的患者死于其他原因。

目前已通过研究得到多种因素可影响患者预后，包括年龄、体质、血红蛋白、血小板、血清白蛋白、β_2- 微球蛋白、6q 缺失、17p 缺失、*MYD88* 突变等。

WM 预后评分系统见表 10-2。10 年前，为改善有症状 WM 患者的预后，构建了 WM 国际预后评分系统（International Prognostic Scoring System for WM，IPSSWM）。该评分系统将患者分为低、中、高 3 个风险组，5 年生存率分别为 87%、68% 和 36%。但是基于 IPSSWM 的 587 名患者中，仅极少数（4%）患者接受了利妥昔单抗的治疗，且生存数据未统计患者的死亡原因，很多患者并非死于 WM，尤其是老年患者。此外，目前公认 LDH 可以影响淋巴瘤预后，且多篇研究报道了 LDH 对 WM 患者预后的重要作用，但是该评分系统并未包括 LDH。由于利妥昔单抗、蛋白酶体抑制剂和靶向疗法的应用，WM 的治疗策略已经发生了显著的变化。

表 10-2 WM 预后评分系统

研究	不良预后因素	分组	生存期 / 生存率
Gobbi 等	Hb < 9 g/dL, 年龄 > 70 岁, 体重减轻, 冷球蛋白血症	0 ~ 1 个预后因素	中位数：48 个月
		2 ~ 4 个预后因素	中位数：80 个月
Dhodapkar 等	$\beta_2 M \geqslant 3$ g/dL, Hb < 12 g/dL, IgM < 4 g/dL	$\beta_2 M < 3$ mg/dL+Hb $\geqslant 12$ g/dL	5 年：87%
		$\beta_2 M < 3$ mg/dL+Hb < 12 g/dL	5 年：63%
		$\beta_2 M \geqslant 3$ mg/dL+IgM $\geqslant 4$ g/dL	5 年：53%
		$\beta_2 M \geqslant 3$ mg/dL+IgM < 4 g/dL	5 年：1%
Morel 等, IPSSWM	年龄 > 65 岁, Hb < 11.5 g/dL, 血小板 < 100×10^9/L, $\beta_2 M > 3$ mg/L, IgM > 7 g/dL	0 ~ 1 个预后因素 [a]	5 年：87%
		2 个预后因素 [b]	5 年：68%
		3 ~ 5 个预后因素	5 年：36%
Kastritis 等, IPSSWM 修订版	年龄（≤ 65 岁 vs. 66 ~ 75 岁 vs. ≥ 76 岁), $\beta_2 M \geqslant 4$ mg/L, 血清白蛋白 < 3.5 g/ dL, LDH $\geqslant 250$ IU/L（正常上限 < 225 IU/L）	0 个预后因素	5 年：95% 10 年：84%
		1 个预后因素	5 年：86% 10 年：59%
		2 个预后因素	5 年：78% 10 年：37%
		3 个预后因素	5 年：47% 10 年：19%
		4 ~ 5 个预后因素	5 年：36% 10 年：9%

注：[a] 不包含年龄。

[b] 年龄 > 65 岁。

Hb：血红蛋白；$\beta_2 M$：β_2- 微球蛋白；LDH：乳酸脱氢酶。

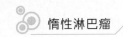

Kastritis 等基于 492 名有症状患者构建了 IPSSWM 的修订版本，并在另一包含 229 名有症状患者的验证队列中进行验证。该研究最终筛选出的独立预后因素为年龄（< 65 岁 *vs.* 66 ~ 75 岁 *vs.* > 76 岁）、β$_2$– 微球蛋白（> 4 mg/L）、血清白蛋白（< 3.5 g/dL）和（LDH < 250 IU/L 或正常值上限 < 225 IU/L），基于以上因素将患者分为 5 个风险组，3 年 WM 相关死亡率分别为 0、10%、14%、38% 和 48%（*P* < 0.001），10 年生存率分别为 84%、59%、37%、19% 和 9%（*P* < 0.001）。修订后的 IPSSWM 能更好地区分不同预后组别的 WM 患者，且应用方便，可协助临床工作者对患者进行预后评价。

10.7　治疗

10.7.1　无症状患者

WM 是一种惰性、不可治愈的 B 细胞淋巴瘤，对无症状患者进行治疗并不能提高患者的生存率，应随访观察，出现循环 IgM 相关症状后再开始治疗，包括高黏滞综合征、淀粉样变性、有症状的冷球蛋白血症、CAD、神经病变、血红蛋白 < 10 g/dL 或血小板 < 100 × 10^9/L。

10.7.2　治疗选择

近几年 BTK 抑制剂伊布替尼的使用极大地改变了 WM 患者的临床管理，老年患者可选择口服，进行无化疗治疗。但目前具有重要临床意义并应用于指南的药物仍然为利妥昔单抗。目前广泛使用的治疗方案有两种：一种为 B–R，另一种为环磷酰胺。因严重毒性，已不推荐使用氟达拉滨。R–CHOP 方案由于可引起神经毒性，不作为 WM 患者的首选方案。蛋白酶体抑制剂硼替佐米具有良好的疗效，但是也可能引发神经毒性。下文会对各治疗方案进行详细描述。

10.7.3　免疫化疗

10.7.3.1　环磷酰胺

Dimopoulos 等对 72 名有症状的 WM 患者进行了环磷酰胺方案（地塞米松 20 mg，第 1 天静脉滴注利妥昔单抗 375 mg/m^2，第 1 ~ 5 天口服环磷酰胺 100 mg/m^2）的 II 期试验，结果显示疗效良好，缓解率高达 83%，其中 7% 的患者达 CR，67% 达 PR。中位显效时间为 4.1 个月，所有患者的两年 PFS 率为 67%，其中有临床反应的患者两年 PFS 率为 80%（见图 10–2）。大部分患者可出现中度骨髓抑制，只有 9% 的患者出现 3 度或 4 度中性粒细胞减少，无患者出现 3 度或 4 度血小板减少。

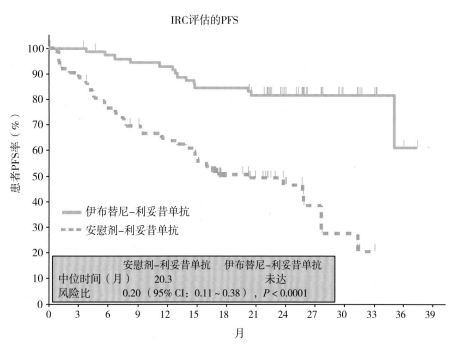

（转载自 Dimopoulos 等。已获得《新英格兰医学杂志》的许可）

图 10-1　接受伊布替尼 - 利妥昔单抗或安慰剂 - 利妥昔单抗治疗的患者的 PFS 率

10.7.3.2　利妥昔单抗 − 苯达莫司汀

苯达莫司汀是一种同时具有嘌呤核苷类似物特性和烷化剂特性的化疗药物。该药于 20 世纪 60 年代初在德国东部地区研制，对滤泡性淋巴瘤表现出的良好疗效和轻微的毒副作用使其被重新广泛应用。德国一项开放的随机多中心等效性试验比较了 R-CHOP 和 B-R（每周期第 1 天和第 2 天，给予苯达莫司汀 90 mg/m^2，4 星期为 1 个周期，最多 6 个疗程）对初诊Ⅲ期或Ⅳ期惰性或套细胞淋巴瘤的疗效。等效性范围为 10%，中位随访 45 个月，评价指标为 PFS。结果显示，B-R 组的中位 PFS 显著优于 R-CHOP 组（69.5 个月 *vs.* 31.2 个月，HR=0.58，$P < 0.0001$）；相比于 R-CHOP 组，B-R 组脱发、骨髓毒性、感染和周围神经病变的发生率均显著降低。对 41 名 WM 患者的亚组分析显示，两种治疗策略均不能诱导 CR，两组患者均表现出高应答率（B-R 组为 96%，R-CHOP 组为 94%），但相比于 R-CHOP 组，B-R 组的中位 PFS 更长（28.1 个月 *vs.* 69.5 个月）。该亚组病例数量较少，但结果显示出 B-R 对 WM 患者有良好的疗效，为老年患者提供了一项可选择的治疗策略。一项Ⅱ期临床研究探讨了苯达莫司汀对复发 / 难治性 WM 患者的疗效，30 名利妥昔单抗不耐受的复发 / 难治性 WM 患者应用 B-R 或阿托单抗联合苯达莫司汀进行治疗，中位治疗周期为 5，ORR 为 83.3%，其中 5 名患者达非常好的部分缓解（VGPR），20 名患者达 PR。所有患者的中位 PFS 为 13 个月。部分接受过核苷酸类似物治疗的患者出现长期骨髓抑制。

10.7.3.3　硼替佐米

在蛋白酶体抑制剂中，对 WM 患者临床试验最多的药物为硼替佐米。多项Ⅱ期试验证实了单一使用硼替佐米对 WM 有效。一项Ⅱ期试验探究了硼替佐米联合利妥昔单抗的疗效。37 名复发 /

难治性 WM 患者接受硼替佐米（1.6 mg/m^2，第 1、第 8、第 15 天）和利妥昔单抗（375 mg/m^2，第 1、第 8、第 15、第 22 天，周期 1 和周期 4）联合治疗，28 天为 1 个周期，共 6 个周期，中位疗程数为 3，78% 的患者完成了治疗。该联合治疗的 ORR 为 81%，其中 5% 的患者达 CR，46% 的患者达 PR。部分患者出现 3 级或 4 级毒性反应，白细胞减少、贫血和神经病变的发生率分别为 16%、11% 和 5%。一名患者死于肺炎，接受联合治疗的患者可能出现了严重的感染并发症。该研究对 26 名未经治疗的 WM 患者采用了相同的治疗方案，88% 的患者达轻微缓解，58% 的患者达 PR，8% 的患者达到 CR 或接近 CR。1 年无病生存率为 79%，无患者发生 3 级或 4 级神经病变。相比于每周 1 次硼替佐米的给药方案，接受每周 2 次给药的患者周围神经病变的发生率较高，3 级神经病变的发生率为 30%。每周 1 次或 2 次硼替佐米给药对 PFS 的影响目前未有定论。在利妥昔单抗/化疗药物中加入硼替佐米能否在不增加毒性的情况下增加疗效仍须进一步的临床试验研究。目前尚不清楚硼替佐米是否独立于 MYD88 和 CXCR4 突变状态发挥作用。一项回顾性研究分析了 63 名接受硼替佐米/利妥昔单抗治疗的 MYD88 突变的 WM 患者，结果显示 PFS 和 OS 独立于 CXCR4 突变。该回顾性研究中 43 名患者发生 CXCR 突变，17 名患者发生 CXCR4 突变，所有 CXCR4 突变患者均携带 MYD88-L265P 突变，因此，该研究不能评价 MYD88 未突变对 WM 患者的疗效。

10.7.4　无化疗方法

10.7.4.1　利妥昔单抗

利妥昔单抗是第一个被广泛使用的无化疗药物，特别是在伊布替尼引入之前的美国。相比于滤泡性淋巴瘤，利妥昔单抗对 WM 患者的疗效有限，患者接受每周 4 次注射利妥昔单抗治疗后的 ORR 为 20% ~ 30%，但是增加使用剂量可使患者的应答率提高到 50%。利妥昔单抗治疗后患者反应通常很慢，尤其是合并高黏滞综合征或高 IgM 的患者，并且可能出现 IgM 燃瘤现象，即应用利妥昔单抗后出现一过性血清 IgM 升高、基线血清 IgM > 50 g/dL 或血清黏度 > 3.5 cP 的患者易出现高黏滞综合征相关症状，应考虑血浆置换或推迟利妥昔单抗的使用，直至 IgM 浓度降至安全范围。IgM 燃瘤现象并不预示着治疗失败，大多数患者 IgM 可在 12 周后恢复至基线水平。

10.7.4.2　BTK 抑制剂

靶向 WM 细胞的 BTK 是治疗 WM 患者的关键治疗策略。对 63 例接受过治疗的 WM 患者进行 Ⅱ 期临床试验，每日给予伊布替尼 420 mg，直至疾病进展或出现严重毒性。结果显示，伊布替尼是治疗 WM 最有效的单药，ORR 为 90.5%，主要有效率为 73%。疗效与 MYD88 和 CXCR4 突变有关，MYD88Mut/CXCR4 野生型患者的缓解率最高，MYD88Mut/CXCR4Mut 患者居中，MYD88 野生型/CXCR4 野生型患者的缓解率最低。所有患者两年 PFS 率和 OS 率分别为 69.1% 和 95.2%。3% 的患者有出血倾向，5% 的患者合并心房颤动（房颤）。在 30 例 MYD88 突变的初治 WM 患者中得到了相似的结果。患者的 ORR 和主要缓解率分别为 100% 和 83%。47% 的患者合并 CXCR4 突变，其主要缓解率（94% vs. 71%）和 PRR（31% vs. 7%）均降低，达主要缓解时间显著延长（1.8 个月 vs. 7.3

个月；*P*=0.01）。一项大型前瞻性研究将 150 例初治及预治疗的 WM 患者按 1∶1 的比例随机分为伊布替尼联合利妥昔单抗组与利妥昔单抗联合安慰剂组，实验组 30 个月 PFS 显著优于安慰剂组（82% *vs.* 28%，HR=0.20，*P* < 0.001，图 10-1）。该组合的疗效很大程度上独立于 *MYD88* 和 *CXCR4* 的突变状态，联合用药可以增加 *MYD88/CXCR4* 双突变和无 *MYD88/CXCR4* 突变患者的缓解率、达缓解时间、达到临床有效时间和 PFS（图 10-2）。相比于对照组，实验组房颤（12% *vs.* 1%）和 3 级及以上高血压（13% *vs.* 4%）的发生率更高，但是应用伊布替尼后，输液反应（1% *vs.* 16%）及 IgM 燃瘤现象（8% *vs.* 47%）的发生率均降低。基于以上研究，FDA 和 EMA 批准伊布替尼联合利妥昔单抗用于治疗初诊和复发性 WM 患者。利妥昔单抗是 WM 患者一线治疗的重要药物，伊布替尼对利妥昔单抗耐药患者的疗效研究具有重要的临床价值。对 31 名利妥昔单抗耐药 WM 患者的小型前瞻性观察研究显示，伊布替尼单药表现出良好的疗效，该类患者可考虑用伊布替尼治疗。

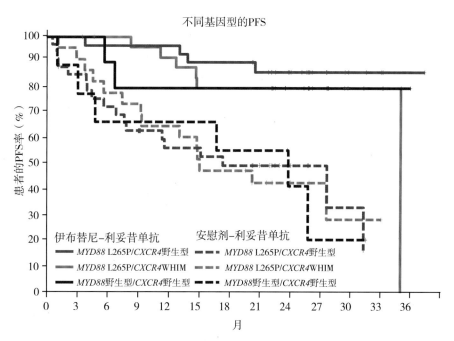

（转载自 Dimopoulos 等。已获得《新英格兰医学杂志》的许可）

图 10-2　不同基因型患者接受伊布替尼 - 利妥昔单抗或安慰剂 - 利妥昔单抗治疗后的 PFS 率

第二代 BTK 抑制剂脱靶效应低，有希望提高疗效并减少伊布替尼的副作用。一项包含 102 名患者的随机Ⅱ期试验显示，阿卡替尼单药（100 mg，一天两次）对初诊或复发性 WM 患者具有良好疗效。中位随访 27 个月，初诊患者及复发 / 难治性患者的缓解率均为 93%，相比于伊布替尼，患者继发房颤的比例减小。泽布替尼同样为第二代 BTK 抑制剂，对 CLL 和 WM 患者的治疗显示出良好的疗效。目前正在进行的一项针对 *MYD88* 突变患者的随机Ⅲ期临床试验（NCT03053440）对泽布替尼和伊布替尼进行了全面的比较。新型 BTK 抑制剂能否更有效、安全地治疗 WM 患者，仍然需要更长时间的随访数据来证实。

10.7.5 维持治疗

一项包含 248 例患者（162 例观察治疗患者和 86 例维持性利妥昔单抗治疗患者）的研究探究了利妥昔单抗维持性治疗对 WM 患者的疗效，86 例接受利妥昔单抗维持治疗的患者与 162 例观察随访的患者相比，接受维持治疗的患者具有更高的缓解率（41.8% *vs.* 10%），以及更长的 PFS（56.3个月 *vs.* 28.6 个月）和 OS（> 120 个月 *vs.* 116 个月）。最近的一项 3 期研究中，初诊 WM 患者被随机分为两组：一组接受利妥昔单抗维持治疗，每 8 周 1 次，持续 2 年；另一组接受利妥昔单抗 - 苯达莫司汀联合治疗。两组患者的 PFS 无显著差异，因此通常不推荐临床试验以外的维持性利妥昔单抗治疗方案。

10.8 大剂量治疗及干细胞移植

自体 SCT 和异基因 SCT 是治疗侵袭性 WM 患者的有效方案：EBMT 的数据显示，158 例接受自体 SCT 的患者 5 年 PFS 率和 OS 率分别为 39.7% 和 68.5%，1 年非复发死亡率为 3.8%。化疗耐药和自体 SCT 既往治疗次数是影响预后的重要因素。对 86 名患者的研究显示，清髓组（n=37）和减低强度组（n=49）同种异体 SCT 的 3 年复发率分别为 11% 和 25%。清髓组的 5 年 PFS 率和 OS 率分别为 56% 和 62%，减低强度组的 5 年 PFS 率和 OS 率分别为 49% 和 64%。慢性移植物抗宿主病的发生可以提高患者的 PFS，提示临床上存在移植物抗 WM 反应。WM 患者治疗共识表明了骨髓移植的治疗价值：对诱导治疗有效的患者，自体 SCT 不作为一线治疗方案；对不耐受化疗的高危患者，自体 SCT 可作为二线治疗或复发后的治疗方案。目前不考虑使用同种异体 SCT 和 BTK 抑制剂。

10.9 发展前景

BTK 抑制剂治疗 WM 患者是成功将生物学应用于临床的实例。由于多达 40% 的患者出现了 *CXCR4* 突变，目前针对 CXCR4 拮抗剂的临床试验已经启动，有望进一步优化 WM 患者的治疗策略，尤其是 *MYD88* 突变 /*CXCR4* 突变患者。WM 患者体内部分 CD38⁺ 的浆细胞负责产生克隆性 IgM，有研究基于此探讨了达雷妥尤单抗在 WM 患者中的应用价值。Bcl-2 在 WM 细胞中的高表达与基因型无关，有研究显示 Bcl-2 抑制剂维奈克拉对复发 / 难治性 MYD88Mut WM 的患者具有良好的疗效。此外，蛋白酶体抑制剂可口服且神经毒性较小，其在 WM 患者中的研究已经开展（图 10-3）。针对 WM 患者的新药层出不穷，未来有望建立高效且无化疗相关副作用的治疗策略。

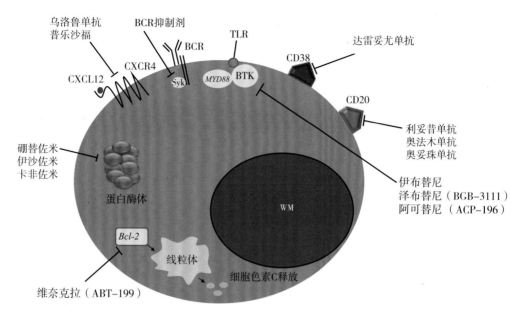

CXCL12：C-X-C 基序趋化因子配体 12；CXCR4：C-X-C 基序趋化因子受体 4；Bcl-2：B 细胞淋巴瘤 2；BCR：B 细胞受体；Syk：脾酪氨酸激酶；BTK：布鲁顿酪氨酸激酶；MYD88：髓系分化因子 88；TLR：Toll 样受体；CD：分化簇；WM：瓦尔登斯特伦巨球蛋白血症。

图 10-3　WM 细胞与已确认和实验的药物靶点的示意

（译者　彭菲）

参考文献

第 11 章

套细胞淋巴瘤

Elisabeth Silkenstedt，Martin Dreyling 和 Simon Rule

套细胞淋巴瘤

临床概述

该淋巴结疾病好发于成人和老年人。多为晚期，可转移至骨髓或其他结外器官。白血病样非淋巴结变异型是一种临床生物学亚型，常伴脾大，但不累及淋巴结。

细胞学	常见变异体（4种）：中等大小的中心细胞（经典）、CLL样（小细胞）、淋巴母细胞样（胚胎样）、大细胞（如DLBCL，多形性）。罕见亚型：边缘带样或淋巴浆细胞样。	MCL，细胞学
组织学	不同的生长方式：套区保留生发中心，呈结节状和弥漫状。	MCL，组织学

	CD20	CD5	CD23	CD10[1]	Bcl-6[1]	cyclin D1	CD103	FMC7	IgM	轻链
注释	[1] 有阳性病例报道。									
其他标志物	Sox11多为阳性，包括携带cyclin D2或D3易位的cyclin D1阴性病例。在白血病样非淋巴结变异型MCL中为阴性。Sox11在大多数低级别B细胞淋巴瘤中呈阴性。									

▨ = 大多数病例呈阳性　　　☐ = 部分病例阳性　　　☐ = 阴性

主要鉴别诊断	CLL（CD23阳性、cyclin D1阴性、CD200阳性，后者经常在流式细胞术中使用）。部分白血病样非淋巴结变异型MCL可见CD200阳性。

关键分子特征

DNA损伤修复缺陷致细胞周期紊乱和基因组不稳定。

常见易位：95%以上病例可见t（11；14）（q13；q32）。少数患者出现cyclin D2、Bcl-6或MYC易位。

常见拷贝数变异：3q26、7p21、8q24（MYC）、1p13～21、6q23～27（TNFAIP3）、9p21（CDKN2A）、11q22～23（ATM）、13q11～13、13q14～34、17p13（TP53）。

常见突变：ATM、CCDD1、KMT2D、NOTCH1/2、TP53。

癌前病变

外周血中存在t（11；14）淋巴细胞的健康人群、原位套细胞瘤。

疾病进展：

在复发/进展时可见获得性遗传异常、高度增生和母细胞样变。依据定义，该进展仍为MCL（而不是DLBCL）。

临床相关病理特征	相关性	证据等级
增殖	预后：Ki–67 结合 MIPI。	A
TP53	预后：预后不良（由缺失/突变或免疫组织化学确定相关蛋白的过度表达）。	A
表面标志	预后：P53 过度表达（不良预后）。	A
	预后：Sox11 缺失在白血病变异型中很常见（预后较好），在有侵袭性和（或）*TP53* 变异率较高的 MCL 中可见（预后不良）。	C
细胞学	预后：母细胞样和多形性变异型（预后不良）。	B
白血病样非淋巴结变异型	常见血液、骨髓、脾脏受累，但很少累及淋巴结。临床表现与分子特征（Sox11 表达缺失、体细胞 IGHV 过度突变、遗传异常较少）和较好预后相关。	B

说明：A= 在多项研究、随机试验中得到验证和（或）整合在指南中；B= 不同研究结果不一 / 需要最终验证；C= 初步 / 不一致的结果。

11.1 定义和流行病学

MCL 曾被命名为中心细胞性淋巴瘤。因肿瘤细胞形态和免疫表型与生发中心套区淋巴细胞相似，1992 年被改称为"套细胞淋巴瘤"。

自 1994 年国际淋巴瘤研究小组提出 REAL 分类后，MCL 一直是 WHO 恶性淋巴疾病分类中的独立淋巴瘤亚型。

MCL 的年发病率为 1/100000 ~ 2/100000，占西欧恶性淋巴瘤的 5% ~ 7%，诊断中位年龄约为 65 岁，男女比例约为 3：1。

11.2 组织学和免疫表型

受累淋巴结正常结构消失，肿瘤细胞呈弥漫性生长或形成模糊不清的结节，有时呈套区浸润，极少数患者呈滤泡性浸润或混合性浸润。肿瘤细胞之间可见滤泡树突细胞呈网状分布。肿瘤沿套区生长（套区淋巴瘤）通常为 MCL 的早期形态表现。

典型 MCL 的细胞学特征：中、小细胞，核不规则伴有裂沟，染色质致密，核仁不明显。中心母细胞和免疫母细胞通常缺失，使 MCL 可分化为其他淋巴瘤亚型，尤其是滤泡性淋巴瘤。

白血病样非淋巴结变异型与 CLL 相似，通常 Sox11 表达缺失，病程进展缓慢。囊胚样变异型肿瘤细胞类似淋巴母细胞，染色质分散，核仁突出，核分裂多见，增生率普遍较高，侵袭型较高，

Ki-67 ≥ 30% 的患者预后较差。

肿瘤细胞的免疫表型与正常生发滤泡套区淋巴细胞相似，表达多种 B 细胞抗原（CD19、CD20、CD79a、分泌型免疫球蛋白 sIgM、sIgD），T 细胞相关标志 CD5 阳性。由于肿瘤起源于生发中心，MCL 患者 Bcl-2 强阳性，但不表达生发中心标志物，如 CD10 和 Bcl-6。

不同于 CLL，MCL 细胞 FMC7 和 CD38 通常高表达，但不表达 CD23。由于 MCL 形态学具有异质性，通过免疫组织化学方法（cyclin D1 过表达）和荧光原位杂交技术［染色体易位 t（11；14）（q13；q32）］检测 MCL 的遗传标志对确诊有重要意义。少数患者不表达 cyclin D1，但高表达 cyclin D2 或 cyclin D3。超过 90% 的 MCL 患者特异性表达转录因子 Sox11，对 Sox11 的检测有助于确诊 MCL。与滤泡性淋巴瘤相似，少部分患者表现为原位 MCL，仅侵犯套区的内套层，肿瘤细胞表达 cyclin D1（Bcl-1）和 CD5，弱表达 Bcl-2，原位 MCL 须与经典型 MCL 相鉴别。

11.3　发病机制、细胞遗传学和分子遗传学

MCL 的特征性遗传标志为染色体 t（11；14）（q13；q32），该易位可使 cyclinD1 过表达，细胞周期从 G1 期到 S 期转变异常是 MCL 的主要发病机制。此外，BCR 及其下游信号通路的激活在疾病进展中发挥着重要作用。

基因组分析显示了大量的继发性遗传改变和反复发生的突变，影响细胞周期、DNA 损伤修复和细胞凋亡等，是促使 MCL 发病及侵袭性增强的重要机制。ATM 突变可通过 PI3K 和 mTOR 降低对 DNA 损伤的反应，增加肿瘤细胞基因组的不稳定性。PI3K 和 mTOR 是该信号通路的重要下游靶点。MCL 是一种基因组不稳定性最高的恶性淋巴瘤，常见遗传学异常包括染色体缺失（1p13-p31、2q13、6q23-q27、8p21、9p21、10p14-p15、11q22-q23、13q11-q13、13q14-q34、17p13 和 22q12）、染色体增加（3q25、4p12-p13、7p21-p22、8q21、9q22、10p11-p12、12q13 和 18q11q23）和部分染色体高拷贝数扩增。

常见体细胞突变有 CCND1（7% ~ 35%）、WHSC1（约 10%）、KMT2D/ML12（14% ~ 15%）、BIRC3、MEF2B 和 NOTCH1/2（均 < 10%）。大部分突变与预后的相关性尚不清楚，正在进一步研究。TP53 和 NOTCH1/2 已被证实与不良预后相关。

11.4　预后评估

多种临床和血液学指标提示 MCL 患者预后不良，包括高龄、一般状况差、疾病晚期（Ann Arbor 分期Ⅲ或Ⅳ期）、脾大、贫血、高血清 β_2- 微球蛋白、高 LDH、母细胞样改变，伴结外表现

和躯体症状。MIPI 通过年龄、体质、LDH 和白细胞计数 4 个独立预后因素对患者进行预后评分，已在多个病例系列中得到证实（图 11-1）。

增殖相关基因的表达是独立于临床特征的重要预后标志物，可以区分中位生存期差异超过 5 年的患者。Ki-67 可通过免疫组织化学方法进行检测，已有前瞻性研究证实 Ki-67 是可靠的预后标志物。将 Ki-67（Ki-67 > 30%）与 MIPI（MIPI-c）相结合可以准确评估患者的疾病进展风险，识别高风险患者并对其进行积极治疗（图 11-2）。

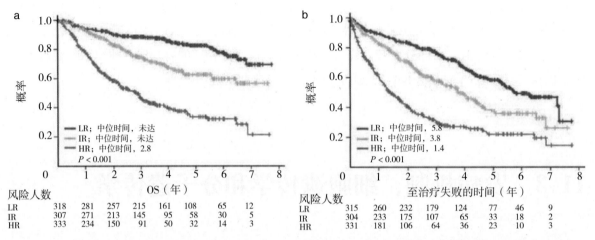

图 11-1　不同 MIPI 风险组［低危（LR）、中危（IR）、高危（HR）］的 OS（图 a）和至治疗失败的时间（图 b）

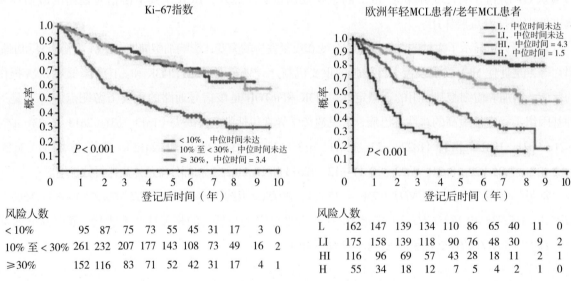

L=MIPI-c 低危组：MIPI 低风险且 Ki-67<30%；LI=MIPI-c 低中危组：MIPI 低风险且 Ki-67≥30%；MIPI 中风险且 Ki-67<30%；HI=MIPI-c 中高危组：MIPI 中风险且 Ki-67≥30%；MIPI 高风险且 Ki-67<30%；H=MIPI-c 高危组：MIPI 高风险且 Ki-67≥30%

图 11-2　OS 与 Ki-67 和 MIPI 分层相关

11.5 临床表现

MCL 通常表现为多部位的淋巴结病变，多数患者诊断时即为晚期（Ann Arbor 分期Ⅲ、Ⅳ）。90% 的患者伴有结外症状，可浸润骨髓（53% ~ 82%）、血液（50%）、肝脏（25%）和胃肠道（20% ~ 60%），胃肠道浸润表现为结肠息肉样病变。40% 的患者表现为脾大。部分病例有白血病样表现伴严重脾大。白血病样非淋巴结性 MCL 的患者通常为惰性，可出现 Ki-67 指数极低且 Sox11 表达缺失。

患者可无临床症状，也可伴发烧、盗汗或体重减轻。

初诊时患者很少伴发中枢神经系统疾病，复发后出现频率明显增加，其发病与 LDH、囊胚样细胞学表现和 Ki-67 相关。

11.6 诊断与鉴别诊断

MCL 主要依据组织病理学诊断，优先选择淋巴结切除。一般通过免疫组织化学检查 B 细胞抗原、T 细胞抗原和免疫球蛋白的表达，结合细胞遗传学或 FISH 检查确定 t（11；14）易位即可确诊。极少数患者 cyclin D 为阴性，可通过检测 Sox11 的表达辅助诊断。部分 MCL 患者的临床表现与 CLL 或其他惰性结节性淋巴瘤相似，免疫组织化学对 MCL 的鉴别诊断具有重要意义。CLL/SLL 与 MCL 的部分细胞学特征相同，且 MCL 的模糊结节与 CLL/SLL 的假性滤泡相似。免疫表型方面，CLL 与 MCL 均可表达 IgM 和 IgD 及 B 细胞相关抗原 CD19 和 CD20，且异常表达 T 细胞抗原 CD5。不同于 MCL 的是，CLL 高表达 CD23，但是不表达 FMC7、CD79a 和 Bcl-1。MCL 模糊结节与滤泡性淋巴瘤的滤泡相似，且二者 CD20 和 Bcl-2 均呈阳性，与滤泡性淋巴瘤不同的是，MCL 的肿瘤细胞缺乏中心母细胞和免疫母细胞，并且不表达 CD10 和 Bcl-6。由于以上表达模式存在较大差异，检测 cyclin D1 的过表达和 t（11；14）易位对 MCL 的确诊及排除诊断具有重要意义。

颈部、胸部和腹部 CT 扫描可明确患者临床分期。90% 以上的患者伴有结外表现，建议仅对有症状的患者进行进一步的介入性诊断，如内镜检查以识别早期患者（罕见）。如怀疑患者中枢神经系统受累，应辅以脑脊液检查。诊断建议见表 11-1。

表 11-1 诊断建议

实验室检查	血细胞计数
	血清学诊断包括 LDH、尿酸、肝肾功能、免疫固定电泳
	可选：β_2- 微球蛋白、免疫固定
	FACS（20% 以上的患者可见循环 MCL 细胞）
	临床疑诊：体液检查（细胞计数、细胞学、免疫组织化学）
	血清 HBV/HCV/HIV

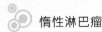

组织学检查	优选淋巴结切除活检（细胞学、免疫组织化学、细胞遗传学 /FISH ）
	骨髓穿刺活检（细胞学、免疫组织化学、细胞遗传学 /FISH ）
影像学	颈部、胸部、腹部、骨盆 CT
	腹部超声
	针对中枢神经系统病灶，可选 MRI
	对症检查：胃镜、结肠镜
	早期放疗前行 PET–CT
毒性检查	肌酐清除率
	心电图
	心脏超声
	肺功能（ASCT 前）

11.7　治疗

MCL 初始缓解率一般较高，但是早期复发常见，大部分患者表现为侵袭性。10% ~ 15% 的患者表现为惰性，多表现为白血病样非结节性淋巴瘤或低 Ki–67 指数（ < 10% ）。惰性患者一般须密切观察即可。晚期患者（Ⅲ / Ⅳ期）尚无法治愈，但须要尽早采取治疗措施。

11.7.1　局部阶段

MCL 早期（Ⅰ期和Ⅱ期）肿瘤负荷低，受累野放疗后可得到长期缓解。但是一项随机试验显示，单纯放疗后常见早期复发，因此，早期患者可在短期免疫化疗后进行巩固放疗。

11.7.2　进展阶段

11.7.2.1　常规化疗

MCL 具有侵袭性，标准化疗方案以蒽环类药物为主，但是一项小样本量随机试验显示该方案并不能使患者临床受益。

11.7.2.2　联合免疫化疗

抗 CD20 抗体利妥昔单抗单药治疗疗效有限，有效率约为 25%，仅适用于健康状况不佳、不能耐受细胞毒性药物的患者。但在常规化疗的基础上加用利妥昔单抗可提高 CRR、ORR 和 OS。在一项随机试验中，联合使用利妥昔单抗和CHOP显著提高了患者的缓解率（94% vs. 75%）和至治疗失败的时间（21个月 vs. 14个月）。多项试验均证实联合用药后患者具有高应答率和高生存率（表11-2）。免疫化疗成为晚期MCL患者的一线治疗方案，是复发性患者的标准疗法。

表11-2　初诊MCL患者的常规免疫化疗

作者（年份）	分期	患者数目	治疗方案	ORR（CRR）%	中位PFS（月）	中位OS率（%）
Howard（2002）	Ⅱ	40	R-CHOP	96（48）	17	95（3年）
Herold（2015）	Ⅲ	90	MCP	63（15）	34.9	55.9（8年）
			R-MCP	71（32）	93.4	76.1（8年）
Rummel（2013）	Ⅲ	94	R-CHOP	91（30）	21	无差异
			BR	93（40）	35	
Kluin-Nelemans（2012）	Ⅲ	560	R-CHOP	86（34）	28（TTF）	62（4年）
			R-FC	78（40）	26（TTF）	47（4年）
Flinn（2019）	Ⅲ	447	BR-CHOP/R-CVP	97	65.5%（5年）	无差异
				91	55.8%（5年）	

注：ORR：总体缓解率；CRR：完全缓解率；PFS：无进展生存期；OS：总生存期；R：利妥昔单抗；CHOP：环磷酰胺、阿霉素、长春新碱、泼尼松；MCP：米托蒽醌、苯丁酸氮芥、泼尼松；BR：苯达莫司汀、利妥昔单抗；R-FC：利妥昔单抗、氟达拉滨、环磷酰胺；CVP：环磷酰胺、长春新碱、泼尼松；TTF：至治疗失败时间。

多项Ⅲ期临床试验比较了不同的免疫治疗方案：基于苯达莫司汀的联合治疗应答率相似（93% vs. 91%），但PFS更长（35个月 vs. 21个月）。BR毒性作用更小，尤其是脱发和周围神经病变的影响，目前常用该治疗方案，特别是在老年患者中。与此相反，R-CVP治疗后PFS显著缩短。同样，R-FC的OS率显著低于R-CHOP组（4年生存率：46% vs. 62%），且患者可伴发长期细胞减少。因此，不推荐将该方案作为MCL患者的一线治疗方案。

11.7.2.3　年龄≤65岁患者的治疗

免疫化疗诱导后进行高剂量巩固治疗和ASCT是目前年轻体健患者（年龄≤65岁）的治疗方案。多项研究显示，强化的前期治疗和ASCT后的大剂量巩固治疗可产生良好的生存率（表11-3）。

表11-3　初诊MCL患者的强化治疗方案

作者（年份）	患者数目	诱导方案	巩固方案	ORR（CRR）%	中位PFS（年）	中位OS率（年）
Delarue（2013）	60	R-CHOP/R-DHAP	ASCT	100（96）	6.9	75%（5年）
Chihara（2016）	97	R-hyper-CVAD/MA	-	90（87）	4.8	10.7年
Hermine（2016）	455	R-CHOP	ASCT	90（63）	4.3	69%（5年）
		R-CHOP/R-DHAP	ASCT	94（61）	9.1	76%（5年）

续表

作者（年份）	患者数目	诱导方案	巩固方案	ORR（CRR）%	中位 PFS（年）	中位 OS 率（年）
Le Gouill (2017)	299	R-DHAP	ASCT+R-维持治疗	89（诱导后）	79%（4 年）	89%（4 年）
		R-DHAP	ASCT+ 观察		61%（4 年）	80%（4 年）
Eskelund (2016)	159	R-CHOP/R- 大剂量阿糖胞苷	ASCT		12.7	8.5

注：新初诊 MCL 的强化治疗方案。ORR：总体缓解率；CRR：完全缓解率；PFS：无进展生存期；OS：总生存期；R：利妥昔单抗；CHOP：环磷酰胺、阿霉素、长春新碱、泼尼松；DHAP：地塞米松、大剂量阿糖胞苷、顺铂、地塞米松；hyper-CVAD：环磷酰胺、阿霉素、长春新碱、地塞米松；MA：大剂量甲氨蝶呤、大剂量阿糖胞苷；ASCT：自体干细胞移植。

诱导治疗：大剂量阿糖胞苷方案

患者在连续使用 R-CHOP 和含阿糖胞苷的 R-DHAP 方案治疗后疗效显著：应用 4 个周期的 R-CHOP 和 4 个周期的 R-DHAP 后，CRR 从 12% 提高到 57%。同样地，R-hyper-CVAD 方案可使患者获得较高的缓解率和较长的缓解持续时间。但是该方案治疗相关毒性大，继发恶性肿瘤的概率高，只适用于年轻体健的患者。欧洲一项大型随机试验显示，与清髓性 ASCT 巩固治疗前单独应用 R-CHOP 相比，R-CHOP/DHAP 方案的 TTF 延长超过一倍（109 个月 *vs.* 47 个月，图 11-3）。

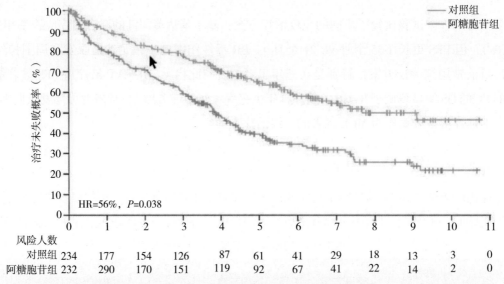

图 11-3 阿糖胞苷诱导治疗（R-CHOP/R-DHAP 交替）和单独 R-CHOP 诱导治疗后 ASCT 至治疗失败时间（TTF）的比较

巩固治疗：自体干细胞移植

多项研究显示，ASCT 后进行大剂量巩固治疗可使患者获得非常高的生存率。一项大型随机试验显示，首次缓解期内，清髓性放化疗继以 ASCT 巩固治疗可显著延长患者的 PFS（3.3 年 *vs.* 1.5 年，

图 11-4）和 OS，该结果与是否添加利妥昔单抗无关。对多项试验的回顾性研究显示，诱导后缓解的患者可从高剂量全身照射的巩固疗法中获益，但不能从常规剂量的放射免疫疗法中获益。

大部分患者在接受强化的巩固治疗后仍会复发，这可能是由于循环肿瘤细胞污染了干细胞。分离前用含利妥昔单抗的诱导方案进行"体内净化"可取得良好效果，能进一步提高患者的长期生存率。

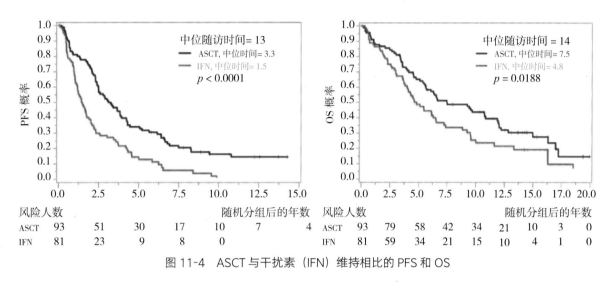

图 11-4　ASCT 与干扰素（IFN）维持相比的 PFS 和 OS

维持治疗

患者 ASCT 后应接受利妥昔单抗维持治疗，一项大型Ⅲ期试验显示，接受维持治疗的患者 3 年 PFS 率（83% *vs.* 64%）和 OS 率（89% *vs.* 80%）均显著提高。

另一项Ⅲ期试验显示，自体移植后接受来那度胺维持治疗的患者 PFS 率得到明显改善（80% *vs.* 64%）。来那度胺毒性更强（特别是血液毒性），仅适用于无法接受利妥昔单抗维持治疗的患者。

放射免疫疗法

多项研究发现，放射免疫治疗可作为一种治疗优化的选择。部分复发 / 难治性 MCL 患者在接受放射免疫治疗后获得了长期缓解。单一应用放射免疫治疗效果有限，中位疾病进展时间仅为 5 个月。接受 R-CHOP 短期诱导和放射免疫巩固治疗的患者 10 年生存率为 56%（年轻患者）和 33%（老年患者），该方案是 MCL 初始治疗的一种有效方案。

11.7.2.4　年龄＞ 65 岁患者的治疗

诱导治疗

65 岁以上的患者生理和心理表现具有较大异质性，不适合骨髓移植，推荐常规免疫化疗联合利妥昔单抗维持治疗。硼替佐米、利妥昔单抗、环磷酰胺、阿霉素和泼尼松（VR-CAP）组合可作为高龄患者诱导疗法的新标准。一项全球Ⅲ期试验全面比较了 R-CHOP 和 VR-CAP 方案，在这项试验中，随访 82 个月后，VR-CAP 组的 OS 率是 R-CHOP 组的两倍（90.7 个月 *vs.* 45.7 个月）。但是 VR-CAP 组血液学毒性（尤其是 3 级及以上血小板减少症）更为多见（57% *vs.* 6%）。

利妥昔单抗、苯达莫司汀和阿糖胞苷（R-BAC）组合可产生严重的血液学毒性，只适用于有高风险特征（如胚泡样变异体、高 LDH）的老年患者。

不耐受以上强化治疗的患者可选择 R- 苯达莫司汀方案，该方案有效率与 R-CHOP 相似（93% *vs.* 91%），但 PFS 更长，细胞毒性更低。对一般状况差的患者，治疗方案的选择以控制症状为主。

VR-CAP 和 BR 是目前大多数老年 MCL 患者的标准治疗方案。出现无痛性 CLL 样症状的患者或不耐受积极治疗的患者，首选治疗方案为 BR，VR-BAC 更适合侵袭性 MCL 患者。参照年轻患者的治疗疗效，胚泡样变异型患者应考虑含阿糖胞苷的治疗方案。

维持治疗

目前普遍推荐利妥昔单抗维持治疗。一项大型的欧洲随机Ⅲ期试验显示，与干扰素维持治疗相比，利妥昔单抗维持治疗可明显改善 R-CHOP 诱导治疗后患者的 PFS 和 OS（5 年 PFS 率：51% *vs.* 22%，5 年 OS 率：79% *vs.* 59%）。

11.7.3　复发 / 难治性 MCL

MCL 复发后侵袭性更强，患者对常规剂量化疗易产生耐药性。传统免疫化疗方案在一线治疗中疗效显著，但只能使复发性患者达到短期缓解。

11.7.3.1　同种异体移植

年轻患者应尽早基于抑制物抗淋巴瘤活性考虑同种异体移植。60 岁以上的患者可考虑减低剂量预处理。移植相关急性和迟发性毒性较常见，包括慢性移植物抗宿主病和治疗相关死亡。因此，同种异体移植只在复发病例中考虑，不作为一线治疗方案。CAR-T 细胞治疗对包括高危患者在内的复发性 MCL 患者疗效显著，且毒性可控，该治疗方案可能成为复发性 MCL 的首选治疗方案。

11.7.3.2　分子靶向治疗

不耐受同种异体移植的患者可考虑补救性免疫化疗或分子靶向治疗。单一化疗对复发性患者只有短期疗效。多项研究对靶向治疗及相关联合治疗方案进行了报道，见表 11-4。

表 11-4　MCL 的分子靶向治疗

治疗方案	分期	患者数目	ORR（CRR）%	中位 PFS（年）	作者
硼替佐米	Ⅱ	141	33（8）	6.7（TTP）	Goy
硼替佐米 +R-HAD	回顾性	8	50（25）	5	Weigert
CHOP *vs.* 硼替佐米 +CHOP	Ⅱ	46	48（22） 83（35）	17 8	Furtado
替西罗莫司 175/75 mg *vs.* 替西罗莫司 175/25 mg *vs.* 化疗	Ⅲ	162	22（2） 6（0） 2（2）	4.8 3.4 1.9	Hess
替西罗莫司 +BR	Ⅰ / Ⅱ	32	87（8）	18	Hess
R+ 替西罗莫司	Ⅱ	69	59（19）	9.7	Ansell

治疗方案	分期	患者数目	ORR（CRR）%	中位 PFS（年）	作者
来那度胺	Ⅱ	134	28（88）	4	Goy
来那度胺	Ⅱ	57	35（12）	8.8	Zinzani
来那度胺 vs. 化疗	Ⅱ	170 84	46（11） 23（8）	8.7 5.2	Trneny
来那度胺 + 利妥昔单抗	Ⅱ	44	57（36）	11.1	Wang
来那度胺 + 利妥昔单抗	Ⅱ	38	92（64）	64% （5 年 PFS 率）	Ruan
伊布替尼	Ⅱ	111	68（21）	13.9	Wang
伊布替尼 vs. 替西罗莫司	Ⅲ	280	72（19） 40（1）	14.6 6.2	Dreyling
伊布替尼 + 利妥昔单抗	Ⅱ	50	88（44）		Wang
伊布替尼 + 硼替佐米	Ⅱ				Novak
伊布替尼 + 来那度胺 + 利妥昔单抗	Ⅱ	50	76	16	Jerkem
Idelalisib	Ⅰ	16	62	3.0	Kahl
Abt-199（维奈克拉）	Ⅰ	28	75（21）	14	Davids
Abt-199（维奈克拉）+ 伊布替尼	Ⅱ	24	71	NA	Tam
阿卡替尼	Ⅱ	124	81	NA	Wang

注：ORR：总体缓解率；CRR：完全缓解率；PFS：无进展生存期；R：利妥昔单抗；CHOP：环磷酰胺、阿霉素、长春新碱、泼尼松；HAD：大剂量阿糖胞苷、地塞米松；TTP：至疾病进展时间；BR：苯达莫司汀、利妥昔单抗。

　　BTK 抑制剂伊布替尼靶向 B 细胞受体通路，应答率高，已被批准应用于复发性 MCL 患者。一项国际大样本量Ⅱ期研究显示，伊布替尼在复发性患者中的有效率为 68%。联合利妥昔单抗后对所有低 Ki-67 的患者和一半高增生性患者有效。对 3 项试验汇总分析后显示，伊布替尼单药的 ORR 为 66%，中位 PFS 和 OS 分别为 12.8 个月和 25 个月。

　　该药耐受性良好，副作用轻微（主要包括免疫抑制、出血和心房颤动）。但是在 *P53* 突变的患者中，中位 PFS 明显缩短。此外，伊布替尼治疗后早期复发的患者表现出高侵袭性，该类患者可考虑联合 Bcl-2 抑制剂维奈克拉。Ⅰ期试验显示，维奈克拉对复发性 MCL 患者的有效率为 75%，对接受过伊布替尼治疗的患者有效率为 60%。

　　第二代 BTK 抑制剂（如阿卡替尼）相关临床试验正在进行，效果显著，耐受性良好。此外，BTK 抑制剂结合免疫化疗或其他靶向药物的治疗方案正在研究中。最近一项小型临床研究显示，伊布替尼联合维奈克拉可产生良好的疗效。

　　免疫调节药物同样为分子治疗药物，多项研究显示，复发性 MCL 患者口服来那度胺的缓解率为 35% ~ 50%。一项随机 II 期试验显示，该治疗方案优于单一化疗（有效率：46% *vs.* 23%）。结合体外试验，低风险患者接受来那度胺与利妥昔单抗联合治疗的一线方案后可获得长期缓解。

第一代蛋白酶体抑制剂硼替佐米在复发性 MCL 中的缓解率为 30% ~ 40%，中位 PFS 约为 6 个月，是 FDA 批准的首个治疗复发性 MCL 的靶向药物。硼替佐米联合多种免疫疗法和化疗的治疗方案疗效显著，一项大型 III 期试验显示，相比于 R-CHOP 组，接受 VR-CAP 作为一线治疗的患者 PFS 延长一倍，OS 率显著提高。

mTOR 抑制剂替西罗莫司已被批准用于治疗复发性 MCL 患者。一项大型随机试验显示，相比于单一疗法，该药物可有效治疗高度难治性患者（缓解率：22% *vs.* 2%），与苯达莫司汀联合使用也获得了良好的缓解率。

11.8 展望

过去几十年，化疗方案的优化和利妥昔单抗的使用极大地提高了患者的生存率。但 MCL 侵袭性较高，尚无法治愈，常见早期复发。

靶向治疗（特别是 BTK 抑制剂伊布替尼）是治疗复发 / 难治性 MCL 的有效方案。为延长患者缓解期，常将联合治疗作为一线治疗方案，治疗建议见图 11-5。

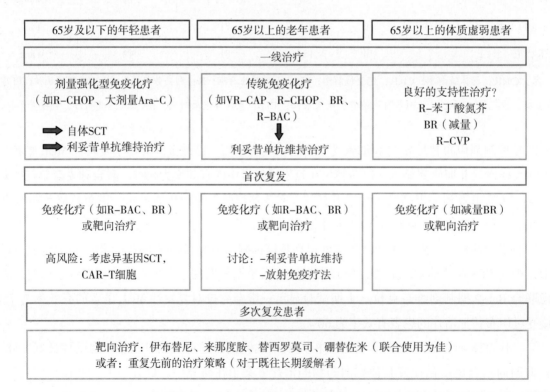

Ara-C：阿糖胞苷；CAR-T 细胞治疗：嵌合抗原受体 T 细胞治疗。

图 11-5 MCL 的治疗建议

　　临床 MIPI 预后指标、免疫组织化学（Ki–67，Sox11）和分子遗传学（P53）为更好地对患者进行个体化风险评估和个体化治疗奠定了基础。但是，其他复发相关突变基因的功能及对 MCL 预后的影响尚不明确，仍须进一步研究，以制定个体化的治疗策略，改善患者预后。

（译者　彭菲）

参考文献

第 **12** 章

毛细胞白血病

Tadeusz Robak 和 Sascha Dietrich

第 12 章

毛细胞白血病

毛细胞白血病

临床概述

成年 HCL 患者的症状主要与骨髓浸润和脾大相关，循环肿瘤细胞较少。肿块、结节或其他结外症状罕见。常伴粒细胞减少症。

细胞学	"毛细胞"，即小到中等大小的细胞，胞核呈椭圆形伴锯齿，胞质呈环状突起。	HCL，细胞学 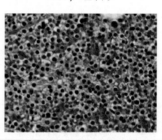
组织学	骨髓穿刺常呈"干抽"。骨髓活检成熟停滞，粒细胞减少。间质细胞呈"煎蛋"状，并伴有网状纤维。浸润等级较低，诊断可能较为困难。脾红髓弥漫性扩张。	HCL，组织学

	CD20	CD5	CD23	CD10[1]	Bcl–6	cyclin D1[2]	CD103	FMC7	IgM	轻链
注释	[1] 少数报道可见阳性。[2] cyclin D1 染色微弱但无移位现象。									
其他标志物	流式细胞术"HCL 表型"：FMC7+、CD11c+、CD103+、CD123+、CD25+、CD200+。组织学标志物：*BRAF*-V600E+、Annexin-A+、DBA44+、T-BET+。									

▨ = 大多数病例呈阳性　　▢ = 部分病例阳性　　▢ = 阴性

主要鉴别诊断	脾边缘区淋巴瘤（CD103⁻，*BRAF*-V600E⁻），变异型 HCL（CD103+，*BRAF*-V600E⁻，细胞学特征明显）。

关键分子特征

IGH 基因重排、体细胞超突变和 IGHV 偏向使用。绝大多数患者 *BRAF*-V600E 突变，少数病例无 *BRAF*-V600E 突变，但 *MAP2K1* 突变（与 HCL 或变异型 HCL 相关，尚不明确）。

常见易位：未报道。

癌前病变

未知。

疾病进展：

转化罕见（仅见极少数病例）。

临床相关病理特征

未明确临床相关亚型。*BRAF*-V600E 突变阴性变异可能为新亚群，但与变异型 HCL 的关系尚不明确。

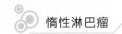

12.1　简介

HCL 起源于成熟 B 淋巴细胞，是一种罕见的慢性淋巴细胞性白血病。Bertha Bouroncle 于 1958 年首次报道了该疾病。HCL 以全血细胞进行性减少、脾大，以及骨髓、肝脏和脾脏毛细胞浸润为特征。变异型 HCL（HCL variant，HCL-V）独立于经典型 HCL，WHO 将 HCL-V 与脾弥漫性红髓小 B 细胞淋巴瘤共同归类为无法分类的脾 B 细胞白血病 / 淋巴瘤，但是两者关系尚不清楚。1980 年，Cawley 等首次报道了 HCL-V，主要特征为脾大、淋巴细胞增多和骨髓细胞增多。与经典型 HCL 相比，HCL-V 患者发病年龄较大，常伴淋巴细胞增多，对嘌呤核苷酸类似物具有耐药性。HCL-V 与脾淋巴瘤生物学相关性更强，与其他以绒毛状循环细胞为特征的疾病有相似的临床表现和形态学表现。过去 30 年，经典型 HCL 和 HCL-V 在生物学和治疗方面取得了巨大进展，嘌呤核苷酸类似物、克拉屈滨、喷司他丁和维持治疗的应用，极大地改善了患者预期寿命和生活质量。经典型 HCL 患者的生存期已经接近健康人群，但是 HCL-V 患者的预后相对较差。

12.2　流行病学

HCL 是一种罕见的成熟 B 细胞恶性肿瘤，发病率为 0.3/10 万，男性发病率是女性的 4 倍。中位初诊年龄为 49 ~ 51 岁，偶发于年轻人群，年轻患者治疗后缓解时间短，需要多线治疗控制疾病进展，达到长期生存。HCL-V 的发病率约为 0.2/10 万，占所有白血病的 2%。

12.3　分子生物学与发病机制

近年来的研究改变了人们在分子层面对 HCL 的理解。Tiacci 等在 2011 年发现经典型 HCL 的特点是 *BRAF*-V600E 突变。多项早期研究显示所有受检 HCL 患者均有该突变，但是一项包含 195 例其他 B 细胞淋巴瘤和白血病患者的研究显示患者均不携带 *BRAF* 基因突变。HCL 患者的 *BRAF*-V600E 突变多为杂合突变，纯合突变罕见但侵袭性更强。该基因位于染色体 7q34 上，缺失常见，可导致杂合性丢失。与 V600E 不同的 *BRAF* 突变在 HCL 患者中极其罕见，到目前为止只报道过两名患者。几乎所有 HCL 患者确诊时都有 *BRAF* 突变，该突变涵盖整个疾病谱，存在于全部肿瘤克隆中，复发时仍高度稳定，可见 HCL 的发病在很大程度上依赖于结构性 *BRAF* 的激活。

Chung 等的研究显示，HCL 患者的 *BRAF*-V600E 突变存在于造血干细胞（hematopoietic stem cell，HSC）或 B 淋巴祖细胞中，HSC/ 祖细胞频率变化显著。将 HCL 患者 *BRAF*-V600E 突变的 HSC 移植到免疫缺陷小鼠体内，小鼠可以稳定产生 *BRAF*-V600E 突变的人造血细胞，这表明 HCL 的 HSC 具有自我更新能力。然而，移植后的小鼠未出现经典型 HCL，可见形成完整的 HCL 表型可能需要相应的表观遗传背景，如 B 细胞分化的特定阶段和（或）进一步的遗传损伤。

BRAF-V600E 突变通过 MEK-ERK 级联反应组成性地激活 *BRAF*，产生致癌作用。体外和体内研究显示，激活依赖 *BRAF* 磷酸化的 ERK 是 HCL 发病的关键通路。此外，纯化的原代 HCL 细胞经过 *BRAF* 和 MEK 抑制剂在体外处理后，可见 MEK/ERK 去磷酸化、*RAF*-MEK-ERK 通路相关基因沉默、HCL 特征性基因表达谱丢失、白血病细胞的标志性形态改变（从"有毛"到"光滑"），最终肿瘤细胞凋亡。

细胞周期蛋白（如 cyclin D1）表达异常不是 HCL 的组成性特征，而是由 MEK/ERK 信号和致癌性 *BRAF* 突变引发，抑制 *BRAF* 信号后，表达可恢复正常。接受抑制剂治疗的患者细胞表面标志（如 cyclin D1）出现动态变化，同时抑制剂的靶向效应使靶向治疗受限，影响患者 MRD 的评估。

除了 *BRAF*-V600E 突变，经典型 HCL 最常见的遗传学异常是 7q 染色体拷贝数缺失，最小缺失区域包含野生型 *BRAF* 基因座，因此可见 *BRAF* 半合子突变和杂合子突变。外显子组测序显示复发/难治性 HCL 患者多个癌症相关基因表达异常，如 *EZH2* 和 *ARID1A*，细胞周期抑制因子 *CDKN1B*（p27）失活突变。对 81 例几乎未经治疗的 HCL 患者的研究显示，*CDKN1B* 突变的发生率为 16%，是目前第二位常见的突变基因，但是并未发现该突变对 HCL 患者的临床影响。*CDKN1B* 是多种实体瘤的肿瘤抑制因子，对调节细胞周期具有关键作用。

CDKN1B 通过抑制细胞周期蛋白 E-CDK2 或细胞周期蛋白 D-CDK4 复合体的活性，诱导细胞周期 G1 期阻滞。有趣的是，在侵袭性黑色素瘤中，*CDKN2A* 的缺失或突变可抑制 *BRAF* 诱导的癌前痣衰老，但在 *BRAF* 突变的 HCL 中，*CDKN1B* 缺失可能会抑制癌基因诱导的衰老。除 *CDKN1B* 外，15% 的经典型 HCL 和 13% 的 HCL-V 患者存在 *KMT2C*（*MLL3*）失活突变，该突变同样为 *BRAF*-V600E 的协同突变。有研究显示 24 名 HCL 患者中有 4 名患者（16%）出现体细胞 *KLF2* 突变或缺失，但该突变更常见于其他 B 细胞恶性肿瘤，如 SMZL（31%）和弥漫大 B 细胞淋巴瘤（26%）。近年来 HCL 的基因谱已经得到了很好的诠释，但是 *BRAF*-V600E 相关协同突变基因的功能仍有待阐明。

12.4 鉴别诊断

HCL 有两种亚型，较常见的经典型 HCL（90%）和较少见的 HCL-V（10%）。HCL-V 侵袭性更强，对嘌呤类似物不敏感，且 *BRAF*-V600E 突变通常为阴性。仅一项研究报道了无 *BRAF* 突变的经典型 HCL，且病例数量极少。与大多数经典型 HCL 不同，这些病例的 IGHV 重排与 HCL-V 更为相似，常伴 IGHV4-34 免疫球蛋白重排，该特征与预后不良相关。

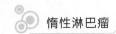

大约半数 HCL-V 患者和 IGHV4-34 阳性的 HCL 患者存在 *MAP2K1* 基因突变，该基因可编码 MEK1。15 名突变患者中，14 名 ERK 磷酸化水平显著增加，可诱导细胞增殖。由此可见 MEK-ERK 信号通路在 HCL 和 HCL 样疾病中具有重要意义。

HCL 细胞免疫表型具有特异性，共表达 CD19、CD20、CD11c、CD25、CD103 和 CD123。但 HCL-V 细胞不表达 CD25 和 CD123。此外，HCL 细胞特异性高表达 CD200。仅 HCL 患者发现 *BRAF*-V600E 突变。免疫组织化学染色可见膜联蛋白 A1 高表达。除了 HCL-V，2016 年 WHO 淋巴瘤分类修订版确定了两个类似 HCL 的临时实体：与 *NOTCH2* 突变相关的脾边缘区淋巴瘤和基因组图谱尚未明确的脾弥漫性红髓小 B 细胞淋巴瘤。表 12-1 总结了 HCL 特征性标志物和鉴别诊断。

表 12-1　HCL 的鉴别诊断及相关特征

	HCL	变异型 HCL	SMZL	SDRPBCL
发病率	0.3/100 000	0.03/100 000	0.13/100 000	-
性别比（男性/女性）	4 : 1	（1~2）: 1	1 : 3	（1~2）: 1
中位年龄	50~55	> 70	65~70	65~75
淋巴细胞增多比例	≤ 10%	≥ 90%	≥ 50%	≥ 50%
免疫表型	CD11c$^+$ CD103$^+$ CD25$^+$ CD200$^+$ CD23$^-$ CD5$^-$	CD11c$^+$ CD103$^{+/-}$ CD25$^-$ CD200$^-$ CD23$^-$ CD5$^-$	CD11c$^-$ CD103$^{-/+}$ CD5$^{-/+}$ CD200$^+$ CD23$^{+/-}$ CD5$^{-/+}$	CD11c$^+$ CD103$^-$ CD25$^{-/+}$ - CD23$^-$ CD5$^{-/+}$
免疫组织化学	DBA.44$^+$ cyclin D1$^+$ Annexin A1$^+$	DBA.44$^+$ cyclin D1$^+$ Annexin A1$^+$	DBA.44$^+$ cyclin D1$^+$ Annexin A1$^+$	DBA.44$^+$ cyclin D1$^-$ Annexin A1
遗传学特点	*BRAF*-V600E 突变	*BRAF* 野生型 约 50%MEK1 突变	*BRAF* 野生型 NOTCH2 频繁突变	*BRAF* 野生型

诊断不明确时，可通过增加标志物常规检测 *BRAF*-V600E 突变。强烈建议评估复发/难治性患者 *BRAF* 突变状态，以判断患者预后。外周血中 HCL 细胞数量有限，需要更高灵敏性的分子分析检测 *BRAF* 突变（如等位基因特异性聚合酶链式反应）。骨髓免疫组织化学染色可通过 *BRAF*-V600E 突变特异性抗体检测该突变。但是这些试剂需要在更大样本量的病例中进一步验证。

12.5　预后

HCL 属于惰性淋巴瘤。80% 以上的经典型 HCL 患者接受嘌呤类似物的标准治疗后可达 CR。CR 患者再次接受治疗的中位时间为 10 年。PR 患者无治疗缓解期明显缩短，仅为 3 年。再次治疗且达到 CR 的经典型 HCL 患者无治疗缓解期同样可超过 10 年。但是患者达到 CR 的比例随治疗次数的增加而降低。综上所述，经典型 HCL 患者的 OS 与健康人群相似。年轻患者的治疗缓解期明显缩短，但长期预后同样较好。与经典型 HCL 相比，高表达 *VH4-34* 基因的 HCL-V 和 HCL 患者的治疗反应较差，长期预后不良。

12.6　治疗反应评估和疾病进展

共识指南和 ESMO 指南制定了 HCL 的疗效标准。CR 定义为外周血和骨髓穿刺活检无毛细胞，器官肿大消退且外周血细胞计数恢复正常（血红蛋白＞ 11 g/dL，血小板＞ 100 000/μL，中性粒细胞绝对值＞ 1500/μL）。建议治疗后 4 ~ 6 个月进行骨髓穿刺评估 CR。PR 定义为外周血计数恢复正常，器官肿大和骨髓毛细胞减少超过 50%，循环毛细胞＜ 5%。未达以上标准的患者均定义为无反应。与 PR 相比，CR 患者缓解期和生存期更长。复发定义为外周血和（或）骨髓中出现毛细胞，和（或）脾大所致的血细胞计数减少。疾病进展定义为外周血指标持续两个月下降超过 25% 或骨髓毛细胞增加。此外，患者治疗后脾脏或肝脏体积增加 25% 以上，应考虑疾病进展。

目前对 HCL MRD 的评估存在争议，不建议常规应用于临床。初步研究显示，MRD 可以预测缓解持续时间。骨髓免疫组织化学染色（CD20、DBA.44、VE-1 或 CD79a）可定量评估 MRD。但是 MRD 阴性患者的疾病程度尚未明确。骨髓免疫组织化学染色显示 MRD ＜ 1% 时复发风险极低，MRD ＜ 5% 时复发风险较高。有研究显示，通过两个四色管（CD19、CD11c、CD25、CD22 和 CD103）或两个六色管（加用 CD123 和 CD200）检测 PB-MRD，灵敏度稳定在 0.01%。PB-MRD 阴性的患者（灵敏度＜ 0.01%）极少在 6 个月内复发。通过流式细胞仪检测外周血预测 MRD 复发的价值仍须进一步研究。

12.7　初诊毛细胞白血病患者的治疗

无症状 HCL 患者约占 10%，与其他惰性淋巴瘤类似，该类患者仅须观察随访，及时监测，出现治疗指征后再进行药物治疗。患者出现症状或疾病进展时应积极治疗，尤其是血细胞减少或有症状的器官肿大。目前，指南推荐的治疗指征为有症状的脾大或满足以下任意一项血液学指标：血红蛋白＜ 11 g/dL、血小板计数＜ 100×10^3/μL 或中性粒细胞绝对计数（absolute neutrophil count，ANC）＜ 1000 g/μL。

克拉屈滨和喷司他丁可诱导长期缓解，显著改善患者预后，是治疗 HCL 的首选药物。1984 年，Spiers 等首次将喷司他丁应用于两名未经治疗的 HCL 晚期患者。患者外周血毛细胞被迅速清除，脾大和淋巴结肿大消退，贫血、血小板减少和粒细胞减少得到改善。1990 年，圣地亚哥 Scripps 诊所的 Piro 小组对 12 名 HCL 患者进行了给予克拉屈滨（2-CDA、2- 氯脱氧腺苷）的治疗（0.1 mg/kg，连续 7 天）。治疗结束后，11 名患者达到 CR，外周血和骨髓恢复正常，白血病细胞消失。中位缓解期为 15.5 个月，最长缓解期为 3.8 年，报道时仍未复发。目前已有多项研究证实了这些早期的报道。克拉屈滨和喷司他丁可诱导长时间 CR，但患者仍可复发，随访 5 ~ 10 年后复发率为 30% ~ 40%（表 12-2）。

表 12-2　嘌呤类似物治疗经典型 HCL 的大样本量临床试验

研究	治疗方案	样本量	CR 率	CR 持续时间（至复发时间）
Saven 等 （1998）	连续静脉注射 2-CDA 0.087 或 0.1 mg/（kg·d），7 天	349	91%	48 个月 OS 率：96%
Goodman 等 （2003）	连续静脉注射 2-CDA 0.1 mg/（kg·d），7 天	207	95%	CR 中位持续时间：98 个月
Cheson 等 （1998）	连续静脉注射 2-CDA 0.1 mg/（kg·d），7 天	861	50%	未达 CR 中位持续时间
Robak 等 （1999）	静脉注射 2-CDA 0.12 mg/（kg·d），每次 2 小时，5 天	97	77.3%	CR 中位持续时间：37.4 个月
Robak 等 （2007）	静脉注射 2-CDA 0.12 mg/（kg·d），每次 2 小时，5 天 *vs.* 每周 1 次，连续 6 周	116	76% *vs.* 72%	CR 中位持续时间：4.3 年 *vs.* 5.1 年
Grever 等 （1995）	静脉注射喷司他丁 2 ~ 4 mg/m², 2 周 1 次	154	76%	10 年 DFS 率：67%，111 个月复发率：18.5%
Maloisel 等 （2003）	静脉注射喷司他丁 4 mg/m², 2 周 1 次	230	79%	10 年 DFS 率：68.8%
Flinn 等 （2000）	静脉注射喷司他丁 4 mg/m², 2 周 1 次	241	76%	10 年 DFS 率：67%
Else 等 （2005，2009）	静脉注射喷司他丁 4 mg/m², 1 ~ 2 周 1 次	185	81%	中位复发时间：15 年，5 年复发率：24%，10 年复发率：42%
Zinzani 等 （2010）	静脉注射 2-CDA 0.14 mg/（kg·d），5 天或每周 1 次，连续 5 周	121	77%	中位复发时间：2.7 年
Inbar 等 （2018）	静脉注射（62%）或皮下注射（38%）2-CDA 连续 5 天	159	—	一线治疗后至再次治疗的中位时间：9.3（0 ~ 15.5）年
Forconi 等 （2010）	皮下注射 2-CDA 0.5 ~ 0.7 mg/kg, 1 个疗程	148	68.2%	中位随访 37.5 个月（范围 12 ~ 67 个月），5 年 TFS 率：67%，RFS 率：71%，OS 率：94%

注：2-CDA：2- 氯脱氧腺苷、克拉屈滨；CR：完全缓解；DFS：无病生存期；OS：总生存期；RFS：无复发生存期；TFS：无治疗生存期。

克拉屈滨常连续静脉注射（0.09 mg/kg，连续 5 ~ 7 天或 0.12 ~ 0.14 mg/kg，2 小时静脉滴注，连续 5 ~ 7 天）。该药物可导致数周或更长时间的严重中性粒细胞减少，不建议应用于伴活动性感染的潜在白血病患者。该药物也可每周给药 1 次，每次 0.12 ~ 0.15 mg/kg，静脉滴注 2 小时，连续 6 周。每周给药和每日给药的 ORR 和 CRR 相似，包括感染和血液毒性在内的不良事件发生率也无差异。此外，皮下给药与静脉给药疗效相同，患者接受治疗更为方便。

喷司他丁的剂量通常为 4 mg/m²，静脉注射，2 周 1 次，达到 CR 后再进行 1 ~ 2 次的巩固治疗。一项多中心大型随机试验证实，喷司他丁对 HCL 患者的疗效优于 IFN-α。嘌呤核苷类似物显著改善了 HCL 患者的预后。76% ~ 98% 的患者可达到长期缓解，但仍会复发，5 ~ 10 年复发率为 30% ~ 40%，部分患者 OS 超过 20 年。

目前没有随机试验直接全面地比较喷司他丁和克拉屈滨，两者的有效性和安全性未见显著差异，均可作为 HCL 的一线治疗药物。克拉屈滨给药方便，肾毒性低，更常被使用。鉴于该药物可以剂量滴定，已成功用于活动性感染的患者。此外，克拉屈滨可诱导喷司他丁耐药患者缓解。表 12-2 总结了 HCL 患者接受嘌呤类似物治疗的大规模临床试验。

目前尚不清楚未经治疗的患者接受不同给药顺序的利妥昔单抗联合克拉屈滨治疗后的获益情况。最近的一项 II 期临床试验显示，59 例初治 HCL 患者在接受克拉屈滨治疗（5.6 mg/m²，每日 1 次，静脉注射，连续 5 天）后 1 个月接受利妥昔单抗治疗（375 mg/m²，每周 1 次，静脉注射，连续 8 周），所有患者均达到 CR，中位随访时间为 60 个月，5 年 FFS 率为 95%。94% 的患者 MRD 为阴性。但是目前没有前瞻性试验比较经典型 HCL 患者接受利妥昔单抗联合嘌呤核苷类似物和嘌呤核苷类似物单药治疗的疗效。

IFN-α 仍为 HCL 的一线治疗药物，但用途有限。核苷酸类似物治疗的患者感染风险高，妊娠和中性粒细胞低于 0.2/μL 的患者可接受 IFN-α 的治疗。

新药时代很少使用脾切除术，IFN-α 治疗失败的妊娠期患者、脾破裂患者和药物治疗无效的患者可考虑脾切除。

12.8 复发／难治性经典型毛细胞白血病患者的治疗

嘌呤类似物的应用极大地改善了患者的预后，但是部分患者仍会复发。与初诊患者相似，部分复发性患者不需要立即治疗，如须治疗可再次使用克拉屈滨或喷司他丁。但是复发性患者接受嘌呤类似物单药治疗后缓解时间较短，部分患者可进展为难治性 HCL。首次治疗后 2 ~ 3 年内复发的患者预后较差，再次达到长期 CR 的可能性较低，甚至对嘌呤类似物耐药。克拉屈滨单药作为二线治疗的中位缓解时间约为 3 年。

早期复发性患者（12 ~ 18 个月前）可静脉滴注利妥昔单抗，375 mg/m²，每周 4 ~ 8 次，有效率达 50% 以上。利妥昔单抗治疗前加用克拉屈滨可延长患者的缓解时间。有研究显示，对 14 名复发性患者进行克拉屈滨和利妥昔单抗的序贯治疗后，所有患者均达到 CR，5 年 FFS 率和 OS 率为 100%。其中 12 名患者先前接受过克拉屈滨单药治疗，即利妥昔单抗为二线治疗，这部分患者的中位缓解持续时间显著长于接受利妥昔单抗单药治疗的 2 名患者（P=0.004）。利妥昔单抗也可与嘌呤类似物同时使用，疗效优于利妥昔单抗单药治疗，但是毒性强于序贯治疗。

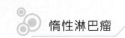

接受嘌呤类似物和（或）利妥昔单抗为一线治疗后疾病进展的患者，可再次选择的药物极少。IFN-α 是复发性 HCL 患者的可选方案，但是多数患者只能达到 PR，需要长期治疗以维持缓解。IFN-α 可清除白血病细胞，减少骨髓纤维化，但患者长期治疗易出现疲劳和流感样症状，生活质量降低。患者出现副作用后可减量或停用 IFN-α，复发时再恢复使用。

复发性患者也可考虑使用氟达拉滨或苯达莫司汀联合利妥昔单抗。氟达拉滨口服，计量为 40 mg/m²，连续 5 天，联合治疗第 1 天静脉注射利妥昔单抗 375 mg/m²，28 天 1 次，连续 4 个周期。接受过克拉屈滨治疗的复发 / 难治性患者可选择该方案。中位随访 35 个月后，5 年 PFS 率为 89%，OS 率为 83%。苯达莫司汀联合利妥昔单抗对复发 / 难治性 HCL 同样有效。Burotto 等对 12 名接受过两种或两种以上治疗方案的 HCL 患者进行了研究，第 1 天和第 15 天给予利妥昔单抗 375 mg/m²，第 1 天和第 2 天给予苯达莫司汀 70 ~ 90 mg/m²，4 周 1 次，共 6 个周期。所有患者均有效，其中 7 例患者达到 CR。6 例 CR 患者 MRD 阴性，且在随访期间（30 ~ 35 个月）维持 CR。最常见的不良反应是血小板减少（83%）、淋巴细胞减少（75%）、白细胞减少（58%）和中性粒细胞减少（42%）。

抗 CD22 重组免疫毒素 moxetumomab pasudotox 是目前治疗 HCL 的重要药物，尤其是对传统治疗效果有限或治疗失败的患者。moxetumomab pasudotox 由抗 CD22 单抗的 Fv 片段与截短为 38 kDa 的菌外毒素 A 结合而成。包含 26 例复发 / 难治性 HCL 患者的 I 期临床试验显示，有效率为 73.1%（19 例），其中 CRR 为 34.6%，PRR 为 38.5%。脾切除患者和巨脾患者疗效较差。对 33 名患者的扩展研究显示，ORR 为 88%，其中 64% 的患者达到 CR。11 名 MRD 阴性患者的 CR 持续时间（42.1 个月）显著长于 9 名 MRD 阳性患者（13.5 个月，$P < 0.001$）。MRD 阴性的 CR 患者中，10 名患者可长期维持 CR 状态，其中 9 名患者研究结束时 MRD 仍为阴性。moxetumomab pasudotox 是目前唯一一种可以使大部分 HCL 患者 MRD 清零的非化疗药物。一项包含 80 名复发 / 难治性患者的多中心开放试验证实了 I 期试验的结果。客观缓解率为 75%，长期缓解率为 41%。免疫组织化学检查显示，获得 CR 的患者中，27 名（85%）患者 MRD 阴性。最常见的不良反应为外周水肿（39%）、恶心（35%）、乏力（34%）和头痛（33%），可见可逆的溶血性尿毒症综合征（7.5%）和毛细血管渗漏综合征（5%），支持治疗和停止用药后通常可控。2018 年，FDA 批准 moxetumomab pasudotox 用于治疗已接受过两次及以上系统疗法（包括嘌呤核苷类似物）的复发 / 难治性 HCL 患者。对嘌呤类似物和 moxetumomab pasudotox 无效的患者应积极参加新药的临床试验。

脾切除术适用于有症状的巨脾（肋缘以下 > 10 cm）伴骨髓轻、中度受累的患者。核苷类似物和 IFN-α 无效的进展性 HCL 患者可考虑脾切除术。术后至少 6 个月内不应进行化疗。

多次复发且对嘌呤类似物和利妥昔单抗耐药的年轻患者，可考虑造血干细胞移植。

12.9 变异型毛细胞白血病的治疗

HCL-V 患者的潜在疗法有脾切除、嘌呤核苷类似物（克拉屈滨、喷司他丁）、IFN-α、单克隆抗体、免疫毒素及免疫化疗。与经典型 HCL 相比，克拉屈滨单药对 HCL-V 患者的疗效较差，有效率不到 55%，极少数患者达到 CR。有文献显示 HCL-V 患者再次接受治疗的间隔时间比经典型 HCL 更短，但是两者 OS 相似。利妥昔单抗联合克拉屈滨治疗 HCL-V 的疗效优于克拉屈滨单药或利妥昔单抗单药。Kreitman 等对 10 名 HCL-V 患者进行了研究，第 1 天起连续 5 天给予克拉屈滨 0.15 mg/kg，同时第 1 天起每周 1 次给予利妥昔单抗 375 mg/m^2，连续 8 周。9 名患者达到 CR，其中 8 名（88%）患者的 MRD 在随访期（随访 12 ~ 48 个月，中位随访 27 个月）为阴性。另一项研究评估了 7 名 HCL-V 患者接受克拉屈滨治疗后再接受利妥昔单抗治疗 4 周的疗效。CRR 为 86%，5 年 FFS 率为 64%，OS 率为 51.4%。克拉屈滨联合利妥昔单抗可作为治疗 HCL-V 的一线疗法。Visentin 等对 3 名未接受过治疗的老年患者进行了 4 个疗程的联合治疗。所有患者都获得了 CR，没有 MRD 的证据。中位随访 19 个月后，3 名患者仍处于 CR 状态。Letendre 和 Doll 也报道了类似的结果。复发性患者接受 moxetumomab pasudotox 治疗后可获得 CR。目前也有研究在探究新药（如伊布替尼和曲美替尼）对 HCL-V 患者的疗效。部分患者可考虑脾切除术，以缓解临床症状，去除大部分肿瘤，纠正细胞减少，改善对化疗或免疫化疗的应答。此外，复发 / 难治性患者可考虑自体和异体造血干细胞移植。

12.10　新药

目前正在研究针对 HCL 的新型靶向药物，包括维莫非尼和伊布替尼（表 12-3）。维莫非尼是一种口服 BRAF V600 抑制剂，可迅速减轻脾大、增加血小板计数、恢复血红蛋白的粒细胞计数，对复发 / 难治性 HCL 患者具有显著疗效。意大利和美国的两个 II 期多中心研究评估了维莫非尼对复发 / 难治性经典型 HCL 患者的疗效和安全性。在意大利和美国的研究中，维莫非尼计量为 960 mg，每日 2 次，中位数治疗时间分别为 16 周（意大利）和 18 周（美国）。意大利组 ORR 为 96%，CRR 为 35%；美国组 ORR 为 100%，CRR 为 42%。CR 患者中位 RFS 为 19 个月，中位 TFS 为 25 个月。PR 患者 PFS 为 6 个月，TFS 为 18 个月。最常见的不良反应是皮疹和关节痛 / 关节炎，50 例患者中 7 例继发皮肤肿瘤。低剂量维莫非尼对 HCL 同样有效。Dietrich 等对 21 名接受过大量预治疗的患者进行了维莫非尼的治疗，每天 2 次，每次从 240 mg 开始，4 名患者逐渐增加计量至 720 mg 或 960 mg。可评价患者中，40%（6/15）的患者获得 CR，中位 EFS 为 17 个月。维莫非尼的反应率和反应动力学与剂量无关，缓解率在低剂量和高剂量之间无显著差异。与嘌呤核苷类似物相比，维莫非尼耐受性更好，骨髓抑制风险更低，可改善感染患者外周血细胞计数。但是也有 HCL 患者出现严重细胞减少和严重感染。BRAF 抑制剂的副作用还包括骨痛、光敏、皮肤肿瘤和肾脏毒性。部分接受维莫非尼治疗的 HCL 患者继发弥漫大 B 细胞淋巴瘤和高分化鳞状细胞癌。与单独使用维莫非尼相比，维莫非尼联合抗 CD20 单克隆抗体具有更好的疗效。Tiaci 等的 II 期试验探究了联合治疗对 31 名复发或嘌呤类似物耐药患者的疗效。维莫非尼剂量为 960 mg，每天 2 次，连续 8 周，利妥昔单抗剂量为 375 mg/m^2，在第 1 天和第 15 天给药。此外，维莫非尼给药后每 2 周给予 4 剂利妥昔单抗。所有可评估患者（27 例）均达到 CR。免疫组织化学和流式细胞术检测可见，2/3 的患者骨髓 MRD 为阴性。中位随访 1.5 年，随访期间仅一名患者疾病进展。这种无化疗方案可使接受过大量治疗的 HCL 患者达到长期缓解，优于维莫非尼或利妥昔单抗的单药疗法。

表 12-3　新药治疗经典型 HCL 的大规模临床试验

研究	治疗方案	患者状态	患者数目	临床反应	副作用
Ⅱ期 Kreitman 等（2009）	BL22：40 μg/kg，静脉注射，2 天 1 次，3 次为 1 个疗程。未达血液学缓解的患者以 30 μg/kg 的速度每隔 1 天停药 1 次，每 4 周服用 3 剂	复发 / 难治性 HCL，需要治疗的患者	36	CRR：61%+PRR：19%；CRR：86%：剂量 40 ~ 50 μg/kg，隔日 1 次，共 3 剂；中位随访 22 个月以上（范围：5 ~ 46 个月）未见中位 CR 持续时间	最常见的：1 ~ 2 级低白蛋白血症、AST/ALT 升高、水肿、肌肉疼痛、蛋白尿、疲倦、恶心和发热、HUS（8%）、中和抗体（11%）
Ⅰ期 Kreitman 等（2012；2018）	moxetumomab pasudotox：5 ~ 50 μg/kg，隔日 1 次，共 3 剂（qod×3），最多 16 个周期，间隔＞4 周	接受过 2 次及以上治疗的复发 / 难治性 HCL	33	ORR：88%；CRR：64%；11 例 MRD 阴性 CR 患者；中位 CR 持续时间：42.4 个月	未见剂量限制性毒性；1 ~ 2 级低白蛋白血症、转氨酶升高、水肿、头痛、低血压、恶心、疲劳；2 级 HUS（2 例患者）
Ⅲ期 Kreitman 等（2018）	静脉注射 moxetumomab pasudotox 40 μg/kg，第 1 天、第 3 天和第 5 天给药，28 天 1 个周期，≤ 6 个周期	接受过 2 种及以上的系统疗法，包括 2 个疗程的嘌呤核苷类似物或 1 个疗程的嘌呤核苷类似物加 1 个疗程的利妥昔单抗或 BRAF 抑制剂	80	ORR：80%；CRR：41%；CR 中 27 名患者 MRD 阴性（85%）	AE：周围性水肿（39%）、恶心（35%）、乏力（34%）、头痛（33%）治疗相关的严重 AE-HUS（7.5%）和 CLS（5%）
Ⅱ期 Tiaci 等（2015）	维莫非尼 960 mg，每日 2 次，共 16 周（意大利，n=26）或 18 周（美国，n=24）	PNA 原发性难治，PNA 后早期复发和（或）反复复发	50	意大利研究：ORR：96% 和 100%，CRR：34.6，中位 RFS：19 个月，CR 患者 TFS：25 个月，RFS：6，PR 患者 TFS：18 个月；美国研究：ORR：100%，CRR：41.7%（10/24），1 年 PFS 率：73%，1 年 OS 率：91%	皮肤毒性（特别是皮疹和光敏）、关节痛 / 关节炎、发热和胆红素增加
Ⅱ期 Dietrich 等（2016）	维莫非尼开始剂量为 240 mg，共 18 例患者，2 次 / 天；4 例患者剂量上升至 720 mg 或 960 mg；6 例患者重新治疗	接受过治疗（19 人）或未治疗（2 人），中位治疗次数：3（范围：0 ~ 12）	21	CRR：40%（6/15），中位 EFS：17 个月。非首次治疗患者疗效相似	关节痛（n=4）、可逆性肝酶升高（n=4）、光毒性（n=4）

研究	治疗方案	患者状态	患者数目	临床反应	副作用
Ⅱ期 Jones 等（2015）	伊布替尼每天 420 ~ 840 mg，28 天 1 个周期，中位治疗时间为 16 周	接受过治疗的 HCL（11 例），未治疗（1 例），HCL-V（1 例）；中位数治疗次数：4 例（范围：1 ~ 11）	13	ORR：46%，中位随访 14.5 个月，9 名患者（69%）仍在接受治疗，疾病无进展	3 ~ 4 级 AE- 低磷血症（30%）、中性粒细胞减少（23%）、感染（23%）1 ~ 2 级 AE- 肌痛（61%）、头痛（38%）、头晕（38%）、腹泻（38%）、关节痛（30%）、皮疹（30%）、疲劳（30%）

注：AE：不良事件；CLS：毛细血管渗漏综合征；CRR：完全缓解率；EFS：无事件生存期；HUS：溶血性尿毒症综合征；RFS：无复发生存期；TFS：无治疗生存期；PFS：无进展生存期；ORR：总体缓解率；OS：总生存期；PNA：嘌呤核苷类似物；qod：隔日 1 次。

另一种 BRAF 抑制剂达拉非尼也很有前景，值得更大样本量的临床试验的进一步评估。BRAF 抑制剂和 MEK 抑制剂联合使用的疗效可能优于维莫非尼单药，并可克服维莫非尼的耐药性。联合使用 BRAF 抑制剂达拉非尼和 MEK 抑制剂曲美替尼的中期报告显示该组合耐受性良好，大量患者可达到长期缓解。该研究包含 43 名 *BRAF*-V600E 突变的 HCL 患者，这些患者对嘌呤类似物一线治疗无效或经两个或多个治疗方案后复发，ORR 为 78%，其中 49% 达到 CR，15% 达到 CR 且 MRD 阴性。16 名患者（50%）缓解持续时间超过 18 个月，12 个月 PFS 率和 OS 率为 97.6%。

BTR 抑制剂伊布替尼可维持 HCL 和 HCL-V 患者疾病稳定。目前已经开展多项多中心 Ⅱ 期试验探究伊布替尼对复发性 HCL 患者的疗效（NCT01981512、NCT01841723）。未来可能有多种新药辅助治疗 HCL 患者，以解决嘌呤核苷类似物耐药的问题。

12.11　并发症的治疗和支持性治疗

嘌呤类似物的最大副作用为免疫抑制和骨髓抑制，患者常因细胞减少、感染或出血而住院治疗。伴发热性中性粒细胞减少症的患者须检查机会性感染、真菌感染和病毒感染，给予广谱抗生素及抗真菌和抗病毒药物。接受嘌呤核苷类似物治疗的患者应预防单纯疱疹病毒、水痘 - 带状疱疹病毒和肺孢子菌。推荐淋巴细胞减少症患者在服用嘌呤类似物一周后，服用复方新诺明（960 mg，每周 3 次）和阿昔洛韦（200 mg，每天 3 次），直至淋巴细胞数量增加到 $1 \times 10^9/L$ 以上。

严重中性粒细胞减少症和危及生命的感染患者可考虑粒细胞集落刺激因子，但其作用尚未得到证实。此外，患者须每年接种流感疫苗和肺炎链球菌疫苗，但是禁止接种活疫苗。输血产品应进行照射，以预防输血相关移植物抗宿主病。

12.12 总结

HCL 以进行性全血细胞减少、脾大和肿瘤细胞浸润骨髓、肝脏和脾脏为特征，进展缓慢，根据 WHO 分类，经典型 HCL 和 HCL-V 为两个不同的实体。经典型 HCL 患者 *BRAF*-V600E 均为阳性，但目前未见 HCL-V 患者 *BRAF*-V600E 突变的报道。目前 HCL 无法治愈，嘌呤核苷类似物克拉屈滨和喷司他丁可有效治疗 HCL，对嘌呤类似物耐药的患者需要新的治疗方案。利妥昔单抗对 HCL 有效，联合使用利妥昔单抗与嘌呤核苷类似物可增加患者的缓解率，延长缓解时间。美国最近批准 moxetumomab pasudotox 用于治疗已接受过两次及以上系统疗法（包括嘌呤核苷类似物）的复发/难治性 HCL 患者。维拉非尼是一种 ATP 竞争性 BRAF 抑制剂，可有效治疗经典型复发/难治性 HCL 患者，耐受性良好，但是不适用于 HCL-V 患者。BTK 抑制剂伊布替尼对包括 HCL-V 在内的 HCL 患者具有抗肿瘤活性。经典型 HCL 患者的治疗方案见图 12-1。

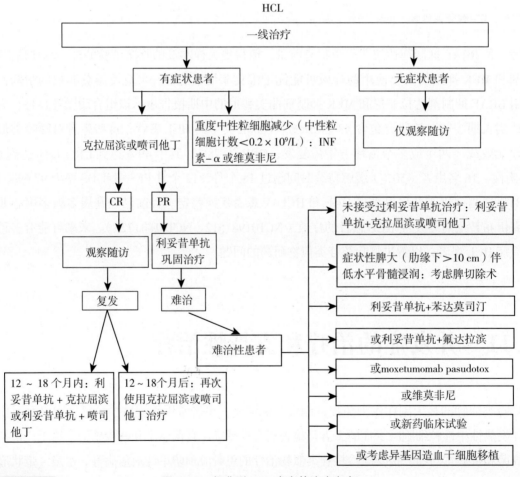

图 12-1 经典型 HCL 患者的治疗方案

（译者　彭菲）

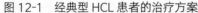

参考文献

第 13 章

慢性淋巴细胞白血病的治疗

Nisha De Silva 和 Barbara Eichhorst

慢性淋巴细胞白血病 / 小淋巴细胞淋巴瘤

临床概述

大多数 CLL 患者会出现白血病样表现（单克隆 B 淋巴细胞数 ≥ 5000/μL，见"前驱病变"部分），而 SLL 呈现非白血病样表现。常累及部位包括脾脏、淋巴结、骨髓，可累及所有组织，但多为偶然发现。

细胞学	类似淋巴细胞的小细胞，细胞质边缘狭窄。原淋巴细胞数量可变。	CLL，细胞学
组织学	假性滤泡（增殖中心）内具有数量多变的大细胞（包括原淋巴细胞和副免疫母细胞）的组织弥漫性浸润。部分病例具有浆细胞分化的特征。	CLL，组织学

	CD20[1]	CD5	CD23[2]	CD10	Bcl-6	cyclin D1[3]	CD103	FMC7	IgM	轻链
注释	[1] 典型的弱表达。[2] 大细胞上较强表达。[3] 增殖中心中部分阳性表达。								

| 其他标志物 | 低 Ki-67（在增殖中心和进展和转化中的比例较高）。
LEF1 阳性（正常 B 细胞转录因子阴性，其他小 B 细胞淋巴瘤转录因子低表达）。 |

▨ = 大多数病例呈阳性　　　▢ = 部分病例阳性　　　▢ = 阴性

主要鉴别诊断	MCL（cyclin D1⁺，CD23⁻）；SMZL（CD5⁻）。

关键分子特征

根据有无 IGHV 突变可细分为两个主要亚型。30% 的病例有 B 细胞受体定型。常见的拷贝数改变：13q14.3 缺失（*miR-16-1*、*miR-15a*），12 号染色体三体，11q22-23 缺失（*ATM*、*BIRC3*），17p 缺失（*TP53*）。常见的突变：*NOTCH1*、*SF3B1*、*TP53*、*BIRC3*、*POT1*、*MYD88*。常见的易位：-。

前驱病变

CLL 型单克隆 B 细胞淋巴细胞增多症（定义为 CLL 表型的克隆细胞 < 5000/μL）。

进展

原淋巴细胞样转化；弥漫大 B 细胞淋巴瘤（克隆性相关或无关）或经典型霍奇金淋巴瘤（多数与克隆性无关），均定义为"Richter 综合征"。

临床相关病理特征	意义	证据级别
IGHV 突变状态	预后：非突变的，不良的。 预测：评估治疗反应。	A

续表

临床相关病理特征	意义	证据级别
TP53 异常（17p 缺失，*TP53* 突变）	预后：不良的。 预测：可用的亚型特定方案。	A
复杂核型，11q 缺失	预后：不良的。 预测：可用的亚型特定方案。	B
大细胞和（或）增殖指数增加，增殖中心扩大	预后：不良的。	C
表型标志物	预后：p53、CD38 和 ZAP70 表达，不良的。 预测：Bcl–2 抑制物。	C
Richter 综合征中 DLBCL 与潜在 CLL 的克隆性关系	预后：与不相关的（从头发病）DLBCL 相比，克隆性相同的病例 OS 更短。	C

说明：A= 经多项研究、随机试验证实和（或）纳入指南；B= 不同研究之间有一定变动 / 需要进一步确定性的验证；C= 初步的研究结果 / 有争议的结果。

13.1　治疗

本章总结了目前 CLL 的治疗方案，包括化学免疫疗法及无化疗方案。

13.1.1　开始治疗的指征

一般来说，新诊断的无症状早期患者（Rai 0，Binet A）应进行监测，除非他们出现了 IWCLL 指南定义的活动性和（或）进行性疾病症状。晚期患者（Rai Ⅲ ～ Ⅳ 或 Binet C）由于存在造血功能不全，应进行治疗。可对中期患者（Rai Ⅰ ～ Ⅱ 或 Binet B）进行监测，直到出现进展症状和（或）症状性疾病。

13.1.2　选择治疗的一般考虑因素

对于这种以老年人为主的疾病的治疗决策，初始和后续治疗的选择应考虑以下一些因素。

·白血病的遗传学风险：对 17 号染色体短臂缺失或 *TP53* 基因突变进行 FISH 和分子检测，这与不良预后和对化疗耐药有关。由于基因进化的可能性，如果先前的检测是在 6 个月前进行的，则应在治疗开始之前重复检测特定的遗传标志物，或者如果临床病程变得更具侵袭性，则应在任何阶段重复检测。

·健康和合并症负担，包括肾功能。

·联合用药：考虑患者的依从性及与联合用药的潜在相互作用。

13.2　一线治疗

13.2.1　身体状况良好患者的治疗

化学免疫治疗仍然是 CLL 一线治疗中相当重要的治疗选择，但应仅在具有良好基因谱特征的患者中进行，其中包括 IGHV 突变的状态且无 *TP53* 突变 / 缺失。联合抗 CD20 抗体和基于氟达拉滨的化疗方案是 CLL 中最常见的化学免疫治疗选择，可获得较高的 MRD 阴性率。德国 CLL 研究团队（GCLLSG）的 CLL8 临床研究纳入了 817 名患者，证实了氟达拉滨、环磷酰胺和利妥昔单抗（FCR 方案）优于氟达拉滨和环磷酰胺（FC 方案），前者具有更高比例的患者未检到微小残留病灶（63% *vs.* 35%，*P* < 0.001），显著改善了 PFS 和 OS（表 13-1）。此外，经过 5 年以上的随访，在接受 FCR 治疗的 IGHV 突变状态患者中，中位 PFS 仍未达到。

在一项 Ⅱ 期临床研究中，烷化剂苯达莫司汀与利妥昔单抗的联合用药（BR 方案）显示出良好的前景。在一项 GCLLSG 的 Ⅲ 期临床研究中，将 BR 与 FCR 进行了比较，结果显示，FCR 治疗的患者较 BR 治疗的患者，中位 PFS 更长（55.2 个月 *vs.* 41.7 个月，HR=1.643，95%CI：1.308 ~ 2.064，*P*=0.0003），但 OS 方面没有观察到两者的差异。值得注意的是，在 FCR 治疗的患者中更常见毒性标准为 3 级和 4 级中性粒细胞减少及感染，尤其是年龄 > 65 岁的患者。根据这些结果，BR 方案通常用于身体状况良好的老年患者（建议年龄截止值为 65 岁）。

随机试验表明，针对在 CLL 发病机制中发挥主要作用的 B 细胞受体下游激酶进行抑制的靶向药物，优于化学免疫治疗，特别是对于具有预后不良基因谱的患者。伊布替尼是一种一线的口服 BTK 抑制剂。这种药物是持续使用的，只有在出现无法耐受的副作用或 CLL 进展的情况下才停用。

作为一线治疗，Ⅲ 期 RESONATE Ⅱ 试验显示，在 269 名初治的老年 CLL 患者中，伊布替尼在 ORR（86% *vs.* 35%）、中位 PFS（未达到 *vs.* 18.9 个月）和两年 OS 率（98% *vs* .85%）方面均优于苯丁酸氮芥（表 13-2）。基于该研究结果，伊布替尼被批准用于治疗初治和经治的 CLL 患者，包括 17p 缺失的患者。

Ⅲ 期临床试验 ECOG-ACRIN E1912 的一线试验显示，在 354 例患者中先用 6 个周期的伊布替尼联合利妥昔单抗（IR 方案，在 1 个周期的伊布替尼单药治疗之后），再用伊布替尼单药治疗直到病情进展，治疗效果优于 175 名患者采用 6 个周期的 FCR 治疗。含伊布替尼组 3 年的 PFS 率优势为 89.4% *vs.* 72.9%，OS 率优势为 98.8% *vs.* 91.5%。IR 组显著优于 FCR 组的 3 年 PFS 仅表现在 IGHV 未突变的患者中（90.7% *vs.* 62.5%），而在 IGHV 突变的患者中则没有观察到显著性差异（87.7% *vs.* 88.0%）。

其他目前正在进行的试验，如 UK–CLL 研究组的 FLAIR 试验或 GCLLSG 的 GAIA/CLL13 试验，正在评估其他联合治疗方案，如固定疗程的维奈克拉联合奥妥珠单抗或三联疗法（维奈克拉 + 伊布替尼 + 奥妥珠单抗）或伊布替尼联合维奈克拉口服（见下文）。

表 13-1　CLL 一线化学免疫治疗的疗效观察

参考文献和研究设计	患者数量	治疗方案	临床反应		PFS	OS
			CRR	CRR+PRR		
体健 / 年轻的患者						
FCR						
Keating 等，JCO 2005 Ⅱ期	224	F 25 mg/m² d1 ~ 3，iv，q28d×6；CYC 250 mg/m² d1 ~ 3，iv，q28d×6；R 375 mg/m² d1 C1；R 500 mg/m² d1 C2 ~ C6	70%	95%	中位 PFS：6.4 年	中位 OS：12.7 年
Hallek 等，Lancet 2010（GCLLSG CLL8）Ⅲ期	408	F 25 mg/m² d1 ~ 3，iv，q28d×6；CYC 250 mg/m²，d1 ~ 3，iv，q28d×6；R 375 mg/m² d1 C1；R 500 mg/m² d1 C2 ~ C6	44%	93%	中位 PFS：57 个月	5 年 OS 率：79%
BR						
Fischer 等，JCO 2012 Ⅱ期	117	B 90 mg/m² d1+2q28 ×6；R 375 mg/m² d1 C1；R 500 mg/m² d1 C2 ~ C6	23%	88%	中位 PFS：34 个月（无事件生存期）	2 年 OS 率：90%
Eichhorst 等，Lancet Oncol 2016 Ⅲ期	279	B 90 mg/m² d1+2 q28 ×6；R 375 mg/m² d1 C1；R 500 mg/m² d1 C2 ~ C6	31%	98%	中位 PFS：42 个月	3 年 OS 率：92%
ClbO						
Goede 等，NEJM 2014 Ⅲ期随机	333	Clb 0.5 mg/kg BW d1+15q 28 ×6；O 1000 mg d1、d8、d15 C1；O 1000 mg d1 C2 ~ C6	22%	77%	中位 PFS：26.7 个月	未达到中位 OS
BR						
Michallet 等，Haematol 2018 Ⅲ b 期	121	B 90 mg/m² d1+2q28 ×6；R 375 mg/m² d1 C1；R 500 mg/m² d1 C2 ~ C6	24%	91%	中位 PFS：40 个月	n.a.

注：除非另有说明，所有药物均为静脉给药。iv：静脉注射；F：氟达拉滨；CYC：环磷酰胺；R：利妥昔单抗；B：苯达莫司汀；Clb：苯丁酸氮芥；O：奥妥珠单抗；d：天；C：周期；n.a.：不详；q：一次；BW：体重。

13.2.2　身体状况欠佳患者的治疗

Clb 单药和联合治疗已被广泛应用于该组患者。GCLLSG 的Ⅲ期 CLL11 试验目前已纳入 781 名患者，该试验证实，Clb 联合奥妥珠单抗在 PFS 方面优于 ClbR 或单药 Clb（PFS 分别为 26.7 个月、16.3 个月、11.1 个月，P＜0.0001）。最新的分析显示，与单用 Clb 相比，ClbO 组的 OS 也有显著优势（HR=0.47，95%CI：0.29～0.76，P=0.0014，表 13-1）。

在随机Ⅲb期 MABLE 研究中，纳入了不符合 FCR 一线治疗条件的 241 名老年患者和接受二线治疗的 116 名患者，对 BR 与 ClbR 方案进行了比较。结果显示，与 ClbR 组相比，BR 组的中位 PFS 显著延长（40 个月 vs. 30 个月，P=0.003）。在 OS 方面两组没有观察到差异。由感染引起的 SAE 数量在 BR 组更多（19% vs. 8%）。

在老年患者中，研究人员同样对较新的靶向药物进行了研究，结果显示，与化学免疫疗法相比，PFS 有所改善，但 OS 没有改善。在针对 65 岁以上患者的Ⅲ期 ALLIANCE 试验中，比较了单药伊布替尼、伊布替尼联合利妥昔单抗，以及苯达莫司汀联合利妥昔单抗 3 组治疗方案，3 组各纳入 182 名患者。包含伊布替尼的两个组均未达到 PFS，而 BR 组为 41 个月。3 组治疗方案的任意两组间未见明显的生存差异，这为伊布替尼单药治疗与 IR 方案同样有效提供了一定的证据。

在Ⅲ期一线 ILLUMINATE 试验中，纳入了 229 名年龄＞65 岁或≤65 岁有并发症的患者，结果显示，伊布替尼联合奥妥珠单抗比 Clb 联合奥妥珠单抗的 PFS 更长（未达到 vs. 19.0 个月，中位随访时间为 31.3 个月，与高危特征无关）。

然而，虽然治疗反应和反应持续时间有所改善，但持续使用 BTK 抑制剂会增加并发症的发生率，特别是心血管并发症。有 6% 的患者报告了严重的房颤，并且在伊布替尼治疗期间风险增加了 3 倍以上。据报道，在服用伊布替尼的过程中，高达 78% 的患者新发高血压或既往高血压出现恶化。其他 BTK 抑制剂，如阿卡替尼或泽布替尼在毒性特征方面可能有所改善，但目前仍缺乏这些药物之间的头对头比较。然而，一项针对老年 CLL 患者的随机Ⅲ期临床试验结果显示，阿卡替尼单药或联合奥妥珠单抗，与 Clb 联合奥妥珠单抗治疗相比，两种含 BTK 抑制剂的治疗组均优于化学免疫治疗组。

口服 Bcl-2 抑制剂维奈克拉在缓解深度反应方面显示出有前景的数据，包括高 MRD 阴性率。Ⅲ期一线 CLL14 试验纳入了 432 名患者，在身体状况较差的患者和 CIRS 评分＞6 或肌酐清除率＜70 mL/min 的患者中，比较了固定疗程的维奈克拉联合奥妥珠单抗与 Clb 联合奥妥珠单抗的疗效。维奈克拉联合奥妥珠单抗组的两年 PFS 率显著高于对照组（88.2% vs. 64.1%），这种优势也见于 TP53 缺失和（或）突变及 IGHV 未突变状态的患者。维奈克拉联合奥妥珠单抗组患者外周血（75.5% vs. 35.2%）和骨髓（56.9% vs. 17.1%）的 MRD 阴性率也较高。毒副作用（主要包括血液毒性、感染、输液相关反应）及死亡率方面，到目前为止两组之间在统计学上是相近的。

比较两种非化疗治疗原则——持续使用 BCR 抑制剂与限时使用 Bcl-2 抑制剂联合抗 CD20 抗体的随机试验才刚刚开展。在获得每例患者的这些结果之前，必须在考虑并发症、联合用药、遗传特征和就诊能力的基础上讨论治疗的选择。

表 13-2 新型药物单独或联合治疗在 CLL 一线治疗的疗效

参考文献和研究设计	患者数量	治疗方案	临床反应		PFS	OS 率
			CRR	CRR+PRR		
伊布替尼						
Burger 等，NEJM 2015 Ⅲ期 随机	269	伊布替尼 420 mg/d，直至疾病进展	4%	86%	没有达到中位数	2 年：98%
Shanafelt 等，NEJM 2019 Ⅲ期 随机	529	伊布替尼 420 mg/d，直至疾病进展； R 50 mg/m² d1 C1； R 375 mg/m² d2 C2； R 500 mg/m² d1 C3 ~ C7。	17.2%	95.8%	33.6 个月：89.4%	3 年：98.8%
Woyach 等，NEJM 2018 Ⅲ期 随机	547	伊布替尼 420 mg/d，直至疾病进展；或伊布替尼 420 mg/d，直至疾病进展，和 R 375 mg/m² C1 d1、d8、d14、d21 C2 ~ C6	7% 12%		未达到 未达到	2 年：90% 2 年：94%
Moreno 等，Lancet Onc 2018 Ⅲ期 随机	229	伊布替尼 420 mg/d，直至疾病进展； 奥妥珠单抗 1000 mg d1、d8、d15 C1 和 1000 mg d1 C2 ~ C6	19%	88%	未达到	30 个月：86%
维奈克拉						
Fischer 等，NEJM 2019 Ⅲ期 随机	432	维奈克拉 C1 d22（剂量爬升） 维奈克拉 400 mg/d C2 ~ C12； 奥妥珠单抗 1000 mg d1、d8、d15 C1 和 1000 mg d1 C2 ~ C6	49.5%	84.7%	24 个月：88.2%	未达到

13.3　结论

　　尽管 FCR 方案仍然是 65 岁以下身体状况良好、伴 IGHV 突变患者的一种治疗选择，但是对于 IGHV 未突变或伴有 *TP53* 突变或缺失的患者来说，治疗方案应选择靶向治疗。在不交叉的随机试验中，身体状况良好的患者在伊布替尼组与 FCR 组相比，OS 更长。其他在老年人或身体状况欠佳患者中进行的试验，评估了 BTK 抑制剂伊布替尼或阿卡替尼或 Bcl-2 抑制剂维奈克拉联合奥妥珠单抗的限时治疗与化学免疫治疗之间的差异，证实了前者在 PFS 方面的优势。与使用 Clb 联合奥妥珠单抗的化学免疫疗法相比，伊布替尼和维奈克拉在两个亚组中（IGHV 突变和未突变的患者）都显示出优势。关于维奈克拉与奥妥珠单抗联合治疗身体状况良好的患者的研究仍在进行中。

13.4　复发性患者的治疗

根据 IWCLL 指南，复发性患者的定义为既往达到 CR 或 PR，但在 6 个月后或更长时间出现疾病进展迹象的患者。难治性 CLL 的定义为患者在最后一次抗白血病治疗后 6 个月内没有达到 PR 或 CR 或出现疾病进展。

对后续或二线治疗的反应取决于多种因素，包括临床分期、不良的生物学预后因素和既往治疗的次数。既往治疗（包括 BCR 抑制剂）无效的患者和有 del（17p）/*TP53* 突变的患者预后特别差。在临床研究中，已经在大约 7% 的未治疗患者和多达 50% 的复发 / 难治性患者中鉴定出 del（17p）。一线化学免疫治疗开始后两年内的疾病进展是一个独立的预后不良因素。然而，在靶向药物持续治疗期间出现的 CLL 进展与导致耐药突变和不良预后的基因进化相关。

对于一线限时治疗后复发 / 难治性患者的治疗，应根据以下几点进行规划。

· 疾病的临床阶段。

· 对之前治疗的反应。

· 遗传学结果。

· 患者的健康状况。

· 实验室检验结果，如肾功能。

· 骨髓储备。

如果在使用靶向药物持续治疗过程中出现进展，则在替代治疗计划开始之前不应停止原靶向药物治疗，因为 CLL 的进展可能会立即加速。复发时重复 FISH 检测和 *TP53* 突变的分子检测对于优化高危患者的治疗方案非常重要。靶向激酶编码基因的 *BTK* 突变或其他突变的检测尚未常规进行。

13.4.1　化学免疫治疗后晚期复发性患者的管理

ESMO 的建议表明，如果复发或进展发生在初始治疗后 24 ～ 36 个月或更长时间内，则可重复使用化学免疫治疗。然而，在新药时代，只有一小部分复发性患者重新使用之前的化学免疫疗法进行治疗。虽然患者可能仍然表现出显著的应答率，但在这种情况下缓解持续时间相当短，并且可能会发生显著的骨髓毒性。由于在副作用和疗效特征上更优，靶向药物是大多数复发性患者的首选治疗方法。

13.4.2 B 细胞受体通路抑制剂治疗复发／难治性患者

在一项大型、多中心、Ⅲ期临床研究（RESONATE Ⅰ）中，391 名复发／难治性 CLL 患者比较了伊布替尼和奥法木单抗的效果（表 13-3）。伊布替尼组未达到中位 PFS，而奥法木单抗组中位 PFS 为 8.1 个月（$P < 0.001$）。伊布替尼治疗也能显著改善 OR 和 OS。2014 年 2 月，FDA 批准伊布替尼用于既往至少接受过一次治疗的 CLL 患者，随后被批准用于伴有 17p 缺失的患者。

allo-HSCT 后复发的 CLL 患者也可使用伊布替尼。在一项研究中，27 例 CLL 患者进行 allo-HSCT 之后复发，随后接受伊布替尼挽救治疗，24 个月后，观察到 87.5% 的 ORR，只有 3 名患者出现进展。

Idelalisib 是一种 PI3K γ 靶向药物，可对 B 细胞受体的下游进行抑制。与利妥昔单抗相比，该药物在接受过大量治疗的老年患者群体中显示出显著的疗效（表 13-3）。但在几项试验中观察到的严重毒性反应包括严重腹泻、肺炎（包括卡氏肺孢子菌肺炎）和 CMV 再激活，导致其广泛停用。然而，对于对 BTK 抑制剂和维奈克拉治疗无效的患者来说，这种药物仍然是晚期复发性患者的一种治疗选择。

表 13-3 复发性 CLL 的可选择性治疗的疗效

研究	治疗	患者数量	中位年龄	既往治疗线数	ORR	完全应答率	PFS	OS
RESONATE I Byrd 等（2014 年）	伊布替尼 vs. 奥法木单抗	195 vs. 196	67 岁 vs. 67 岁	中位数（范围）3（1 ~ 12）vs. 2（1 ~ 13）	42.6% vs. 4.1%，$P < 0.001$	2 vs. 1	未达到 vs. 8.1 个月，$P < 0.001$	12 个月 OS 率：90% vs. 81%，$P=0.005$
HELIOS Chanan-Khan 等（2016 年）	伊布替尼 + BR vs. BR	289 vs. 289	64 岁 vs. 63 岁	平均值（范围）2（1 ~ 11）vs. 2（1 ~ 9）	82.7% vs. 67.8%，$P < 0.0001$	10.4 vs. 2.8	NR vs. 13.3 个月，$P < 0.0001$	NR vs. NR，$P=0.0598$
Study 116 Furman 等（2015 年）	Idelalisib + 利妥昔单抗 vs. 利妥昔单抗	110 vs. 110	71 岁 vs. 71 岁	药物数量中位数（范围）3（1 ~ 12）vs. 3（1 ~ 9）	81% vs. 13%，$P < 0.001$	0 vs. 0	NR vs. 5.5 个月，$P < 0.001$	12 个月 OS 率：92% vs. 80%，$P=0.02$
Murano Seymour 等（2018 年）	维奈克拉 + 利妥昔单抗 vs. BR	194 vs. 195	64 岁 vs. 66 岁	1 次以上既往治疗 43% vs. 40%	92% vs. 72%	27% vs. 8%	2 年 PFS 率：85% vs. 36%	2 年 OS 率：92% vs. 87%

注：R：利妥昔单抗；B：苯达莫司汀；NR：无缓解。

13.4.3 Bcl-2 抑制剂治疗复发／难治性 CLL 患者

Bcl-2 抑制剂维奈克拉在约 80% 的复发／难治性 CLL 患者中诱导了客观缓解，包括 del（17p）

的患者，其中 16% ~ 20% 的患者达到 CR。M13-982 Ⅱ 期试验只纳入了携带 del（17p）的复发性 CLL 患者，维奈克拉单药治疗的 ORR 为 79.4%，CRR 为 7.5%。在副作用中，特别是 3 ~ 4 级中性粒细胞减少，大约在 43% 的受试者中出现。2016 年，维奈克拉先后获得了 FDA 和 EMA 的批准，用于既往至少接受过一种治疗、伴有 del（17p）和 TP53 的 CLL 患者。

在 Ⅲ 期 MURANO 试验中，389 名复发 / 难治性 CLL 患者被随机分配为两组：一组接受为期两年的维奈克拉治疗 + 前 6 个月接受利妥昔单抗联合治疗；另一组则接受 BR 方案治疗 6 个月。中位随访时间为 23.8 个月，维奈克拉联合利妥昔单抗组的 PFS 率更优（84.9% vs. 36.3%，P < 0.0001），在所有亚组中均有这种优势，包括 del（17p）的亚组，并且在 9 个月治疗后，维奈克拉联合利妥昔单抗组外周血 MRD 阴性率更高（62.4% vs. 13.3%）。

13.4.4 靶向药物停药后的治疗

停用 BCR 抑制剂的最常见原因是毒性、CLL 进展和 Richter 综合征。Mato 等分析了在 187 名接受了既往治疗中位数为 3 次的重度治疗的患者中，伊布替尼（143 名患者）或 Idelalisib（35 名患者）停药的原因。51% 的患者因 BCR 抑制剂毒性而停止治疗，29% 的患者因 CLL 进展而停止治疗。目前，对于使用伊布替尼或 Idelalisib 治疗失败的 CLL 患者，最佳选择是 Bcl-2 抑制剂维奈克拉，总体有效率为 65%。

反之，注册数据显示，既往使用维奈克拉治疗，BTK 抑制剂伊布替尼仍可诱导治疗缓解。此外，在无治疗间隔后仍可考虑再次使用维奈克拉，但这里需要来自临床试验的更多数据，以确定最小的 Bcl-2 抑制剂无治疗间隔。

13.4.5 复发 / 难治性疾病中的试验性药物

最近，一些新的药物在 CLL 治疗中展示出较好的前景，而第二代 BTK 抑制剂阿卡替尼目前正在研究中。正在研发的第二代 PI3Kδ 抑制剂，包括 umbralisib 和度维利塞，正试图通过降低相关转氨酶升高的严重程度来解决 Idelalisib 治疗中观察到的安全问题。Ⅲ 期 DUO 试验显示，在复发 / 难治性 CLL 中，度维利塞组的 PFS 率高于奥法木单抗组（13.3 个月 vs. 9.9 个月，P < 0.0001）。

新型抗 CD20 单抗 ublituximab 对复发 / 难治性 CLL 是有效的，特别是当与伊布替尼联合使用时。一项 Ⅱ 期研究显示，在复发 / 难治性 CLL 患者中，采用 ublituximab 和伊布替尼联合治疗能够较快地缓解病情，并能具有较高的缓解率。在总体患者中，6 个月 ORR 达到 88%，在 20 例 17p 或 11q 缺失或 TP53 突变的患者中，ORR 增加到 95%，包括 15% 达到 MRD 阴性。

Otlertuzumab 是一种人源化抗 CD37 蛋白治疗的药物，可诱导抗体依赖细胞介导的细胞毒作用（ADCC）并触发恶性 B 细胞的直接半胱氨酸天冬氨酸蛋白酶非依赖性凋亡。一项随机研究比较了苯达莫司汀联合 otlertuzumab 治疗和单药苯达莫司汀治疗复发性 CLL 患者的疗效。otlertuzumab 联合组的中位 PFS 也长于苯达莫司汀单药组（15.9 个月 vs. 10.2 个月，P=0.0192）。

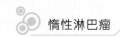

另一种抗 CD37 抗体 BI 836826 作为单药疗法在携带 del（17p）或 *Tp53* 突变的高危患者人群中诱导了 45% 的 ORR。

13.4.6　异基因干细胞移植治疗在复发／难治性疾病中的应用

allo-HSCT 仍是目前治愈 CLL 的唯一方法。CLL3X 试验基于对同种异体移植患者的长期观察发现，RIC-allo-HSCT 可以为高风险 CLL 患者提供持续的疾病控制，独立于 *TP53* 突变状态。在这项研究中，有长期随访资料的 44 例患者中，33 例（75%）在 6 年随访中存活。

携带 del（17p）或 *TP53* 突变的患者在接受至少一种既往治疗后仍可能是 allo-HSCT 的候选者。对于以下患者仍应考虑 allo‑HCT，包括未达到 OR 的患者，或在 BCR 抑制剂治疗后进展但接受 Bcl-2 抑制剂治疗的患者，反之亦然。然而，随着几种不同类型的靶向药物的应用和更多靶向治疗的出现，allo-HSCT 目前主要用于对两种靶向药物无效或转化为弥漫大 B 细胞淋巴瘤（定义为 Richter 转化）的患者。

13.5　复发性患者治疗的结论

尽管最近 CLL 的治疗取得了进展，但几乎所有的患者都会复发。实际指南建议所有亚组患者在重复化疗或化学免疫治疗前接受激酶抑制剂或 Bcl-2 抑制剂的治疗。基于靶向药物的新型联合用药方案，对于高风险或对靶向药物无效的患者可能特别有效。适合的患者可以考虑使用 allo-HSCT，特别是那些 del（17p）/*TP53* 突变的患者和 BCR 抑制剂或 Bcl-2 抑制剂治疗无效的患者。对于难治性疾病患者的治疗应尽可能加入临床试验。

13.6　未来用药组合展望

在复发性 CLL 的 Ⅱ 期试验中评估了伊布替尼和维奈克拉（不含 CD20 抗体）的联合治疗。经过 8 周的伊布替尼单药治疗后，加入维奈克拉并逐渐增加剂量。50 名患者对该方案表现出良好的耐受性，尽管存在高风险因素，但 25 名评估的患者中均有反应。60% 的患者达到 CR，76% 的患者骨髓中 CLL 细胞少于 1%，这使得维奈克拉联合伊布替尼被增加为英国 FLAIR 试验的一个附加组。基于 BCR 抑制剂和维奈克拉（含或不含 CD20 抗体）的类似组合已经在一线的 Ⅱ 期试验中进行了测试，目前正在随机研究中进行评估。

利益冲突：B.Eichhorst 是 Abbvie、Janssen、Novartis、Roche、Gilead 和 Celgene 的发言人，她参与了 Janssen、Abbvie、Novartis、AstraZeneca、Gilead 和 ArQule 的顾问委员会，并从 Roche、Abbvie、Janssen、Gilead 和 Beggene 获得了研究资金。

（译者　梁晓杰）

参考文献

第 14 章
惰性皮肤 T 细胞淋巴瘤

Rein Willemze，Sebastian Theurich 和 Max Schlaak

蕈样肉芽肿

临床概述

成人 MF 表现为红斑（或较少见的高 / 低色素）斑片，慢慢发展为斑块、肿瘤病变和（或）红皮病，最终，累及外周血和淋巴结。临床病理表现多样，包括毛囊丘疹伴脱发［亲毛囊性 MF（folliculotropic MF，FMF）］、孤立的鳞片状斑块（Woringer–Kolopp 型 MF/ 派杰样网织细胞增生症）或下垂的皮肤皱褶［肉芽肿性皮肤松弛症（granulomatous slack skin，GSS）］。

细胞学	小至中等大小的细胞，有卷曲的脑状细胞核。晚期有大转化细胞。	MF，细胞学
组织学	根据呈现方式不同，图片多种多样。典型的 MF 在斑片 / 斑块期，表皮内衬于基底层，表皮内有聚集物（Pautrier 微脓肿）。肿瘤期的特点是肿块形成，可能会溃烂。亲毛囊性 MF 伴有扩张的浸润性滤泡和黏蛋白沉积症。派杰样网织细胞增生症，增生的表皮内具有显著的嗜表皮性。GSS 有异物反应性多核巨细胞和弹性纤维溶解特征，只能在临床上与肉芽肿性 MF 相鉴别。	MF，组织学

	CD20	CD3	CD5[1]	CD4[2]	CD8[3]	CD71	CD53	TCR[4]	CD57	CD30[1]
注释										

<table>
<tr><td>注释</td><td colspan="10">[1] 每个标志可缺失 / 表达，CD30 在进展期 / 转化期表达增加。[2] 大多数病例为 CD4⁺/CD8⁻，较少见 CD4⁺/CD8⁺或 CD4⁻/CD8⁻。[3] 罕见病例报告。[4] 多数病例为 αβ 型。</td></tr>
<tr><td>其他标志物</td><td colspan="10">部分病例中 PD1 为阳性。</td></tr>
</table>

▨ = 大多数病例呈阳性　　▢ = 部分病例阳性　　▢ = 阴性

主要鉴别诊断	炎性病变 / 皮炎（应为多克隆），肿瘤期与皮肤 CD30⁺淋巴组织增生（需要从临床表现 / 病史加以区分）、CD8⁺亲表皮性淋巴瘤（应表现为表皮坏死）或皮肤 γ/δ 淋巴瘤（表型和临床表现）等难以区分。

关键分子特征

克隆重排 T 细胞受体基因。

常见的易位：*CTLA4-CD28*，涉及 PDL1。

常见的拷贝数改变：*TNFRSF1B* 扩增。

常见的突变：*TNFR2*、*PLCG1*。

前驱病变

作为一种慢性皮炎，斑块银屑病是代表早期 MF/MF 的前驱病变，或者是一种非肿瘤性独立疾病，目前尚有争议。

进展

组织学转化（定义为＞ 25% 的大细胞）和进展到肿瘤期（临床定义为≥ 1 cm 的肿块）通常相关。

临床相关病理特征	意义	证据级别
皮肤受累程度（分期）	预后：受累范围越大 = 分期越高（不良）。	A
大细胞转化	预后：与较低的 OS 相关。	B
CD30 表达	预后：预测转化到更高的分期。	C
	预测：抗 CD30 免疫治疗。	B
TCR 克隆	预后：在皮肤和外周血中检测到克隆与低 OS 相关。	C
组织学变异	预后：亲毛囊性 MF 和肉芽肿性 MF 具有更强的侵袭性。	B

说明：A= 经多项研究、随机试验证实和（或）纳入指南；B= 不同研究之间有一定变动 / 需要进一步确定性的验证；C= 初步性的研究结果 / 有争议的结果。

14.1　简介

皮肤 T 细胞淋巴瘤（cutaneous T-cell lymphoma，CTCL）是指在诊断时没有皮肤外病变证据，而表现于皮肤的 T 细胞淋巴瘤。CTCL 占所有原发性皮肤淋巴瘤的 75% ~ 80%，而原发性皮肤 B 细胞淋巴瘤占 20% ~ 25%（不属于本章的关注范围）。CTCL 是一种异质性淋巴瘤，在临床表现、组织学表现、免疫表型和预后方面有相当大的差异。表 14-1 列出了世界卫生组织 - 欧洲癌症研究和治疗组织（World Health Organization-European Organization for Research on Treatment of Cancer，WHO-EORTC）在 2018 年更新的原发性皮肤淋巴瘤分类和在 2016 年修订的 WHO 分类中确认的不同类型 CTCL 的相对发病率和预后。本章讨论了惰性 CTCL 的临床病理特征、预后、预后因素和治疗选择。

14.2　蕈样肉芽肿

MF 是最常见的 CTCL 类型，占所有病例的 50% 以上（表 14-1）。它被定义为一种以具有脑状核的中小型 T 淋巴细胞增殖为特征的嗜表皮性 CTCL。MF 应仅用于以斑片、斑块和瘤块的演变为特征的经典 "Alibert-Bazin" 型或显示类似临床过程的变异型。

14.2.1　临床特征

典型 MF 通常影响老年人（确诊的中位年龄：55 ~ 60 岁），但也可发生在儿童和青少年中。

男性比女性更容易受到影响，男女比例为（1.6～2.0）：1。典型的 MF 患者可出现斑片和斑块，这些斑片和斑块常先出现于臀部和其他包括躯干和四肢的覆盖部位（防晒区域，图 14-1a）。大多数患者的临床病程长达数年甚至数十年，没有进展到超过早期斑片 / 斑块阶段。然而，一部分患者可能发展为结节或瘤块，并最终进展为皮肤外病变。皮肤肿瘤可以是孤立的、局部的或广泛的，并且经常表现为溃疡（图 14-2a）。皮肤外播散通常首先累及大面积皮肤受累的区域淋巴结引流区，随后可出现内脏受累，可累及任何器官。发生皮肤外病变的风险与疾病的程度和分期相关。用于 MF 和 Sézary 综合征的修订 TNMB 分类和临床分期系统见表 14-2。皮肤外病变在局限性斑片 / 斑块期（ⅠA 期）患者中非常罕见，在全身性斑片和（或）斑块患者（ⅠB 期）中相对少见，在皮肤肿瘤患者（ⅡB 期）或红皮病（Ⅲ期）患者中更为常见。

表 14-1　2018 年更新的 WHO-EORTC 分类中的相对发病率和预后（根据修改）

2018 年 WHO-EORTC 分类	发病率（%）[a]	5 年 DSS 率（%）[a]
MF	52	88
变异型 MF		
• 亲毛囊性 MF	6	75
• 派杰样网织细胞增生症	< 1	100
• 肉芽肿性皮肤松弛症	< 1	100
Sézary 综合征	3	36
成人 T 细胞白血病 / 淋巴瘤	< 1	NDA
原发性皮肤 CD30 阳性淋巴组织增生性疾病		
• 原发性皮肤间变性大细胞淋巴瘤	11	95
• 淋巴瘤样丘疹病	16	99
皮下脂膜炎样 T 细胞淋巴瘤	1	87
结外 NK/T 细胞淋巴瘤，鼻型	< 1	16
慢性活动性 EBV 感染	< 1	NDA
原发性皮肤外周 T 细胞淋巴瘤，罕见亚型		
• 原发性皮肤 γ/δ T 细胞淋巴瘤	< 1	11
• 原发性皮肤侵袭性嗜表皮 CD8 阳性 T 细胞淋巴瘤（暂定）	< 1	31
• 原发性皮肤 CD4 阳性小 / 中型 T 细胞淋巴增生性疾病（暂定）	8	100
• 原发性皮肤肢端 CD8 阳性 T 细胞淋巴瘤（暂定）	< 1	100
原发性皮肤外周 T 细胞淋巴瘤，非特指型	3	15

注：DSS：疾病特异性生存期；NDA 为无可用数据。[a] 基于 2002 年至 2017 年荷兰和奥地利皮肤淋巴瘤登记的数据。

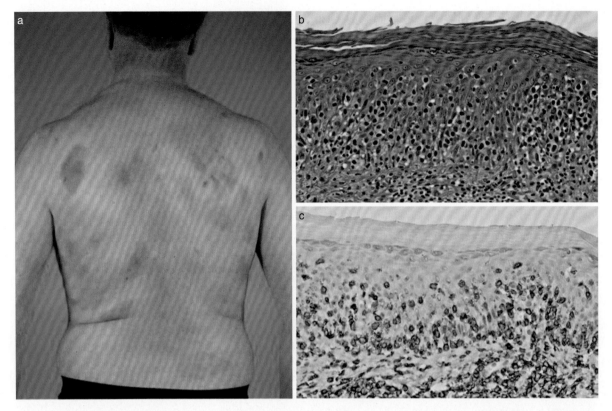

a. 躯干上的泛发性斑块和薄斑；b. 组织病理学检查显示非典型 T 细胞广泛浸润表皮（嗜表皮性）；c. 真皮和表皮内 T 细胞 CD3 表达。

图 14-1　MF, 斑块期

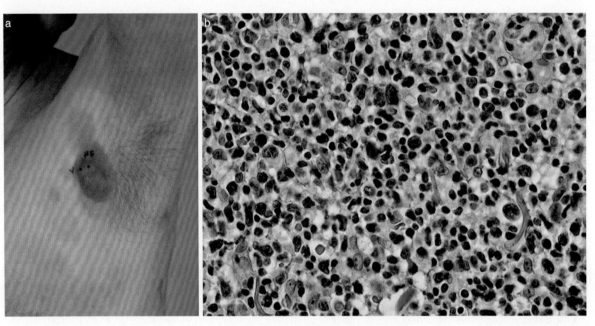

a. 左腋下的斑块和孤立肿瘤；b. 肿瘤的组织病理学检查显示真皮中弥漫性的大、中、小肿瘤性 T 细胞浸润。

图 14-2　MF, 肿瘤期

表 14-2　用于 MF/SS 的修订 TNMB 分类和临床分期系统

T（皮肤）

T_1	局限性斑片 / 斑块（累及范围占皮肤总面积 < 10%）
T_2	广泛性斑片 / 斑块（累及范围占皮肤总面积 ≥ 10%）
T_3	肿瘤
T_4	红皮病

N（淋巴结）

N_0	无临床异常的外周淋巴结
N_1	临床异常的外周淋巴结；组织学未受累
N_2	临床异常的外周淋巴结；组织学受累（淋巴结结构未消失）
N_3	临床异常的外周淋巴结；组织学受累［淋巴结结构（部分）消失］
N_x	临床异常的外周淋巴结；组织学受累未确定

M（内脏）

M_0	无内脏受累
M_1	内脏受累

B（血液）

B_0	无循环非典型（Sézary）细胞（或 < 5% 的淋巴细胞）
B_1	低血液肿瘤负荷（≥ 5% 的淋巴细胞是 Sézary 细胞，但非 B_2）
B_2	高血液肿瘤负荷（阳性克隆和 Sézary 细胞 ≥ 1000/μL，或 CD4/CD8 比率 > 10，或 $CD4^+CD7^-$ 细胞超过 40% 或 $CD4^+CD26^-$ 细胞超过 30%）

临床分期

Ⅰ A	T_1	N_0	M_0	$B_{0\sim1}$
Ⅰ B	T_2	N_0	M_0	$B_{0\sim1}$
Ⅱ A	$T_{1\sim2}$	$N_{1\sim2}$	M_0	$B_{0\sim1}$
Ⅱ B	T_3	$N_{0\sim2}$	M_0	$B_{0\sim1}$
Ⅲ	T_4	$N_{0\sim2}$	M_0	$B_{0\sim1}$
Ⅳ A_1	$T_{1\sim4}$	$N_{0\sim2}$	M_0	B_2
Ⅳ A_2	$T_{1\sim4}$	N_3	M_0	$B_{0\sim2}$
Ⅳ B	$T_{1\sim4}$	$N_{0\sim3}$	M_1	$B_{0\sim2}$

注：MF：蕈样肉芽肿；SS：Sézary 综合征。

14.2.2　组织病理学

组织病理学上，早期斑片 / 斑块期疾病的特征是存在小至中等大小的非典型 T 细胞浅带状或苔藓样浸润，具有脑状核，有时伴核深染，其特征性浸润至表皮（嗜表皮性）。它们特征性定植在表皮的基底层，或以单个细胞通常呈环状排列，或呈线性排列。表皮内非典型细胞巢（Pautrier 微脓肿）的存在是一个高度典型的特征，但仅可在少数病例中观察到（图 14-1b）。随着病变进展到肿瘤阶段，皮肤浸润变得更加弥漫，并且可能不再具有嗜表皮性。肿瘤细胞数量增多，体积增大，可见不同比例的大、中、小脑状核细胞，以及核突出的原始细胞和中间型细胞（图 14-2b）。可能会出现大细胞转化，定义为 CD30$^-$ 或 CD30$^+$ 大细胞超过浸润的 25% 或形成微小结节，通常与预后不良有关。

MF 的肿瘤细胞具有成熟的 CD3$^+$、CD4$^+$、CD45RO$^+$、CD8$^-$ 表型，代表所谓的皮肤常驻记忆 T 细胞。在少数其他典型的 MF 病例中，可能会出现 CD4$^-$、CD8$^+$ 成熟 T 细胞表型或更罕见的 γ/δ T 细胞表型（βF1$^-$、TCR γ/δ$^+$、CD3$^+$、CD4$^-$、CD8$^+$）。此类病例具有与 CD4$^+$ 病例相同的临床表现和预后，不应孤立考虑。异常表型的出现（例如，CD2、CD3 和 CD5 等泛 T 细胞抗原的缺失）是 MF 诊断的重要辅助手段，但在 MF 早期并不常见。

克隆性 T 细胞受体基因重排的出现也被用作鉴别 MF 和良性炎症性皮肤病的辅助手段。然而，需要注意的是，克隆性 T 细胞群偶尔也可以在良性皮肤病中发现。而在来自不同解剖部位的皮肤活检中发现一致的 T 细胞克隆对 MF 具有高度特异性，这在良性皮肤病中很少发现。尽管高通量基因测序目前还不是一种临床标准方法，但它已被证明对克隆性 T 细胞群体具有更高的检测灵敏性，并且未来可能在未明确诊断的病例中作为补充诊断工具。

14.2.3 治疗

MF 初始治疗的选择取决于疾病的分期及患者的一般状况和年龄。鉴于 MF 的慢性和复发性的特征，治疗应旨在改善症状的同时限制毒性。因此，建议对 MF 及其变异型采用适应分期的保守治疗方法。

一般来说，只要病变局限于皮肤，患者就应该接受皮肤导向治疗，包括局部治疗或病灶内类固醇治疗，光疗，如补骨脂素加紫外线 A（psoralen plus ultraviolet A，PUVA）或窄波紫外线 B（NB-UVB），局部细胞抑制剂，如二氯甲基二乙胺（氮芥）和放射疗法（表 14-3）。在 ⅠA 期的患者中，甚至可以保守治疗并严密监测。皮肤导向治疗在 MF 中的疗效可以通过肿瘤的皮肤归巢 T 细胞优先定位于表皮和真皮浅层来解释。在这些早期阶段，全身多药物化疗是无效的，因为它不能提高生存率，并且与相当高的发病率相关。

表 14-3 MF 的治疗建议

分期	一线治疗	二线治疗
ⅠA ~ ⅡA 期	保守治疗， 局部使用类固醇， NB-UVB， PUVA， 局部使用二氯甲基二乙胺， 局部 RT	PUVA+ 维甲酸， PUVA+IFN-α， 维甲酸， IFN-α， 维甲酸 +IFN-α， TSEBI

续表

分期	一线治疗	二线治疗
ⅡB期	PUVA+ 局部 RT， PUVA+ 维甲酸， PUVA+IFN-α， TSEBI	吉西他滨， 脂质体阿霉素， 维布妥昔单抗， 联合化疗， allo-HSCT
Ⅲ期	PUVA+ 维甲酸， PUVA+IFN-α， ECP-/+IFN-α-/+ 维甲酸， 低剂量 MTX	TSEBI
Ⅳ期	吉西他滨， 脂质体阿霉素， 维布妥昔单抗	联合化疗， allo-HSCT

注：MF：蕈样肉芽肿；PUVA：补骨脂素加紫外线 A；NB-UVB：窄波紫外线 B；RT：放疗；IFN-α：干扰素-α；TSEBI：全皮肤电子束照射；allo-HSCT：异基因干细胞移植；MTX：甲氨蝶呤；ECP：体外光分离术。

对于仅存在斑片和非常薄的斑块的患者，局部类固醇治疗可有效控制疾病活动。在进展期的患者中，它们仍旧是一种重要的辅助治疗。PUVA 治疗已成为早期 MF 的标准治疗方法，ⅠA～ⅡA 期患者的完全应答率为 80%～90%。NB-UVB 仅适用于斑片或非常薄的斑块的患者。无论是在水溶液中还是在软膏制剂中，数十年来局部应用氮芥已经成功地用于早期 MF 的治疗。最近，EMA 批准了一种 0.02% 的商业凝胶制剂作为治疗早期 MF 的罕用药。对于出现一个或几个浸润性斑块或肿瘤的患者（ⅡB 期），额外的低剂量局部放疗（2×4 Gy）可能就已足够。

对于存在更广泛浸润斑块和肿瘤的患者，或对皮肤定向治疗无效的患者，可以考虑使用 PUVA 和干扰素-α 或 PUVA 和维甲酸（包括贝沙罗汀）的组合，以及干扰素-α 和维甲酸的组合，或使用 TSEBI。TSEBI 对皮肤局限性 MF 患者是一种高效的治疗方法。TSEBI 通常将 30～36 Gy 的总剂量分次在 8～10 周内给予每次 1.5～2 Gy 的剂量。最近，已采用较低的剂量（10～12 Gy），其优点是持续时间更短，副作用更少，并有机会重复治疗。

对于晚期和难治性疾病患者，可以考虑使用吉西他滨或脂质体阿霉素，但缓解通常短暂。最近的研究也报道了在表达 CD30 的晚期 MF/SS 患者中，维布妥昔单抗（BV：一种抗 CD30 单克隆抗体与微管蛋白抑制剂单甲基澳瑞他汀 E 偶联的药物）的高应答率。其他药物：HDAC 抑制剂，如伏立诺他和罗米地辛，已在美国获得 FDA 批准，用于复发和难治性 CTCL 患者，但尚未在欧洲注册用于 CTCL。近日，CCR-4 单克隆抗体莫格利珠单抗获得了注册机构的批准。莫格利珠单抗显示出临床活性，ORR 虽然为 28%，但在清除外周血肿瘤细胞方面尤其有效。

多药化疗包括 CHOP 和 CHOP 样方案，仅适用于淋巴结消失或内脏受累（Ⅳ期）的患者及广泛受累的肿瘤期 MF 患者，这些患者不能用皮肤靶向和免疫调节疗法控制，但与单药化疗类似，缓解通常短暂。

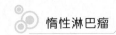

对于相对年轻的难治性、进展性 MF/SS 患者，应考虑进行 allo–HSCT。使用非清髓预处理的低强度调整方案，已经报道了持久的缓解，但是经验仍然较少，并且同种异体移植的最佳预处理方案和时机目前尚不清楚。最近的研究表明，患者可能受益于移植前的 TSEBI 肿瘤减灭术或 BV 免疫化疗。ASCT 治疗 MF 和 SS 的结果令人失望，表明需要移植物具有抗淋巴瘤活性。

14.2.4　预后和预测因素

MF 患者的预后取决于分期，尤其是皮损的类型和程度及是否存在皮肤外病变。Ⅰ A 期患者的疾病相关 10 年生存率为 96%，Ⅰ B 期患者为 77% ~ 83%，Ⅱ B 期患者为 42%，而Ⅳ期患者仅为 20%。淋巴结消失、内脏受累和转化大 T 细胞淋巴瘤的患者通常具有侵袭性临床病程。患者通常死于全身受累或感染。

14.3　变异型蕈样肉芽肿

除了经典型 MF，许多临床和（或）组织病理学变异的 MF 伪装为各种炎症性皮肤病已有报道。大多数变异型具有与经典型 MF 相似的临床表现，因此没有单独分类。在最近的分类中，由于其独特的临床病理特征、临床表现和（或）预后，只有 FMF、派杰样网状细胞增生症和肉芽肿性皮肤松弛症被认为是 MF 的独特变异。FMF 并不少见，约占所有 MF 病例的 10%，但派杰样网状细胞增生症和肉芽肿性皮肤松弛症极为罕见（表 14–1）。

14.4　亲毛囊性蕈样肉芽肿

FMF 是一种独特的变异型 MF，以亲毛囊性浸润为特征，通常不累及表皮，好发于头颈部。在大宗系列研究中，FMF 约占所有 MF 患者的 10%。大多数病例表现为毛囊的黏蛋白样变性（毛囊黏蛋白病），最初被称为 MF 相关性毛囊黏蛋白病。缺乏毛囊黏蛋白病的类似病例曾被报道为毛囊萎缩性 MF。

14.4.1　临床特征

FMF 好发于成人，但也有发生在儿童和青少年的报道。男性比女性更多发。患者可能出现毛囊性丘疹、痤疮样病变、硬化斑块或肿瘤（分组）。眉毛区域的浸润性斑块或肿瘤伴脱发是一个高度典型的特征（图 14-3a）。一些患者可能出现主要局限于躯干和四肢的毛发角化样皮损（图 14-3b）。皮损通常与毛发脱失有关。瘙痒通常很严重，可能是疾病活动性的一个可靠症状。常出现继发性细菌感染。在极少数情况下，FMF 可能表现为孤立性皮损（孤立性或单发性 FMF）或红皮病。

14.4.2 组织病理学

组织病理学上，FMF 的特征是毛囊周围弥漫性浸润，毛囊上皮被小、中（偶有大的）的 T 细胞浸润，这些 T 细胞具有脑回状、深染核（图 14-3c）。许多病例表现为毛囊上皮的黏液变性（毛囊黏蛋白病），这可以通过阿新蓝或胶体铁染色来观察，但不伴毛囊黏蛋白病的病例也有报道。毛囊上皮的浸润可能伴有外泌汗腺的浸润（嗜汗腺），这种组合通常被称为附件性 MF。然而，早期经典型 MF 同时出现毛囊间表皮浸润（亲表皮性）的情况并不常见。在早期病变中，临床表现为毛囊性斑片或痤疮样或毛发角化样皮损，毛囊周围浸润物通常稀疏，除非典型 T 细胞外，还含有数量不等的小反应性 T 细胞、组织细胞和偶尔可见的嗜酸性粒细胞。随着皮肤损伤进展为更多浸润性斑块或肿瘤，真皮浸润变得更加弥漫，并且可能含有越来越多的原始细胞。通常混合有嗜酸性粒细胞和浆细胞，特别是在继发细菌感染的情况下。在某些情况下，可能存在小 B 细胞群。在毛囊上皮破坏的情况下，可以观察到肉芽肿反应。据报道，在超过 20% 的 FMF 病例中出现了大细胞转

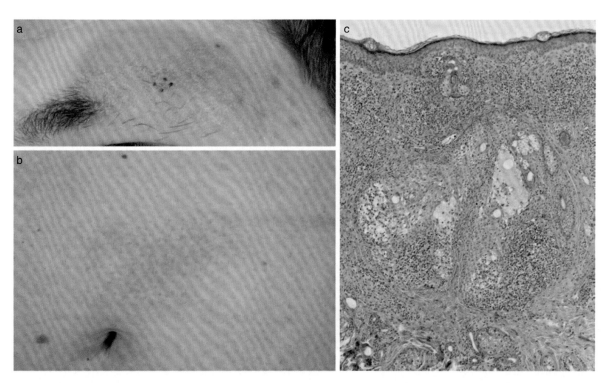

a. 左眉轻度斑块浸润伴毛发脱失；b. 腹部毛发角化样皮损；c. 组织病理学检查显示毛囊周围有浸润性上皮细胞和广泛的毛囊黏蛋白沉积。

图 14-3 FMF

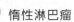

化，它定义为存在超过 25% 的原始细胞或原始细胞簇，这种转化比经典型 MF 更常见。

几乎在所有病例中，FMF 的肿瘤细胞具有经典型 MF 中的 CD3$^+$、CD4$^+$、CD8$^-$ T 细胞表型。混合的原始细胞通常为 CD30$^+$。大多数病例呈现克隆性 T 细胞受体基因重排。

14.4.3 治疗和预后

既往研究强调，FMF 通常对几种皮肤定向疗法的反应较差，其临床病程更具侵袭性，与肿瘤期经典型 MF 相似，因此应进行相应治疗。然而，最近的研究定义了一组具有惰性临床表现和良好预后的 FMF 亚组患者，其 5 年和 10 年生存率与早期经典型 MF 相似。从治疗的角度来看，识别 FMF 的惰性和侵袭性亚组也很重要，因为这意味着早期和进展期 FMF 需要不同的治疗方法。最近的研究提出了一种循序渐进、适应分期的治疗方法，类似于早期和进展期经典型 MF 的治疗。早期 FMF 患者可以从非侵入性皮肤定向疗法中获益，如局部使用类固醇、PUVA 或氮芥。在进展期 FMF 患者中，这些非侵入性皮肤定向疗法效果较差。对于这些患者，建议使用 PUVA 联合局部放疗和 PUVA 联合干扰素 $-\alpha$ 和（或）维甲酸或全皮肤电子束照射。对于罕见的出现孤立斑块或肿瘤的 FMF 患者，局部放疗非常有效，是首选的治疗方案。据报道，除分期外，高龄、大细胞转化和广泛的继发性细菌感染与生存率降低有关。

14.5 派杰样网状细胞增生症

派杰样网状细胞增生症是一种罕见的单发变异型 MF，其临床特征为出现孤立、缓慢进展、银屑病样或角化过度性斑片或斑块，通常位于四肢，特别是手或脚，组织学上为表皮内肿瘤性 T 细胞的增殖所致。派杰样网状细胞增生症只适用于局限型，而不适用于播散型。如今，大多数播散型疾病的患者将被归类为原发性皮肤侵袭性嗜表皮毒性 CD8$^+$T 细胞淋巴瘤、原发性皮肤 γ/δ T 细胞淋巴瘤或肿瘤期 MF。

从组织学上看，这些病变表现为增生的表皮，有明显的中小型非典型派杰样细胞浸润，呈单个或巢状或簇状排列。真皮浅层可有浸润性细胞，多为小淋巴细胞，而很少含有肿瘤性 T 细胞。肿瘤性 T 细胞可能表现为 CD3$^+$、CD4$^-$、CD8$^+$表型，或较少见的 CD3$^+$、CD4$^+$、CD8$^-$ 表型，或 CD3$^+$、CD4$^-$、CD8$^-$ 表型。CD8$^+$或 CD4$^-$、CD8$^-$ 表型的病例表达细胞毒性蛋白。CD30 常表达。

派杰样网状细胞增生症首选的治疗方式是放疗或手术切除，其预后良好，从未有过皮肤外播散或疾病相关死亡的报道。

14.6　肉芽肿性皮肤松弛症

　　GSS 是一种非常罕见的变异型 MF，其临床特征为主要皮肤褶皱处（腋窝和腹股沟）出现缓慢发展的皮肤松弛下垂，组织学上可见致密的克隆性小 T 细胞，混有大量巨噬细胞和许多散在的多核巨细胞。其特征之一是存在含有超过 10 个细胞核的多核巨细胞，但这种细胞也可在肉芽肿性 MF 病例中观察到。通常可见多核细胞的弹性组织丢失、弹性吞噬和吞入（吞噬淋巴细胞）。表皮可能存在小的、非典型的、有脑状核的 T 细胞浸润，这点类似于典型的 MF。大多数病例具有 CD3$^+$、CD4$^+$、CD8$^-$ T 细胞表型，并显示克隆性 T 细胞受体基因重排。皮肤外播散较为罕见，但据报道，在大约 1/3 的 GSS 患者中，已报告与其他恶性淋巴瘤，特别是 MF 和霍奇金淋巴瘤有关。GSS 的治疗效果并不理想，患者接受了 PUVA、放疗、手术切除、干扰素 -α 和其他全身疗法的治疗，但从未有完全缓解的报道。由于继发恶性淋巴瘤的风险增加，对 GSS 患者进行长期随访是有必要的。

14.7　原发性皮肤 CD30 阳性 T 细胞淋巴增生性疾病

　　原发性皮肤 CD30 阳性 T 细胞淋巴增生性疾病（lymphoproliferative diseases，LPD）是 CTCL 中第二位常见的类型，占所有 CTCL 的 25% 以上（表 14-1）。这一组疾病包括原发性皮肤间变性大细胞淋巴瘤（primary cutaneous anaplastic large cell lymphoma，C-ALCL）和淋巴瘤样丘疹病（lymphomatoid papulosis，LyP），它们的临床、组织学和表型特征重叠，形成一系列疾病谱系。临床表现和病程可作为明确诊断和选择治疗的决定性标准。

14.8　淋巴瘤样丘疹病

　　LyP 是一种慢性、复发性和自愈性皮肤病，它结合了通常良性的临床病程和（CD30 阳性）CTCL 的组织学特征。

14.8.1　临床特征

　　LyP 最常发生在成人（中位年龄为 45 岁）中，但也可见于儿童。迄今为止，最小的患者是一名 8 个月的儿童。男女比例为（2～3）：1。从特征上看，患者在不同的发展阶段表现出丘疹性、丘疹坏死性和（或）结节性皮损（图 14-4a）。皮损的数量可以从几个到一百多个不等。在极少数情况下，可能会并发口腔黏膜病变。个别皮肤损伤在 3 ~ 12 周内消失，并可能留下浅表瘢痕。疾病的持续时间可能从几个月到几十年不等。在多达 20% 的患者中，LyP 可能发生在另一种类型的恶性淋巴瘤之前、之后或与其同时发生，最常见的是 MF 或 C-ALCL。

14.8.2　组织病理学

LyP 的组织学表现非常多变，部分与活检皮损的年龄相关（图 14-4b、图 14-4c）。在最近的分类中，发现了 6 种组织学亚型，其中 5 种组织学亚型类似于不同类型的 CTCL，包括 C-ALCL（A 型和 C 型）、斑块期 MF（B 型）、原发性皮肤 CD8 阳性侵袭性嗜表皮细胞毒性 T 细胞淋巴瘤（D 型）和血管中心性淋巴瘤（E 型），以及一种新的亚型，其特征是存在涉及 6p25.3 上 *DUSP-IRF4* 基因座的染色体重排。在大约 25% 的 C-ALCL 中发现了相同的重排。识别这些不同类型 LyP 的重要性在于避免误诊为其他通常更具侵袭性的 CTCL 类型，但对治疗或预后没有意义。在 LyP A 型、B 型和 C 型中，以 CD4 阳性非典型细胞为主；在 D 型和 E 型中，以 CD8 阳性为主；在 *DUSP22/IRF4* 易位的病例中，CD8 阳性或 CD4、CD8 双阴性。

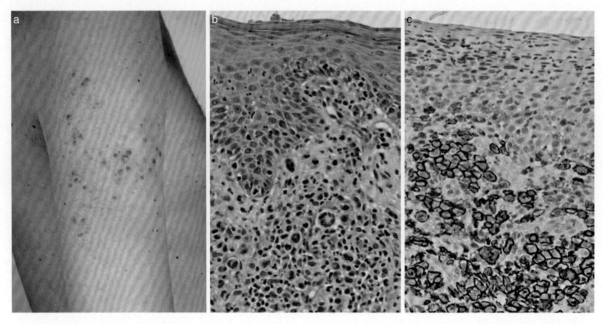

a. 右上臂不同发展阶段的簇状丘疹；b. 组织病理学检查显示致密的炎性浸润，含有许多大的非典型母细胞；c. 非典型大细胞表达 CD30。

图 14-4　LyP

14.8.3　治疗和预后

LyP 的治疗并不令人满意。由于没有根治性疗法，也没有一种能够改善疾病自然病程的治疗方式，因此应谨慎地权衡积极治疗的短期益处和潜在的副作用。对于非瘢痕性病变相对较少的患者，可以采取保守治疗。对于影响美容的皮损（如瘢痕或许多丘疹结节），小剂量口服甲氨蝶呤（每周5 ~ 20 mg）是减少皮损数量最有效的治疗方法。PUVA疗法虽然也有效，但对于需要维持治疗的患者，其吸引力较小。绝大多数LyP患者预后良好，然而，由于存在发生继发淋巴瘤的风险，建议进行长期随访。

14.9 原发性皮肤间变性大细胞淋巴瘤

C-ALCL由具有间变性、多形性或免疫母细胞性的大细胞组成，大多数（超过75%）肿瘤细胞表达CD30抗原。患者不应有MF的临床证据或病史。在这些病例中，更有可能诊断为伴有原始细胞转化的肿瘤期MF。

14.9.1 临床特征

C-ALCL主要见于成人，男女比例为（2 ~ 3）∶ 1。大多数患者表现为单发或局限性结节或肿瘤，有时出现丘疹，并常表现为溃疡（图14-5a）。约20%的患者可见多灶性病变。皮肤病变可部分或完全自发消退，如LyP。这些淋巴瘤经常在皮肤上复发。约10%的患者发生皮肤外播散，主要累及区域淋巴结。

14.9.2 组织病理学

组织学检查可见CD30阳性的大肿瘤细胞呈粘连性浸润。在大多数情况下，肿瘤细胞具有间变性细胞的特征性形态，表现为圆形、椭圆形或不规则形的细胞核，明显嗜酸性的核仁，以及丰富的细胞质（图14-5b、图14-5c）。具有非间变性（多形性或免疫母细胞性）外观的细胞则相对少见（20% ~ 25%）。病变周围常可见反应性淋巴细胞。溃疡病变可表现为LyP样组织学改变，有大量细胞的炎性浸润，包括反应性T细胞、组织细胞、嗜酸性粒细胞、中性粒细胞和相对较少的CD30阳性细胞。在这种情况下，可有明显的表皮增生。肿瘤细胞表现为活化的CD4$^+$T细胞表型，伴有不同程度的CD2、CD5、CD7和（或）CD3缺失，并大量表达细胞毒性蛋白（颗粒酶B、TIA-1、穿孔素）。一些病例可有CD4$^-$、CD8$^+$或CD4$^+$、CD8$^-$T细胞表型。根据定义，大多数的肿瘤（ > 75%）细胞表达CD30（图14-5b）。

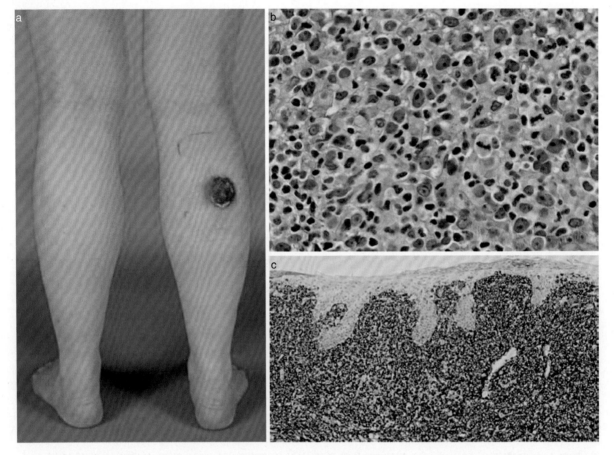

a. 右小腿孤立性肿瘤；b. 组织病理学检查显示单一的间变性大细胞浸润；c. 肿瘤细胞表达 CD30。

图 14-5　C-ALCL

与系统性 ALCL 不同，绝大多数 C-ALCL 不携带 2 号染色体 *ALK* 基因易位，也不表达 ALK（间变性淋巴瘤激酶），后者提示 2 号和 5 号染色体易位或其变异型。因此，ALK 蛋白的表达强烈提示系统性 ALK 阳性的 ALCL 继发皮肤受累。然而，罕见的 ALK 阳性 C-ALCL 病例已有报道，包括具有 t（2；5）染色体易位特征的深染胞核和胞浆的病例，以及具有胞浆 ALK 蛋白表达的变异型易位的病例，这些病例中大多预后良好。然而，也有报道称其可快速进展为全身性 ALCL。目前尚不能预测这种仅表现为皮肤损害的 ALK 阳性 C-ALCL 是否会发展为惰性或侵袭性病程。*DUSP22-IRF4* 基因重排出现在大约 25% 的 C-ALCL 和一小部分 LyP 中，但不具有预后意义。

14.9.3　治疗和预后

放疗或手术切除是孤立或出现少数局限性结节或肿瘤的 C-ALCL 患者的首选治疗方法。在完全自发缓解的情况下，保守治疗是合理的。出现多灶性皮损的患者最好在仅有少量病变的情况下接受放疗，或像 LyP 一样接受低剂量甲氨蝶呤治疗。最近的研究建议，出现孤立性或局限性皮损的患者总放射剂量为 20 Gy，对于多灶性或复发性皮损的患者总放射剂量为 8 Gy（2×4 Gy）。最近的研究报道，在原发性皮肤 CD30 阳性淋巴细胞增生的患者中，BV 的应答率较高，因此，对于传统疗法难以治疗的多灶性皮肤病变患者及皮肤外受累的患者，应考虑使用 BV。多种药物化疗仅适用于出现或发展为皮肤外病变的患者，以及对 BV 无反应且进展迅速的皮肤病变罕见的患者。

该病的预后通常良好，10 年疾病相关生存率超过 90%，但腿部出现大面积皮损的患者生存率较低。

14.10 皮下脂膜炎样 T 细胞淋巴瘤

皮下脂膜炎样 T 细胞淋巴瘤（subcutaneous panniculitis-like T cell lymphoma，SPTCL）是一种细胞毒性 T 细胞淋巴瘤，由 α/β T 细胞和受体阳性 T 细胞组成，倾向于浸润皮下组织。在过去的分类中，具有 γ/δ T 细胞表型的病例被归类于这一组病变。然而，这些表达 γ/δ T 细胞受体的病例具有不同的临床病理特征，临床病程通常比具有 α/β T 细胞表型的病例更具侵袭性，因此被重新归类为原发性皮肤 γ/δ T 细胞淋巴瘤。该病鉴别诊断很重要，因为具有脂膜炎样特征的原发性皮肤 γ/δ T 细胞淋巴瘤通常预后不良，需要全身化疗。

14.10.1 临床特征

SPTCL 在女性中比在男性中略常见，儿童和成人均可患病。患者表现为单发病灶，但更常见的为多发结节或直径为 1～20cm 的深部斑块。皮损主要累及腿部、手臂和躯干，面部较少见，消失后可能会留下脂肪萎缩区（图 14-6a），溃疡并不常见。常见的全身症状包括发热、乏力和体重减轻。常见的实验室检测结果异常包括血细胞减少和转氨酶升高等，但只有 15%～20% 的患者观察到明显的噬血细胞综合征（hemophagocytic syndrome，HPS）。皮肤外扩散的情况少见。可见肝脾大，但一般不是由淋巴瘤累及引起。高达 20% 的患者可能患有相关的自身免疫性疾病，最常见的是系统性红斑狼疮。狼疮性脂膜炎的鉴别诊断有时具有挑战性。

14.10.2 组织病理学

组织学上，SPTCL 可见类似小叶性脂膜炎的皮下浸润性病变，表现为小、中（偶尔为大的）多形性 T 细胞，细胞核深染，常有巨噬细胞。覆盖的表皮和真皮通常不受累。肿瘤性 T 细胞围绕于单个脂肪细胞边缘有助于诊断，但不是完全特异性的诊断特征（图 14-6b）。坏死、核碎裂、细胞吞噬和脂肪坏死是常见的表现。在早期，肿瘤浸润可能缺乏明显的异型性，大量的炎性浸润可能占主导地位。与狼疮性脂膜炎不同，SPTCL 没有 B 细胞、浆细胞和浆细胞样树突细胞的浸润。

肿瘤细胞具有成熟的 CD3$^+$、CD4$^-$、CD8$^+$ T 细胞表型，表达细胞毒性蛋白。肿瘤性 T 细胞表达 βF1，但不表达 TCR γ/TCR δ，CD56 呈阴性，有助于与皮肤 γ/δ T 细胞淋巴瘤相鉴别。CD30 很少表达。增殖率通常很高。肿瘤性 T 细胞呈克隆性 TCR 基因重排。EB 病毒（Epstein-Barr virus，EBV）阴性。

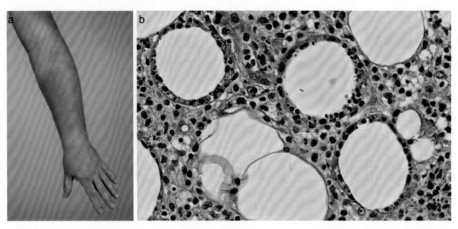

a. 左臂上深嵌的斑块；b. 组织病理学检查显示皮下浸润的肿瘤性 T 淋巴细胞围绕脂肪细胞边缘排列。

图 14-6 SPTCL

14.10.3 治疗及预后

传统上，SPTCL 患者多采用联合化疗。然而，最近的研究表明，对于未伴发 HPS 的 SPTCL，应首先考虑全身类固醇激素或其他免疫抑制剂（环孢素、MTX），而对于孤立性皮肤病变，建议电子放射治疗。贝沙罗汀可能对 SPTCL 也有效。只有在对免疫抑制治疗无反应的进展性疾病和 HPS 的病例中，才需要使用多种药物化疗。大多数 SPTCL 病例预后良好，尤其是未伴发 HPS 的病例。一项研究报道，在不伴和伴有 HPS 的 SPTCL 患者中，5 年 OS 率分别为 91% 和 46%。

14.11 原发性皮肤肢端 CD8 阳性 T 细胞淋巴瘤

原发性皮肤肢端 CD8 阳性 T 细胞淋巴瘤是一种新描述的种类，其组织学特征为中等大小的 CD8 阳性细胞毒性 T 细胞的弥漫性浸润，提示为侵袭性恶性淋巴瘤，但临床上通常仅见于肢端部位的单发皮肤病变和惰性临床表现。这种疾病最初命名为"耳部惰性 CD8 阳性淋巴样增生"，现已作为一种新的种类临时纳入 WHO-EORTC 最新的分类中。

14.11.1 临床特征

该疾病只在成年患者中有报道，男女比例为 1.7：1。患者通常表现为一个孤立的、缓慢进展的丘疹或结节，好发于耳朵，较少出现在其他肢端部位，如鼻子和脚（图 14-7a）。有时，病变可为双侧，尤其是在耳朵处。

14.11.2 组织病理学

这些病变可见克隆性中等大小的原始细胞真皮全层弥漫性增殖，与表皮之间有一个明显的境界带。非典型细胞表现为 CD3$^+$、CD4$^-$、CD8$^+$、CD30$^-$ T 细胞表型，并伴有不同程度的泛 T 细胞抗原丢失（CD2、CD5、CD7，图 14-7b）。它们呈 TIA-1 阳性，但与其他类型的 CD8 阳性 CTCL 不同，其他细胞毒性蛋白（颗粒酶 B、穿孔素）呈阴性。CD68 通常高尔基点状染色呈现阳性。几乎所有病例的增殖率都很低（< 10%）。EBV 呈阴性。大多数病例表现为 T 细胞受体基因的克隆性重排。

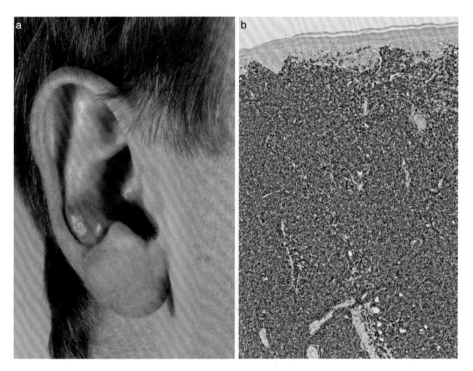

a. 右耳出现小肿瘤；b. 组织病理学检查显示非典型 CD8 阳性 T 细胞弥漫性浸润真皮全层。

图 14-7　原发性皮肤肢端 CD8 阳性 TCL

14.11.3 治疗和预后

这种病变的预后良好，在典型病例中不推荐进行分期。病变皮肤可以很容易地通过手术切除或放疗治疗。皮肤病变可能会复发，但皮肤外扩散是罕见的。这种情况是否应该被贴上淋巴增殖性疾病或淋巴瘤的标签一直是一个有争议的问题。然而，认识到这些病变具有惰性的临床行为，而忽略其组织学上的侵袭性，对于避免不必要的侵入性治疗非常重要。这些病例与其他类型的 CD8 阳性 CTCL，如原发性皮肤侵袭性嗜表皮性 CD8 阳性 T 细胞淋巴瘤和 CD8 阳性 MF 之间的临床病理联系非常重要。

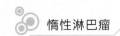

14.12 原发性皮肤 CD4 阳性小／中 T 细胞淋巴增生性疾病

在 2005 年 WHO-EORTC 的分类中，原发性皮肤 CD4 阳性的小／中 T 细胞淋巴瘤被列为暂定的 CTCL 类型，定义为以小到中型 CD4 阳性多形性 T 细胞为主，表现为单个皮肤病变，没有此前出现或同时出现的 MF 典型斑片和斑块。这些病例与既往被称为结节性皮肤 T 细胞假性淋巴瘤的疾病具有相同的临床病理、免疫表型特征、临床表现和良性的临床病程，目前高度不确定它们是否代表一种明显的恶性肿瘤。因此，在 2016 年修订的 WHO 分类和更新的 WHO-EORTC 分类中，使用的术语是"原发性皮肤小／中等 CD4 阳性 T 细胞增生性疾病"，而不是淋巴瘤。

14.12.1 临床特点

从特征上看，患者表现为孤立的斑块或肿瘤，常位于面部、颈部或躯干上部（图 14-8a）。全身性皮肤病变较少见。

14.12.2 组织病理学

这些病变表现为结节性至弥漫性真皮浸润，常浸润至皮下脂肪。嗜表皮性可能是局灶性的。以小／中型多形性 T 细胞为主。可能存在一小部分（< 30%）大型多形性细胞。几乎所有的病例都混合有相当多的反应性 CD8$^+$T 细胞和 B 细胞，包括一些中心母细胞、浆细胞和组织细胞，包括多核巨细胞。嗜酸性粒细胞通常很少或不存在。

这些病变具有 CD3$^+$、CD4$^+$、CD8$^-$、CD30$^-$表型，有时会缺乏泛 T 细胞标志。最近的研究表明，中型至大型非典型 CD4$^+$T 细胞持续表达滤泡性辅助 T 细胞标志物 PD-1、Bcl-6 和 CXCL13（图 14-8b）。增殖率很低，从不足 5% 到 20% 不等。不表达细胞毒性蛋白。EBV 阴性。存在 TCR 基因的克隆性重排。

14.12.3 治疗和预后

单发病灶患者预后良好，5 年生存率几乎为 100%。典型病例不需要分期。如果皮肤病变在皮肤活检后不能自行消失，应主要采用病灶内类固醇或手术切除治疗，放疗除外。

罕见病例表现为广泛性皮肤病变、生长迅速的大型肿瘤，超过 30% 的大型多形性 T 细胞和（或）高增殖率的病例不属于这一类别。这类病例通常更具侵袭性的临床表现，应归类为外周 T 细胞淋巴瘤，非特指型（PTCL，NOS）。

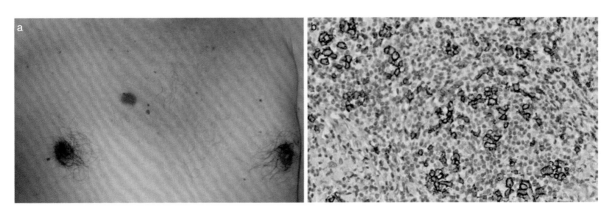

a.临床表现为胸部出现孤立斑块；b.异型细胞表达 CD279（PD-1），部分呈簇状排列。

图 14-8　原发性皮肤 CD4 阳性小 / 中型 T 细胞淋巴增生性疾病

14.13　结论

CTCL 代表了一组异质性结外恶性淋巴瘤，临床表现和预后差异很大。由于重叠的临床和组织病理学特征，不同类型的 CTCL 之间的鉴别具有挑战性。临床病理与免疫表型和基因数据的整合，以及皮肤科医师、病理学专家、血液学专家和放射肿瘤学专家之间密切合作的多学科模式是正确诊断和恰当治疗的最佳保证。

（译者　梁晓杰）

参考文献

第 15 章
大颗粒淋巴细胞白血病

Antonella Teramo，Cristina Vicenzetto，
Gregorio Barilà，Giulia Calabretto，
Vanessa Rebecca Gasparini，
Gianpietro Semenzato 和 Renato Zambello

第 15 章

T 细胞大颗粒淋巴细胞白血病

临床概述

成人外周血、骨髓、脾脏和肝脏中有大颗粒淋巴细胞。该病通常不伴淋巴结肿大，但会出现严重的中性粒细胞减少和贫血。本病经常与自身免疫性疾病相关，例如类风湿关节炎或血液系统恶性肿瘤，也可能出现在移植后。

细胞学	中等至大型淋巴细胞，染色质浓缩，胞质丰富，有嗜天青颗粒。	T-LGLL，细胞学
组织学	骨髓呈窦状和间质样，并出现相关反应性淋巴聚集、核左移和（或）造血功能减低。在脾脏中可以观察到扩张的红髓条索和血窦，白髓仍然保留。	T-LGLL，组织学

	CD20	CD3	CD5[1]	CD4[2]	CD8[2]	CD7[1]	CD56[3]	TCR[4]	CD57	CD30
注释	[1] 弱表达。[2] 少部分为 CD4$^+$、CD8$^-$亚型。[3] 少部分为 CD56$^+$、CD57$^-$亚型。[4] T 细胞受体通常是 $\alpha\beta$ 表型，很少是 $\gamma\delta$ 表型。									
其他标志物	与其活化的细胞毒性性质一致，通常观察到 TIA-1、穿孔素、颗粒酶 B 和颗粒酶 M 的表达。									

■ = 大多数病例呈阳性　　　□ = 部分病例阳性　　　□ = 阴性

主要鉴别诊断	反应性 T 细胞扩增（通常是多克隆的）；NK 细胞慢性淋巴增殖性疾病（CD3$^-$、CD57$^-$、CD56$^+$，无 TCR 重排），肝脾 T 细胞淋巴瘤 [CD56$^+$、大多数 TCR γ^+、TCR $\alpha\beta^-$（表达 TCR $\alpha\beta$ 的一些例外）CD4$^-$、CD8$^{-/+}$、CD57$^-$、颗粒酶 B$^-$、穿孔素$^-$]。

关键分子特征

克隆重排的 TCR 基因，限制了 TCR 库的多样性。

高频易位：未报道。

高频的拷贝数改变：未报道。

高频突变：*STAT3*，不常见 *STAT5b*。

前驱病变

未知。

进展

该病转化为其他 T 细胞淋巴瘤的报道罕见。

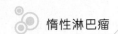
临床相关的病理特征	意义	证据级别
STAT3 突变	预测：对一线免疫抑制治疗反应更好，可能适合靶向治疗。	B
STAT5b 突变	预后：区分更有侵袭性临床病程的病例。	C

说明：A= 经多项研究、随机试验证实和（或）纳入指南；B= 不同研究之间有一定变动 / 需要进一步确定性的验证；C= 初步的研究结果 / 有争议的结果。

15.1 简介

2017 年，WHO 分类标准将大颗粒淋巴细胞白血病（cell large granular lymphocyte leukemia，LGLL）白血病归为细胞毒性 T 细胞和 NK 细胞淋巴瘤和白血病。LGLL 是一种淋巴增殖性疾病，其特征是外周血循环中存在高比例的 LGL。淋巴细胞增多是慢性过程，来自克隆性成熟 T 细胞或 NK 细胞，可分别导致 T 细胞 LGLL（T-LGLL）或 NK 细胞慢性淋巴增殖性疾病（chronic lymphoproliferative disorder of NK cell，CLPD-NK）。T-LGLL 是最常见的形式，约占病例的 85%，而 CLPD-NK 则较少见，约占病例的 10%。在这种情况下，也包括罕见的 T 或 NK 谱系侵袭性 LGL 疾病（发生率为 5%），预后非常差。在后者中，T 相关类型的 LGL 在文献中有所描述，但 WHO 分类实际上仅识别 NK 类型的 LGL，称为侵袭性 NK 细胞淋巴瘤（aggressive NK-cell lymphoma，ANKL），在东方人群中更常见，并且通常与 EBV 感染有关，所以该类淋巴瘤尚未包含在 WHO 分类当中。LGLL 的发病机制尚未明确，但推测是病毒或自体抗原触发了原始淋巴细胞增多，并通过激活许多细胞途径来维持长时间存活。其中，JAK/STAT3 轴被认为是参与细胞存活失衡的主要信号，信号转导和 *STAT3* 激活是 LGL 疾病的标志。此外，在大约 40% 的患者中，*STAT3* 的突变进一步维持了该途径的激活。

T 和 NK 细胞疾病有几个共同的生物学和临床特征。两种亚型的肿瘤都以 *STAT3* 激活为特征，两种类型的患者均因血细胞减少而出现临床表现。此外，T-LGLL 和 CLPD-NK 患者的治疗非常相似，需要免疫抑制方案治疗或对慢性淋巴细胞增多症进行细致的观察随访。

15.2 大颗粒淋巴细胞白血病：临床方面

15.2.1 LGLL 的细胞学和免疫表型

在血涂片上，LGL 核通常为圆形，具有浓缩的成熟染色质；细胞质苍白而丰富，含有随机分布的嗜天青颗粒，以及能够溶解细胞的穿孔素和颗粒酶（图 15-1）。白血病患者的 LGL 与健康人的

LGL 没有表现出形态学差异。

免疫表型是识别淋巴细胞中 LGL 的核心。通过细胞表面上存在 / 不存在 CD3 的表达来区分 LGL 属于 T 或 NK 谱系。

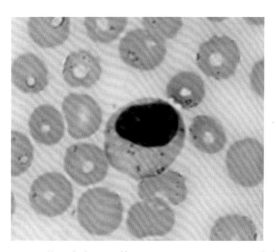

图 15-1 外周血中 LGL 的 May-Grünwald-Giemsa 染色

CD3$^+$LGLL 细胞通常表达 TCRα β$^+$、CD4$^-$、CD8$^+$表型，该病也可称为 CD8$^+$T-LGLL。CD4$^+$T-LGLL 较少见，占 10% ~ 15%，LGL 的表型为 TCR α β$^+$、CD4$^+$、CD8$^{+/-}$，通常表达 TCR V β 13.1。T-LGLL 通常还表达 CD16、CD56 和 CD57。CD57 几乎总是表达，被认为是 LGL 的特异性标志物，而 CD16 和 CD56 可能以不同的组合存在或不存在。CD57$^-$T-LGLL 的罕见病例通常以 CD16 的表达为特征。在 T-LGLL 中，CD5 和 CD7 表达较弱，并且 LGL 通常表现出与完全分化的成熟细胞毒性 T 淋巴细胞相一致的细胞毒性表型，即 CD45RA$^+$、CD27$^-$、CD28$^-$、CD62L$^-$、CCR7$^-$。白血病性 LGL 组成型表达 IL-2R β（CD122），但不表达 IL-2R α（CD25），并且可变地表达 NK 受体，如 CD94/NKG2（A 或 C）和杀伤细胞抑制性受体（killer inhibitory receptor，KIR）。

除表达 TCR α β$^+$的 T 细胞扩增外，还有少数病例的肿瘤细胞起源于 TCR γ δ$^+$细胞，呈现 V γ9$^+$/V δ2$^+$或较少见的具有 TCR γ 单克隆限制的 V γ9$^-$/V δ1$^+$表型谱。

一些罕见的侵袭性 T-LGLL 病例也有报道，这些病例通常具有 CD3$^+$、CD8$^+$ 和 CD56$^+$表型，但没有 CD16 和 CD57 表达。

CLPD-NK 的特征是缺乏 TCR，表型为 CD16$^+$、CD56$^+$、CD45RA$^+$、CD122$^+$、CD25$^-$。CD57 抗原通常弱表达。LGL 通常表达 CD56，但也有一些阴性表达病例的报道。患者 NK 细胞上发现高密度 CD94 细胞抗原，该抗原通常与抑制性亚基 NKG2A 相关，但在一些病例中，CD94/NKG2C 的相关性已有若干报道。患者的 NK 细胞特征性地表达 IL-2/IL-15 受体的功能性 β 链和 γ 链，这与这些细胞因子在疾病发病机制中的作用密切相关。主要以 KIR 为代表的 NK 受体的表达，在 CLPD-NK 患者中产生了变化。目前在这些患者中使用限制性 KIR 表达模式来定义 NK 细胞增殖的克隆性质。罕见的侵袭性 ANKL 没有与 CLPD-NK 特异性区分的免疫表型，需要临床评估来做出诊断。NK 细胞中存在大核仁强烈支持 ANKL 的诊断，相关的临床诊断依据有年龄 < 40 岁、全身症状、淋巴结肿大和肝脾大。

图 15-2 报告了每种 LGLL 亚型最常见免疫表型的一些代表性细胞流式分型图。

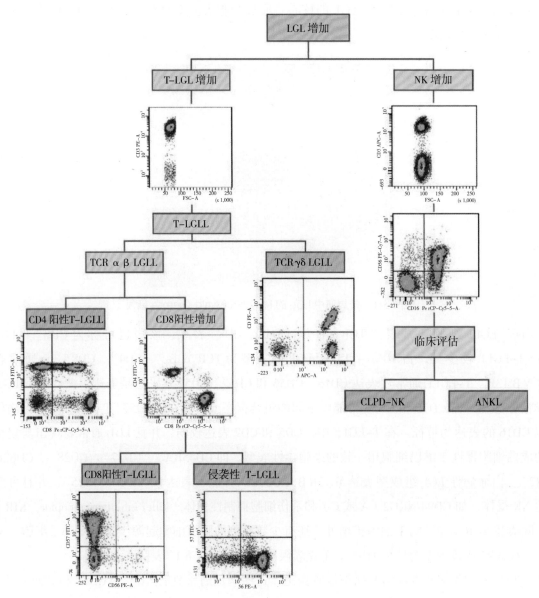

图 15-2　流式细胞仪评估导致不同类型 LGL 疾病的免疫表型特征

15.2.2　诊断

从病史角度分析，诊断该病时要求 LGL 计数 $> 2 \times 10^9$/L，且持续超过 6 个月，以及有克隆性淋巴细胞增多的疾病证据。正常循环中的 LGL 计数为 0.25×10^9/L。然而，即使在 LGL 计数 $< 2 \times 10^9$/L 的情况下，尤其是在有症状的疾病中，也经常能找到 LGL 克隆性增殖受限的证据。因此，实际接受诊断的阈值为 0.5×10^9/L。此外，淋巴细胞增多症必须通过免疫表型和分子分析来表征。

如前文所述，对于识别 LGL 淋巴增殖和定义 LGLL 的下述亚型，正确定义 LGL 免疫表型是必要的。LGLL 亚型包括 Tαβ LGLL（包括 CD8$^+$T-LGLL、CD4$^+$T-LGLL 和侵袭性 T-LGLL）、Tγδ LGLL 和 CLPD-NK。

分子分析对于区分反应性 LGL 增殖和真正的 LGLL 克隆扩增至关重要。LGL 的多克隆扩增通常是短暂的，且多由病毒感染引起，例如 EBV 或 CMV、肿瘤或自身免疫性疾病。有时，脾切除术后可能会出现这种情况。相反，无论患者有无症状，克隆性 LGL 增殖都会稳定维持一段时间。

T-LGLL 可以通过 TCR 重排来检测克隆性。TCRγ- 聚合酶链反应分析是评估 Tαβ LGLL 和 Tγδ LGLL 中 T-LGLL 克隆性的常规且简单的技术。使用针对 TCR 不同 Vβ 区域的单克隆抗体进行流式细胞术分析显示，优先使用一个或两个 TCR-Vβ 片段，然后用作替代标志，可以提示 LGL 的克隆性。目前的 Vβ 单克隆抗体覆盖了 75% 的 Vβ 谱，Vβ 流式细胞仪和 TCRγ- 聚合酶链反应结果之间具有高度相关性。在 T-LGLL 病例中没有 Vβ 病例的报道，但在 CD4$^+$T-LGLL 中报道了 Vβ13.1 的病例。这些技术应当应用于所有疑似病例中，并且对诊断 LGL 绝对计数未显著增加的病例有所帮助。对于这些常规使用的研究，TCR 的 NGS 最近已成为证实 TCR 基因库有限多样性的有用工具，其不仅提供了关于 LGL 扩增的克隆性信息，还提供了 LGL 扩增中包含的克隆数量和实体，以及 CDR3 序列的识别等信息。NGS 分析已证明也可用于监测治疗反应和微小残留病灶。

CLPD-NK 的克隆性更难评估，NK-LGL 不表达 TCR。在这种情况下，染色体异常或 X 连锁基因分析的限制性片段多态性可以提供克隆性证据。通过流式细胞术分析证明的 KIR 限制性表达模式已被认定为单克隆扩增的替代标志。

在疑似病例的诊断标准难以满足时，需要进行组织学骨髓免疫化学分析。骨髓中的 LGL 表现为单个细胞或位于窦状隙簇状分布。由于浸润细胞的数量通常很低，即使外周血中 LGL 扩增，白血病 LGL 对骨髓的累及也通常难以识别。

15.2.3　临床特征

LGLL 是一种极为罕见的疾病，在北美和欧洲占慢性淋巴组织增生性疾病的 2%～5%，在亚洲占 5%～6%。根据荷兰和美国两家登记处的报告显示，每年 LGLL 的发病率分别为 0.72 例 /100 万人和 0.2 例 /100 万人。与一般人群相比，T-LGLL 患者的生存期会缩短，中位总生存期为 9 年。

这种疾病通常发生于老年人（平均 60 岁），男女的比例相同。近 40% 的病例无症状，淋巴细胞增多是唯一可观察到的血液学异常。有学者建议定义意义不明的 T 细胞克隆病来指代这些无症状患者。许多病例可能持续多年无症状，然而，60% 的病例在病程中需要治疗，主要是针对血细胞减少相关的临床症状。有症状的患者更常因中性粒细胞减少症而出现临床并发症，如感染或口腔损伤引起的发热。15%～39% 的病例报告了反复感染。ANC ＜ 1.5×10^9/L 被定义为中性粒细胞减少症，而 ANC ＜ 0.5×10^9/L 被定义为严重中性粒细胞减少症。然而，一些重度持续性中性粒细胞减少的患者也可以长时间不发生感染，这种情况下治疗可以推迟。贫血引起的虚弱是另一个相关表现，10%～30% 的病例存在输血依赖。在近 25% 的病例中可观察到 B 症状（发热、盗汗、体重减轻）。血小板减少症通常是中度的，发生于不足 25% 的病例中，而纯红细胞再生障碍（pure red cell aplasia，PRCA）

发生在 8% ~ 19% 的病例中。

通常，患者可能存在其他相关疾病，其中，类风湿关节炎是最常见的合并症，但也有其他几种结缔组织病的报道，包括系统性红斑狼疮、血管炎和多发性肌炎。血液系统疾病是另一类代表性较强的疾病，包括单克隆丙种球蛋白病、多发性骨髓瘤、骨髓增生异常综合征、骨髓纤维化，以及霍奇金淋巴瘤和非霍奇金淋巴瘤。LGL 疾病和肺动脉高压之间的联系也被证实，并且可以记录到 LGL 对肺部的浸润，合并有包涵体肌炎的病例偶有报道。20% 至半数的患者有脾大，约 20% 的病例可出现皮损，只有少数病例有肝大，淋巴结病很少见。与 LGLL 相关的疾病见于表 15–1。

表 15-1 与颗粒淋巴细胞淋巴增生性疾病相关的疾病

相关疾病	概率
自身免疫性疾病	15% ~ 40%
类风湿关节炎	25%
系统性红斑狼疮	< 5%
系统性幼年型类风湿关节炎	< 5%
系统性硬化症	< 5%
血管炎	< 5%
多发性肌炎	< 5%
多发性 / 多神经炎	< 5%
自身免疫性血细胞减少症	5% ~ 10%
纯红细胞再生障碍	5%
自身免疫性溶血性贫血	< 5%
特发性血小板减少性紫癜	< 5%
血液系统恶性肿瘤	< 10%
MGUS/ 多发性骨髓瘤	< 5%
骨髓增生异常	< 5%
骨髓纤维化	< 5%
霍奇金淋巴瘤和非霍奇金淋巴瘤	< 5%
肺动脉高压	< 5%
慢性病毒感染（EBV、HTLV、CMV、HIV、HCV）	< 5%

注：MGUS：意义未明的单克隆丙种球蛋白病；EBV：EB 病毒；HTLV：人类嗜 T 淋巴细胞病毒；CMV：巨细胞病毒；HIV：人类免疫缺陷病毒；HCV：丙型肝炎病毒。

15.2.4　免疫表型的预测价值

有趣的是，免疫表型与临床和遗传特征之间的相关性已有报道，但这种关系还需要进一步阐明。在 CD8$^+$T-LGLL 中已经证明，无论有无 CD57 表达，CD16$^+$/CD56$^-$表型都与患者中性粒细胞减少和 *STAT3* 突变密切相关。一些论文进一步报道了 *STAT3* 突变与疾病症状之间的关联。罕见的侵袭性 T-LGLL 的特征是 CD8$^+$/CD56$^+$/CD16$^-$/CD57$^-$LGL 的增殖，*STAT5b* 经常发生突变。有趣的是，CD4$^+$T-LGLL 患者，包括携带 *STAT5b* 突变的患者，通常是 CD8$^{+/-}$/CD56$^+$，但他们从未表现出携带 *STAT3* 突变，且几乎总是以惰性临床过程为特征。

在 2017 年 WHO 分类中，引入了 *STAT3* 和 *STAT5b* 突变来鉴别一部分患者，*STAT5b* 突变与更具侵袭性的疾病过程有关。但无论如何，随着在惰性 CD4$^+$T-LGLL 中也发现了 *STAT5b* 基因损伤，这一分类需要更新。

与 T-LGLL 类似，CLPD-NK 的离散亚型可以通过流式细胞术分析来识别，具体取决于 CD56 和 CD16 的表达强度及 CD57 的存在与否。有趣的是，在以 CD56$^{-/弱}$/CD16^高/CD57$^+$细胞毒性 NK 细胞扩增为特征的患者中，含有一个独特的表型亚组，其特征是症状更加明显，并且存在 *STAT3* 突变。

有临床表现的主要 LGL 免疫表型见图 15-3。

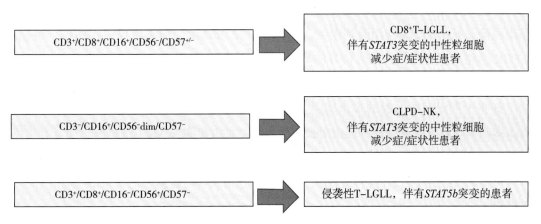

图 15-3　有临床和生物学表现提示意义的 LGL 免疫表型

15.2.5　治疗

根据不同的疾病亚型，在疾病的自然病程中需要治疗的患者比例为 30% ~ 70%。治疗指征包括严重的和有症状的中性粒细胞减少症（与反复感染相关）、输血依赖性贫血或血小板减少症及疾病进展（出现器官肿大、B 症状和 LGL 计数迅速升高）。对血细胞减少症的治疗可以不根除疾病克隆，在治疗后也经常持续存在。LGL 是活化的细胞毒性淋巴细胞，其治疗基于免疫调节药物，通常使用 MTX［10 mg/（m²·w）］、低剂量 CTX（50 ~ 100 mg/d）或环孢素 A［CyA，3 ~ 5 mg/（kg·d）］。皮质类固醇可用作初始治疗的一部分以加快应答，生长因子通常用作支持性措施。对于有相关脾大和难治性血细胞减少症的患者，脾切除术可被视为辅助治疗。

一线治疗依赖于单一的口服免疫抑制剂的使用，迄今为止，MTX 或 CTX 一直被认为是最佳的一线选择。此外，据报道 MTX 对中性粒细胞减少和 *STAT3*–Y640F 突变患者更有效。

一旦 LGLL 患者开始治疗，该方案应持续至少 4 个月，并应通过全血细胞计数来密切观察。在此时间点后，当血细胞计数显示血小板 > 150×10^9/L、ANC > 1.5×10^9/L、淋巴细胞 < 4×10^9/L、血红蛋白 > 12 g/dL 时，即可认为达到了血液学的 CR。当通过 PCR 分析不再检测到 T 细胞克隆时，即认为达到分子学的 CR。当整体血细胞计数改善但 ANC 未达到 > 0.5×10^9/L 的水平时，考虑为 PR，患者仍面临继发感染的潜在风险。如果持续治疗 4 个月后没有改善，则必须考虑使用上述替代疗法之一。然而，越来越多的证据表明，在改变治疗方案之前，继续治疗的时间可以持续更长（通常是一年）。

ORR 为 21% ~ 85%，对 3 种药物的应答相似。MTX 的 CRR 为 21%，CTX 的 CRR 为 33%，CyA 的 CRR 为 5%。不幸的是，当取得临床反应后，该病也会经常复发，因此需要新的治疗策略。

化疗药物，如吉西他滨、脂质体阿霉素和苯达莫司汀，以及嘌呤类似物，如氟达拉滨、克拉屈滨和奈拉滨，代表了可考虑用于治疗症状性 LGL 疾病的新药物。据报道，这些药物前景广阔，但仅限于少数患者。这些药物也可用于年轻患者，有望实现良好的缓解，包括减少肿瘤骨髓浸润。

在一些难治性疾病患者中，可以考虑干细胞治疗。在一组接受自体或同种异体干细胞治疗的 15 名 LGLL 患者中，目前 6 名患者在移植后仍然无病生存。

抗 CD52 和抗 CD122 的单克隆抗体已纳入难治性患者的治疗方案中。然而，由于其有限的可用性和感染风险，抗 CD52 的使用受到限制，而抗 CD122 未显示任何临床反应。同样，根据对 Ras/MAPK/ERK 通路的组成型活性信号传导的发现，一项 II 期研究使用了 RAS 法尼基转移酶抑制剂替吡法尼，临床反应依然不尽如人意。相反，在难治性患者中试验的 JAK3 特异性抑制剂（枸橼酸托法替尼）和在 I 期研究中试验的多细胞因子抑制剂 BNZ–1 显示出了较好的反应。此外，据报道，蛋白酶体抑制剂硼替佐米在体外和体内对侵袭性 NK 白血病和结外 NK/T 细胞淋巴瘤具有抗癌活性，为 LGL 患者开辟了新的治疗前景，最近的数据支持这种治疗方法。

罕见类型的侵袭性 LGLL 的治疗包括基于 CHOP 方案或含阿糖胞苷的方案的综合化疗，但通常效果不理想。

15.3　大颗粒淋巴细胞白血病：分子方面

15.3.1　发病机制

LGLL 的病因仍然未知，但目前已经确定了疾病发展的一些关键步骤。作者认为，没有单一的、特定的介质能够最终触发 LGL 的增殖。事实上，转化 T 细胞或 NK 细胞的增殖和积累可能代表了细胞毒性 LGL 稳态失调的表达，因为持续的抗原驱动与免疫遗传因素相结合，促进了细胞的持续扩张。

此外，一些炎性细胞因子和单核细胞、树突状细胞和间充质干细胞（mesenchymal stem cells，MSC）在 LGL 生存中发挥的作用，支持了疾病发病过程中炎症环境参与的观点（图 15-4）。

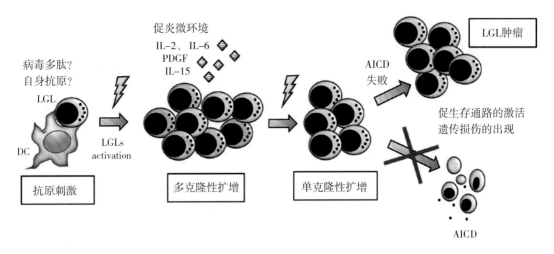

LGL：大颗粒淋巴细胞；DC：树突状细胞；AICD：活化诱导的细胞死亡；PDGF：血小板源性生长因子；LGLs activation：LGLs 活化。

图 15-4　LGLL 发病机制的示意

15.3.2　刺激事件

许多报道都认为自身抗原或外来感染性抗原的慢性 / 持续性抗原刺激在初始步骤中发挥了关键作用，这导致完全分化的效应细胞毒性 LGL 扩增，并且由于凋亡途径损害不会被清除。

在 LGLL 患者中，自身抗原的参与和失调的自身免疫反应十分常见，例如存在类风湿因子和抗核抗体，风湿性疾病通常与 LGLL 相关（表 15-1）。

一些报道支持病毒抗原的潜在作用。已经有报道提到了 EBV 或 HTLV 在某些 LGL 疾病病例中的致病作用。虽然没有证明 HTLV 的原型感染，但来自欧洲和美国的一系列病例，其血清会与重组 HTLV-Env 蛋白 p21E 进行反应，特别是在 BA21 表位中，这可作为证据，表明暴露于含有与 BA21 同源性的蛋白质可能在这种淋巴增生性疾病的发病机制中发挥了重要作用。同样，有证据表明 CMV 对 T 细胞的慢性刺激会导致 $CD4^+/CD8^{-/+}$ dim LGL 的持续克隆扩增，在 HLADRB1*0701 单倍型的个体中 TCR Vb13.1 呈优势表达。有假说认为持续的 CMV 刺激可以触发和维持具有遗传易感性患者的 LGL 克隆。

以上所有数据表明，导致 LGL 扩增的初始事件可能不是单一的和独特的因素，而是可能涉及多个因素，或可能多个因素交替参与，这称为自身 / 病毒抗原假说。

15.3.3　骨髓受累

如前所述，LGLL 患者通常在骨髓中出现白血病性浸润，其中克隆性 LGL 聚集在小淋巴聚集体或微血管结构中。LGLL 患者的骨髓也证明是纤维化的，可诱导 MSC 的高胶原蛋白（Ⅰ型、Ⅲ型和Ⅴ型）沉积，最终导致造血干细胞增殖受损。据报道，骨髓纤维化及 LGL 浸润与血细胞减少症相关。

有学者提出，骨髓是假定抗原呈递发生的环境。此外，DC 被认为是这类患者的感染靶点。事实上，在 T-LGLL 和 CLPD-NK 中都发现了 DC 和 LGLL 的共定位。此外，骨髓来源的 DC 诱导了来自 T-LGLL 患者的自体纯化 LGL 的强烈增殖，这表明特定抗原刺激的 DC 可能是导致 T-LGL 增殖的潜在原因。相反，NK 细胞的克隆扩增可能是由于骨髓中 NK/DC 平衡受损导致，造成这种情况的原因是白血病性 NK 细胞因 NKp30 下调而未能诱导 DC 成熟。

15.3.4　外周血炎性细胞因子

与健康对照组相比，一些促炎细胞因子在 LGLL 患者的血浆中水平更高，如 IL-1β、IL-1Rα、IFNγ、CCL5、CCL4、IL-18、IL-8、CXCL10、CXCL9 和 IL-6。它们大多与病毒感染后的免疫细胞毒性反应或是对应答 RA 有关，而 RA 往往与 LGLL 相关。IL-6 及其特异性受体 IL-6Rα 在患者血浆中含量较高，并由单核细胞的非白血病部分释放；IL-6 通过刺激 STAT3（LGLL 发育的关键蛋白）来促进细胞存活。

IL-15 是另一种被证明在体内外 LGLL 发病机制中起重要作用的细胞因子。IL-15 显示通过促凋亡蛋白 Bid 的蛋白酶体降解诱导 LGL 细胞毒性和增殖。IL-15 转基因小鼠产生致命克隆性 NK 和记忆 CD8$^+$ 细胞扩增，证明了其致病作用。IL-15 通过抑制 miR-29b 和诱导 Myc/NF-κB/DNMT3a 轴诱导染色体不稳定性和 DNA 高甲基化。然而，只有当 IL-15Rα 进行顺式激活时，才会诱导致命的扩增。事实上，特异性受体 IL-15Rα 由 LGL 表达，并且在患者血浆中可被大量检测到。这进一步支持了 IL-15 在发病机制中的作用，系统生物学方法将 IL-15 和 PDGF 确定为主要的生存信号开关，可能对 T-LGLL 中所有已知的失调产生深远影响。

15.3.5　克隆漂移

LGL 克隆的出现可能是由于对同一慢性抗原的不同表位的识别引起的，克隆漂移现象支持了这一理论。这种现象的特点是优势 LGL 克隆随时间的推移而发生变化。据报道，37% 的 T-LGLL 患者显示出显性克隆的变化，形成了不同的 Vβ 克隆，而不是诊断时所有的原始克隆，这正如 Vβ 分型所证明的。在另一组 42 名 KIR 限制性 CLPD-NK 患者的系列研究中，也证实了 48% 的病例存在单克隆 T 细胞群。这些 T 单克隆群体可以在最初诊断时被检测到，或在疾病的自然病程中产生，表明 T 细胞和 NK 细胞增殖的关联比最初认为的更频繁。T 细胞克隆十分重要，在过程中起主导作用，从而导致从 CLPD-NK 转变为 T-LGLL。同样地，也有报道称 T-LGLL 患者随着时间的推移发展为 CLPD-NK（图 15-5）。所有这些研究结果表明，细胞处于抗原压力下，潜在的致病抗原可能会持续多年，甚至可能持续终身。

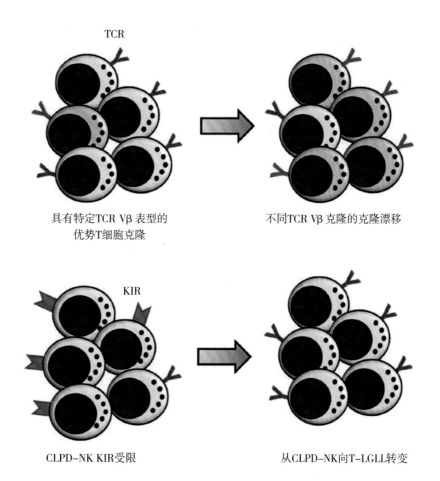

TCR

具有特定TCR Vβ 表型的　　　　　　　不同TCR Vβ 克隆的克隆漂移
优势T细胞克隆

KIR

CLPD-NK KIR受限　　　　　　　　　从CLPD-NK向T-LGLL转变

TCR：T 细胞受体；KIR：杀伤性免疫球蛋白样受体；CLPD-NK：NK 细胞慢性淋巴增殖性疾病；T-LGLL：T- 大颗粒淋巴细胞白血病。

图 15-5　导致克隆漂移现象的主要机制示意

15.3.6　活化诱导的细胞死亡故障

生理学上，在感染暴露或抗原刺激期间，LGL 进行增殖，并在抗原清除后被活化诱导的细胞死亡（activation induced cell death，AICD）这一过程消除。这一过程通过死亡诱导信号复合体（death-inducing signaling complex，DISC）导致细胞死亡。在 LGLL 患者中，由于 AICD 机制失调，LGL 不发生凋亡，导致外周血中白血病细胞增加。LGL 对 Fas 诱导的凋亡不敏感，而这是 AICD 的关键过程，且具有高水平的 c-FLIP（一种 DISC 抑制蛋白），这导致了 LGL 的长期存活。

15.3.7　JAK/STAT 通路

除了凋亡机制的解除，在 LGLL 中，我们发现多种细胞存活通路是组成性激活的。其中，JAK/STAT3 为主要涉及轴。事实上，STAT3 的激活（磷酸化）形式是所有 LGLL 的特征，目前认为是该疾病的标志。JAK- 选择性酪氨酸激酶抑制剂 AG-490 或 STAT3 特异性抑制剂 Stattic 可在体外诱导 LGL 细胞凋亡，这一发现突出了 STAT3 在 LGL 克隆扩增中的作用。2012 年，医学界发现了 *STAT3* 基因 Src 同源 2（Src homology 2，SH2）结构域的复现性体细胞突变。这些功能获得性突变增加了 STAT3 二聚体的稳定性，导致突变蛋白的转录活性增强。它们在 T-LGLL 患者中的发生率为 27% ~ 40%，在 CLPD-NK 中的发生为 9% ~ 30%。在 T-LGLL 中，*STAT3* 突变是 CD4$^+$T-LGLL 的特征，并且从未在 CD4$^+$T-LGLL 中观察到。与没有这些突变的患者相比，具有 *STAT3* 突变的患者出现中性粒细胞减少症的概率更高。在亚洲也报道了 PRCA 和中性粒细胞减少症与 *STAT3* 基因突变之间的关联。最常见的 *STAT3* 突变是 Y640F 和 D661Y，占已识别突变的 60%。尽管几乎所有 *STAT3* 突变都位于 SH2 结构域，但在 DNA 结合和卷曲螺旋结构域中也描述了非常罕见的激活突变。据报道，STAT 蛋白家族的另一个成员 *STAT5b* 在 SH2 结构域中携带激活突变。*STAT5b* 突变在 2% 的 CD8$^+$T-LGLL 中被发现，特别影响罕见的侵袭性 LGLL，并且在 15% ~ 55% 的 CD4$^+$T-LGLL 中也发现了突变，而惰性 CD8$^+$T-LGLL 和 CLPD-NK 似乎没有这些遗传损伤。

由于观察到体外抑制 STAT3 可恢复 LGL 的凋亡，而与 *STAT3* 是否突变无关，并且在 STAT3 野生型 LGLL 患者中，*STAT3* 同样被激活，因此 *STAT3* 突变不能代表触发 LGL 克隆扩增的唯一因素，或本身是强制性的触发因素。在未突变的 LGLL 患者中，大量促炎细胞因子 IL-6 能够激活 STAT3 轴，抑制这种细胞因子可恢复 LGL 细胞凋亡。此外，在 LGLL 中，由激活的 STAT3 上的细胞因子信号转导抑制因子 3 蛋白进行的生理负反馈回路被下调。

15.3.8　其他细胞存活失调途径

尽管 STAT3 激活在 LGL 疾病中起最重要的作用，但其他多个细胞存活通路也被广泛研究。T-LGLL 中 PI3K-AKT 信号轴的活性增加似乎与 STAT3 激活增加相联合或平行，从而抑制凋亡程序。LGLL 患者血清中 RANTES、MIP-1beta 和 IL-18 含量较高，可能对于维持该通路发挥了作用。在 PI3K-AKT 通路下游，NF-κB 通过 Mcl-1 而非 STAT3，对于防止细胞凋亡起着至关重要的作用。LGLL 表达高水平的 c-Rel（NF-κB 家族成员），并表现出比正常 PBMC 更高的 NF-κB 活性。发现 TNFAIP3（一种 NF-κB 抑制剂）的复现性（8%）突变也证明了 NF-κB 信号传导的致病作用。在 CLPD-NK 中，Ras/MEK/ERK 通路的激活有助于 NK 细胞的积累，这是由 ERK 和 Ras 的组成性刺激引起的。同样地，抑制 Ras 和 ERK 会导致患者 NK 细胞的存活率降低。此外，ERK1/2 信号传导也可能通过鞘脂变阻器的失调被激活。

15.3.9　中性粒细胞减少的分子机制

患者中性粒细胞减少症的发病机制可能是多因素的，包括体液和细胞毒性机制。然而，中性粒细胞减少症最重要的机制是通过 Fas 介导的细胞凋亡破坏骨髓祖细胞和中性粒细胞。T-LGLL 表达 Fas 配体（Fas ligand，FasL），成熟的中性粒细胞表达 Fas。在 LGL 中 Fas/FasL 的表面表达较高，在中性粒细胞减少的 T-LGLL 患者的血清中检测到大量可溶性 FasL。由 LGL 产生的 FasL 和其他抑制性细胞因子可能通过引起骨髓中中性粒细胞前体的凋亡而导致造血抑制，或导致直接杀死表面表达高浓度 Fas 的中性粒细胞。T-LGLL 中血细胞减少的纠正与血清 FasL 水平的消失或降低有关。有趣的是，据报道，FasL 表达可以由 STAT3 激活驱动（在 *STAT3* 突变的患者中更高）。此外，最近的研究表明，在中性粒细胞减少患者中，miR-146b 被特异性下调，从而促进人类抗原 R（human antigen R，HuR）的翻译，这是一种重要的 FasL mRNA 稳定剂。HuR 蛋白介导 FasL mRNA 稳定，导致 FasL 产生增加，从而导致中性粒细胞减少症的发展。

15.4 结束语

进一步了解正常 LGL 的发育途径对深入了解 LGL 疾病的特征至关重要。这将使我们能够应对开发更好的 LGLL 治疗方法的迫切需求，因为这种病目前仍然是无法治愈的。突变的 STAT5b 可以介导 CD8$^+$ T-LGLL 中的侵袭性疾病，而 CD4$^+$ T-LGLL 中同样的突变却不会诱导有害结果，了解这种精确的机制是为这些患者设计靶向治疗的关键。由于该病的罕见性，至今仍缺乏设计严谨的前瞻性比较临床试验。从美国招募 55 名患者的随机临床试验的结果显示，ORR 仍然不能令人满意。此外，法国一项重要的前瞻性随机临床试验结果即将发表（#NCT01976182）。在缺乏这些相关信息的情况下，首先应该采用哪种免疫治疗仍无定论。最后，与治疗无反应的患者相比，若能了解对治疗有反应的患者所开启和关闭的生物学机制，这将有助于设计更精确的靶向治疗。

（译者 梁晓杰）

参考文献